HEALTHY LIFE

— THE BOOK —

BY MON CAHIER

HEALTHY LIFE

— THE BOOK —

BY MON CAHIER

SOLAR
EDITIONS

INTRODUCTION

Chercher à manger sain est une démarche holistique. Il ne s'agit pas juste de retrouver le poids qui nous va bien, notre poids de forme. Bien vous nourrir va non seulement vous faire perdre vos quelques kilos en trop, mais aussi vous apporter plus d'énergie (une alimentation saine évitant une digestion énergivore et apportant les nutriments qui optimisent le fonctionnement du corps) mais également vous donner la satisfaction de faire du bien à votre corps. Manger sain, c'est se faire du bien, c'est s'offrir de l'amour et de la bienveillance !

Pourquoi je grossis ?

Quand on prend du poids, on pense souvent qu'on mange trop. En réalité, ce n'est pas aussi simple : les aliments ne sont pas tous équivalents d'un point de vue énergétique, même quand ils se ressemblent :

Par exemple :

1 yaourt nature au lait demi-écrémé sans sucre = 50 kcal

1 yaourt à la grecque aux fruits = 195 kcal

On peut donc manger beaucoup et avoir un poids stable, ou manger modérément et prendre du poids… Tout dépend de ce que vous mettez dans votre assiette !

La prise de poids est une question de métabolisme : certains ont des besoins énergétiques élevés et brûlent beaucoup de calories, d'autres ont des besoins plus faibles. Et d'ailleurs, la prise de poids n'est pas toujours un problème « d'entrées » (apports caloriques). Les « sorties » (dépenses énergétiques) sont également importantes… À quand date votre dernier running ?

Rassurez-vous : la prise de poids n'est pas qu'une (simple) question de calories et de balance énergétique (ouf !). L'important, c'est l'équilibre entre les différents nutriments que vous ingérez (protéines, graisses et sucres). En effet, une alimentation « normocalorique » mais trop riche en sucres ou pas assez riche en fibres peut entraîner une prise de poids sur le long terme.

Respecter son appétit permet bien souvent de conserver un poids stable : notre cerveau, telle une caisse enregistreuse, comptabilise les calories ingérées, et nous envoie un signal : la satiété, pour nous indiquer que nous avons assez mangé. Malheureusement, ce signal est trop peu souvent respecté…

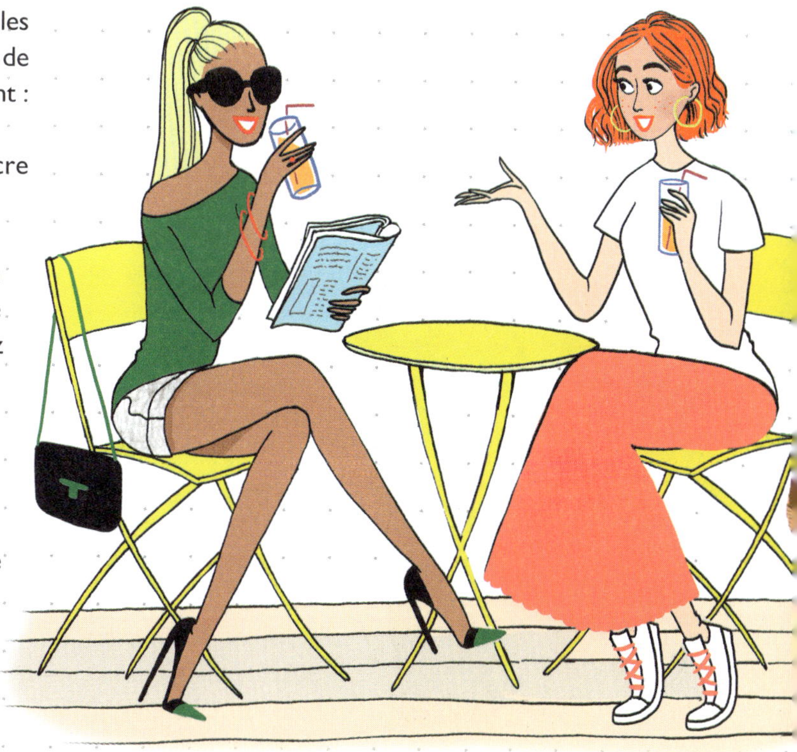

Stop aux régimes !

Protéiné, cétogène, dissocié… au rayon des régimes, les formules se multiplient et vous promettent un corps de rêve en quelques semaines seulement. Restrictifs, ces programmes vous font perdre effectivement vos kilos rapidement, mais ensuite, que se passe-t-il ? Vous reprenez du poids (avec un petit « malus » en prime !), vous essayez une autre recette (ça n'a pas marché avec celui-ci, ça marchera peut-être avec un autre…) et vous entrez dans le cercle infernal du yoyo. Et puis, perdre du poids rapidement n'est jamais bon pour l'organisme : au menu, fatigue, plus faible résistance aux infections, muscles qui fondent… Vous ne voulez pas vous retrouver sans énergie, avec une silhouette toute ramollie ! Eh oui, les régimes restrictifs entraînent une perte de poids rapide qui se fait souvent au détriment des muscles… pas des réserves de graisses !

Par ailleurs, être dans la restriction en permanence ouvre la porte aux dérives alimentaires : grignotages, voire compulsions alimentaires ou véritables crises de boulimie, suivies de désastreux sentiments de culpabilité… Que devient le plaisir de manger ?

Stop au yoyo !

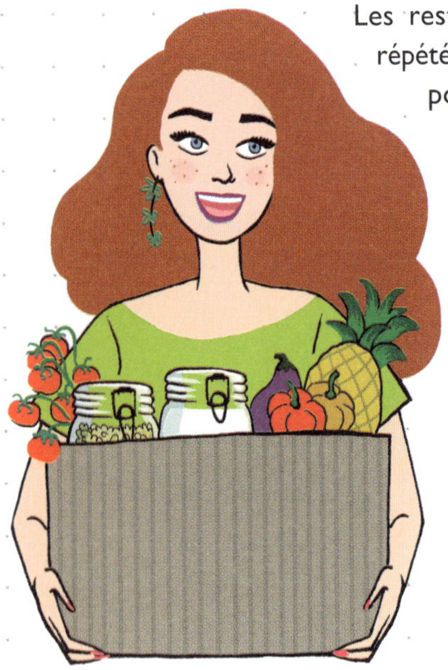

Les restrictions alimentaires répétées et les variations de poids créent des perturbations dans l'organisme : à force de privations, celui-ci met en place une résistance en réduisant son métabolisme de base, c'est-à-dire qu'il diminue ses besoins énergétiques pour son fonctionnement minimal. Au final, vos besoins énergétiques deviennent de plus en plus faibles et vous reprenez du poids, même en mangeant « normalement ». Plus vous serez dans la restriction, plus vos besoins énergétiques seront faibles et plus vous aurez du mal à perdre du poids.

Oui à l'équilibre !

Pour perdre du poids durablement, rien ne vaut un bon équilibre alimentaire, sain et naturel, qui laisse de la place au plaisir ! Un programme que vous pouvez suivre sans avoir l'impression d'être au régime (d'ailleurs, vous ne le serez pas et vous allez bannir ce mot de votre vocabulaire !).

L'équilibre alimentaire, c'est quoi ?

L'équilibre, c'est une histoire de quantité…

Manger ce qu'il faut, juste ce qu'il faut… et seulement ce qu'il faut : voici la garantie d'un poids stable sur le long terme ! Une alimentation équilibrée est aussi une alimentation variée et structurée. Petit déjeuner, déjeuner, dîner : une formule gagnante !

…et de qualité

L'équilibre alimentaire, c'est un apport optimal entre les différents nutriments (protéines, lipides, glucides…), qui répond parfaitement à nos besoins quotidiens. Pour rester en bonne santé, nous avons besoin de protéines, de lipides (graisses) et de glucides (sucres), mais aussi d'eau, de vitamines, de minéraux, d'oligoéléments et de composés antioxydants. Envisager les aliments uniquement en fonction de leur apport calorique n'est pas suffisant ! Les protéines (viandes, poissons, œufs, produits laitiers, soja et autres légumineuses…) permettent à nos cellules de se renouveler, à nos muscles de s'entretenir, à notre corps de se défendre contre les microbes… Autrement dit, elles sont indispensables, surtout quand on cherche à perdre du poids : si vous n'avez pas votre quota de protéines chaque jour, vos muscles risquent de fondre ! Les

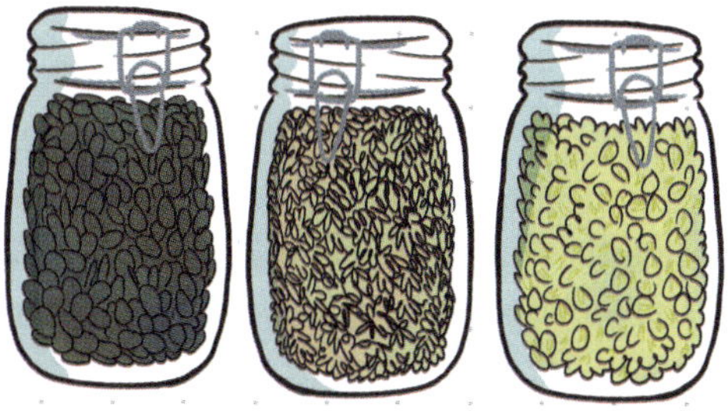

besoins en protéines sont de l'ordre de 1 g par kilo par jour, soit environ 60 g pour un adulte pesant 60 kg.
Les sucres ou glucides (produits sucrés, fruits, céréales, pain…) apportent de l'énergie indispensable à l'organisme : le glucose est le seul carburant que le cerveau sait utiliser ! Mais il y a « sucre » et « sucre » : certains sont trop vite utilisés et entraînent des coups de fatigue et des fringales (sucres raffinés) tandis que d'autres sont beaucoup plus rassasiants et riches en nutriments essentiels (céréales complètes, légumes secs…). Attention à l'alcool, très riche en calories (1 g d'alcool = 7 kcal) : 1 verre de vin blanc (10 cl) ou de bière (20 cl) apporte à lui seul 100 kcal !
Les lipides, présents dans les corps gras (beurre, huiles, crèmes) et dans certains aliments sous forme « cachée » (fromages, charcuteries, biscuits…), apportent également de l'énergie (beaucoup d'énergie !), mais aussi des vitamines et des acides gras que le corps ne sait pas fabriquer et qui lui sont indispensables. Ne les supprimez pas… mais apprenez à maîtriser votre consommation de graisses, et surtout à privilégier les bonnes graisses !

1 g de protéines = 4 kcal
1 g de lipides = 9 kcal
1 g de glucides = 4 kcal

Les fibres (on a tendance à les oublier !), présentes essentiellement dans les fruits, les légumes et les céréales complètes, jouent un rôle essentiel dans le processus de digestion et dans la sensation de satiété. Grâce à elles, bye bye, les fringales à l'heure du goûter ! Un apport quotidien de 25 g de fibres est recommandé, ce qui est couvert grâce à une alimentation équilibrée, riche en végétaux et en céréales complètes. Les fibres permettent aussi de piéger une partie des graisses du repas (elles ne sont alors pas absorbées) et de réduire l'impact des sucres dans notre organisme.
Une alimentation variée et équilibrée, riche en végétaux, couvre nos besoins quotidiens en vitamines, minéraux et composés antioxydants, et permet ainsi de rester en forme toute l'année. Préférez toujours les produits frais et de saison, plus savoureux et riches en vitamines.

Des repas structurés

Pour être équilibré, un repas doit comporter :

1. Des protéines : viande, poisson, œufs, tofu…
2. Des légumes crus et/ou cuits
3. Des céréales/féculents ou du pain
4. Un produit laitier (sauf intolérance au lactose)
5. Un fruit

Retenez bien ce chiffre : 5 ; 5 composantes pour un repas équilibré, comme les 5 doigts de la main !

L'équilibre, jour après jour

L'équilibre se construit sur un repas, mais aussi sur une journée, voire sur plusieurs jours consécutifs. Il est donc possible de « rattraper » un petit écart et d'équilibrer ainsi ses repas.

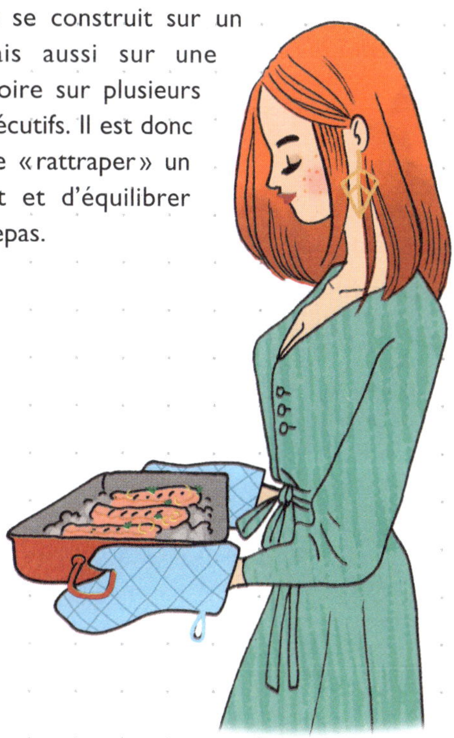

Les bons repères nutrition

Pour bien mettre en application l'équilibre alimentaire, rien de tel que des repères très concrets.

Familles d'aliments	Intérêt	Fréquence et quantités
Légumes crus et cuits	Fibres, vitamines, minéraux Apport calorique faible Effet rassasiant	Minimum 2 parts par jour 1 part = le volume du poing, main fermée
Fruits frais	Fibres, vitamines, minéraux Apport calorique modéré	2 à 3 parts par jour 1 part = l'équivalent du poing
Viande, poisson et œufs	Protéines, fer Effet rassasiant des protéines	2 fois par jour (½ à 1 part par repas) 1 part = 1 steak haché, 2 œufs, 2 tranches de jambon…
Fromage	Protéines, calcium	1 part par jour (1 part = 30 g, soit 1 pointe de camembert)
Lait et laitages	Protéines, calcium Apport calorique modéré	2 fois par jour 1 produit laitier = 1 yaourt, 1 petit pot de fromage blanc…
Pain et céréales (féculents)	Effet rassasiant et richesse en fibres (surtout pour le pain et les céréales complets)	⅓ d'assiette ou 2 tranches de pain (environ 50 g) midi et soir
Matières grasses (huiles, beurre, crème)	Acides gras essentiels Vitamines A, D, E	10 g d'huile par repas (1 c. à s.) ou 1 belle noix de beurre
Eau	Hydratation Élimination des toxines	1,5 litre minimum par jour (eau, tisanes, thé…)

Comment consommer chaque jour 5 fruits et légumes ?

Ce n'est pas mission impossible : si vous consommez des légumes midi et soir (par exemple, des courgettes le midi, une soupe et une petite salade d'endives le soir), une pomme au goûter et une compote au dîner, vous avez vos 5 parts de fruits et légumes (1 part = 80 g minimum).

Comment composer ses repas ?

Au bout du compte, qu'est-ce qu'on mange à chaque repas ? Voici donc votre feuille de route à toujours avoir sous les yeux avant d'attaquer la préparation de vos repas :

Petit déjeuner	Thé ou café sans sucre 50 g de pain complet + 1 noix de beurre OU 30 g de flocons de céréales (quinoa, orge, sarrasin, avoine, épeautre) sans sucre 1 laitage nature (de vache, chèvre, brebis ou au soja) 1 fruit
Déjeuner	Légumes à volonté (crudités et/ou légumes cuits) 100 g de viande ou poisson OU 2 œufs 150 g de céréales cuites OU 50 g de pain complet 30 g de fromage OU 1 laitage nature 1 fruit ou 1 compote
Dîner	Légumes à volonté (crudités et/ou légumes cuits) 100 g de viande ou poisson OU 2 œufs 100 à 150 g de céréales cuites OU 30 à 50 g de pain complet 1 laitage nature ou 30 g de fromage 1 fruit ou 1 compote

- Si vous ne prenez pas de fruit au petit déjeuner, vous pouvez le consommer dans la matinée ou l'après-midi.
- Ajustez les quantités de féculents et de pain à vos besoins : peut-être que 150 g de féculents cuits aux repas ne seront pas suffisants pour vous.
- Attention aux matières grasses d'ajout : 10 g d'huile maximum par repas.

Les bons choix d'aliments

D'un point de vue nutritionnel, tous les aliments ne se valent pas. Certains sont riches en graisses animales, d'autres en sucres raffinés, voire les deux, et ils nuisent à votre perte de poids. Faites les bons choix !

Aliments	Je privilégie…
Produits laitiers	Lait demi-écrémé ou écrémé Yaourt nature (de vache, chèvre, brebis ou au soja) Faisselle nature Fromage blanc et petit-suisse nature de 2 à 4 % de MG maximum Fromages (ceux que vous aimez !) : 30 g par jour maximum
Protéines animales	Volaille sans la peau (poulet, dinde, pintade…) Viandes maigres (steak haché à 5 % de MG, tournedos, rumsteck, escalope de veau, filet mignon de porc, gigot d'agneau dégraissé…) Œufs Tous les poissons frais et surgelés « nature » (même les poissons dits gras : saumon, maquereau, hareng) Poissons en conserve : sardines au citron, thon au naturel, maquereaux au vin blanc ou à la moutarde Mollusques, coquillages, crustacés (crevettes, crabe, moules, encornets…) Truite fumée Jambon blanc dégraissé, jambon de volaille Tranches fines de bacon, viande des Grisons Lardons de jambon ou de bacon
Protéines végétales	Yaourts au soja (en équivalence avec le yaourt ordinaire) Laits végétaux sans sucre ajouté (en équivalence avec le lait) Tofu, steaks de soja ou de seitan Légumes secs : lentilles, pois chiches, pois cassés, flageolets, haricots rouges ou blancs (secs ou en conserve, au naturel)
Plats industriels	Purées de légumes nature Poêlées de légumes (simples et pauvres en graisses) et bols vapeur Potages de légumes en brique ou en bouteille (à choisir pauvres en graisses) Crudités en sachets, non assaisonnées
Céréales Féculents	Pâtes, semoule et riz semi-complets, blé, quinoa, boulgour, sarrasin Pommes de terre, patates douces, topinambours Maïs
Pains Céréales du petit déjeuner	Pain complet au levain Biscottes complètes Flocons de céréales (avoine, quinoa, sarrasin…) et müesli sans sucre
Légumes verts	Tous (frais, en conserve au naturel, surgelés nature)
Fruits	Fruits frais Compotes sans sucre ajouté Pruneaux, abricots secs et figues séchées (en équivalence avec les fruits) Noix, noisettes, amandes (en petite quantité)
Matières grasses et assaisonnements	Beurre en petite quantité Crème légère (à 15 % de MG maximum) Huiles végétales à varier (olive, tournesol, colza…) à utiliser avec modération. Moutarde, herbes, épices et aromates, jus de citron, vinaigre, sauce soja Coulis de tomates, harissa, Tabasco®
Boissons	Eau du robinet, minérale, de source, plate ou gazeuse

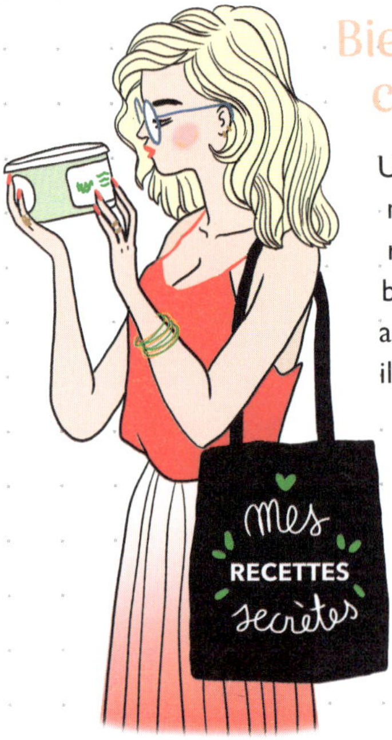

Bien faire ses courses

Une nutrition healthy commence… en courses. Si vous remplissez votre panier de biscuits et confiseries, ce sera autant de tentations auxquelles il sera difficile (voire impossible) de résister une fois rangés dans vos placards.

L'astuce : faire une liste de courses

Dans l'idéal, établissez une liste de courses à partir des menus proposés dans les chapitres suivants et tenez-vous-y. Vous aurez ainsi tout ce qu'il faut pour vous préparer des repas structurés et équilibrés. Terminées, les tentations inutiles!
Évitez de faire vos courses quand vous avez la faim au ventre : vous aurez tendance à acheter des produits gras et/ou sucrés.

Attention au marketing

La grande distribution utilise toutes sortes de ruses pour nous faire acheter toujours plus, mais pensez-vous que la promotion «2 produits achetés, le 3ᵉ gratuit» est vraiment intéressante pour les paquets de chips? Attention également aux tentations disposées tout près des caisses : si les petites douceurs chocolatées vous font de l'œil, préférez les caisses libre-service, c'est plus sûr. Vous avez tendance à acheter des produits dont vous n'avez pas besoin? Pensez au drive.

Stop aux idées reçues

Sauter le petit déjeuner parce que vous ne pouvez rien avaler au réveil, c'est compréhensible (prévoyez alors un encas dans la matinée), mais sauter un repas juste pour éviter d'absorber des calories, c'est contre-productif : votre corps finira par réclamer son dû en déclenchant des fringales et vous risquez alors de manger n'importe quoi.

Le pain et les féculents font grossir

Oui, si vous en mangez en quantité excessive (sans écouter vos signaux de satiété) et/ou que vous les noyez sous une épaisse couche de beurre ou de fromage! Bien choisis (versions semi-complètes ou complètes des pâtes, riz, semoule, boulgour et pain) et consommés en quantité raisonnable, ils aident plutôt à se sentir rassasiée jusqu'au repas suivant.

Il faut manger léger le soir

Pas forcément! Même si les calories ingérées en début de journée sont plus facilement utilisées car nous sommes plus actives à ce moment-là, le corps se régule plutôt bien d'un jour à l'autre.

Il faut supprimer les graisses pour maigrir

On a longtemps cru qu'elles étaient à l'origine de l'épidémie d'obésité en Occident. Pourtant, une alimentation très pauvre en graisses n'est pas efficace sur la perte de poids à long terme. Par ailleurs, elles apportent des vitamines et des acides gras essentiels à notre santé. Et surtout, ce sont elles qui véhiculent les saveurs dans l'assiette…

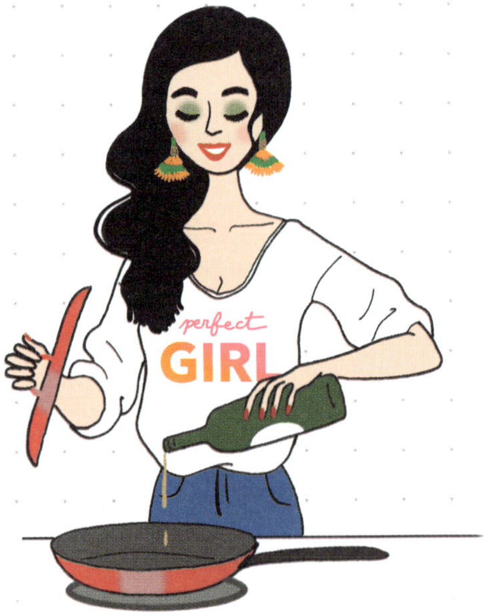

L'eau fait maigrir

Boire de l'eau ne fait pas maigrir, mais favorise l'élimination des toxines, nombreuses quand on suit un programme minceur.

Les petits dérapages contrôlés, c'est healthy !

Passons aux choses intéressantes : les « repas joker » ! Vous vous demandez certainement : « Ai-je le droit de faire des écarts ? » Oui ! Et c'est même recommandé… à condition de les prévoir et de les maîtriser.

S'autoriser un repas joker de temps en temps, c'est faire une petite parenthèse : cela agit comme la soupape de sécurité sur une Cocotte-Minute pour éviter qu'elle explose. Vous reprenez ensuite votre healthy food sereinement, sans que cela nuise vraiment à votre nutrition. Le bon tempo : **1 repas joker par semaine.**

Votre repas joker doit avant tout vous faire plaisir. Réfléchissez donc à ce qui vous manque le plus… Une bonne dose de chocolat ? Autorisez-vous 3 à 4 carrés au goûter ou une mousse au chocolat en dessert. La charcuterie ? Préparez-vous une petite assiette. Des frites ? Pourquoi pas. Un dessert bien sucré ? Rendez-vous à votre meilleure pâtisserie et choisissez un gâteau individuel. Attention à ne pas tout cumuler !

Pourquoi vaut-il mieux prévoir les écarts ? Tout simplement parce que ça aide à tenir sur le long terme. Si vous ne prévoyez jamais de fantaisie, vous finirez tout de même par craquer. La différence, c'est le sentiment de culpabilité associé au « craquage sauvage » : non seulement vous craquez, mais en plus vous n'appréciez pas ce que vous mangez et vous vous dévalorisez.

Et quand on craque un peu trop souvent… Pensez simplement à compenser cet écart (ça tombe bien, vous n'avez pas très faim au repas suivant !) : prenez une simple soupe ou des crudités légèrement assaisonnées et terminez par un laitage nature. Tout rentrera dans l'ordre.

5 règles d'or pour éviter de grignoter

1. Commencez votre journée par un petit déjeuner

Ce premier repas est indispensable pour éviter les grignotages dans la journée. Si la simple idée de manger au réveil vous donne la nausée, emportez une collation (un fruit frais et quelques amandes, par exemple) que vous consommerez en milieu de matinée.

2. Structurez vos repas

Entrée + plat + dessert : c'est la formule gagnante. Vous serez ainsi rassasiée durablement.

3. Le goûter n'est pas réservé aux enfants

Accordez- vous une petite collation : un fruit frais ou un laitage… Vous grignoterez moins en préparant le dîner.

4. Ne faites pas l'impasse sur les féculents

À chaque repas, misez sur les féculents : quinoa, pâtes cuites al dente, riz basmati complet, mais aussi lentilles ou pois chiches… À vous de choisir.

5. Pensez à boire

Parfois, on confond la faim et la soif. Ayez donc toujours une bouteille d'eau à portée de main. Effet coupe-faim garanti !

Le grignotage intelligent, ça existe !

Grignoter n'est pas forcément mauvais pour la santé, ni pour la ligne, dans la mesure où les quantités et la fréquence ne sont pas exagérées. Posez-vous cette question : « Ai-je réellement faim ? » Si oui, mangez ! Votre corps

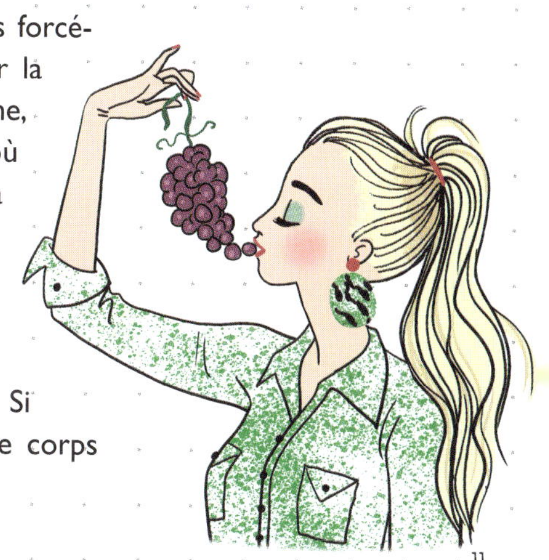

le réclame… Mais apportez-lui des aliments réellement nutritifs, pas seulement du sucre aux calories vides, ou du gras qui irait directement remplir les capitons de votre cellulite.

Check-list des meilleurs aliments pour un grignotage malin

- Un yaourt ou un fromage blanc nature
- Un fruit frais (pomme, nectarine, clémentine…)
- Des fruits rouges (fraises, cassis, framboises…)
- Quelques tomates-cerises
- Vous aimez quand ça croque? Pensez aux radis et aux bâtonnets de carotte
- Quelques noix ou amandes (effet coupe-faim garanti)
- Un grand verre d'eau pétillante

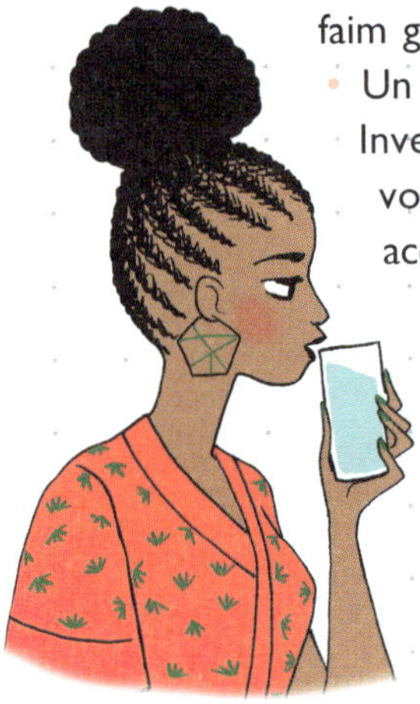

Inventez vos petits rituels. Lorsque vous avez faim (vraiment faim!), accordez-vous une pause de «grignotage organisé» : asseyez-vous et servez-vous une boisson (eau, thé…) et un «petit quelque chose» (un seul) choisi dans la liste ci-dessus. Puis prenez le temps de déguster chaque bouchée de votre en-cas. Effet rassasiant garanti!

Différencier la faim de l'envie de manger

La «faim» et l'«envie de manger» sont deux choses différentes, même si elles nous conduisent toutes les deux à ouvrir la porte du frigo…

La faim est une sensation physiologique, un besoin réel de l'organisme qui réclame des calories. Elle se traduit par une fatigue générale et des gargouillis dans l'estomac, voire des tiraillements douloureux : c'est l'appel du ventre.

L'envie de manger est d'origine psychologique, elle n'a rien à voir avec un quelconque besoin car le processus ne passe pas vraiment par le ventre… mais par la tête! Tout à coup, votre esprit est monopolisé par l'image du chocolat ou du paquet de gâteaux qui vous fait de l'œil… Vos glandes salivaires sont déjà en action, et il vous est impossible de penser à autre chose tant que vous n'avez pas assouvi votre pulsion alimentaire.

Pourquoi ne sait-on plus faire la différence? Manger lorsqu'on a faim implique d'ignorer les horaires de repas auxquels nous sommes habitués et de résister aux multiples sollicitations quotidiennes : les odeurs de chocolatines dans la rue, les gâteaux que les collègues apportent au boulot… Finalement, tout devient faussé : on finit par manger par habitude, parce que c'est l'heure, ou même par politesse… La faim et la satiété sont des signaux permettant de contrôler les apports en énergie. Quand tout est respecté, vous êtes à votre poids de forme. L'envie de manger est comme un petit diable qui vient dérégler ce formidable mécanisme de régulation et enclencher la prise de poids.

Manger en conscience

Manger en conscience, c'est porter son attention sur le fait de manger Nous sommes souvent occupés à autre chose lors de nos repas. Des discussions, le téléphone sous les yeux, le dernier épisode de votre série préférée… Manger en conscience permet de retrouver le goût et la texture des aliments et de se faire vraiment plaisir en mangeant. Cela permet aussi de manger selon ses besoins : votre corps, à l'écoute, vous dira stop au bon moment. Vous profiterez également de plus de nutriments puisque vous aurez préparé votre cerveau avant de manger. La sécrétion d'enzymes de digestion passe aussi par la vue, l'odorat et le toucher, avant la moindre bouchée. L'idéal pour une digestion apaisée et optimale!

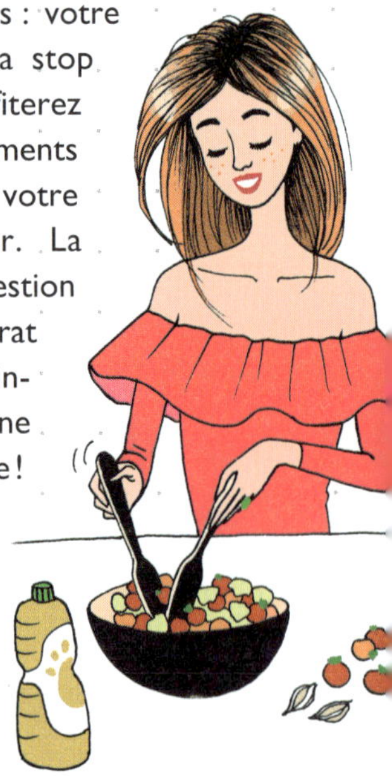

Petit rituel de repas en pleine conscience

Pendant la préparation du repas : prêtez attention aux odeurs (l'aliment a-t-il une odeur épicée, sucrée, iodée… ?), aux couleurs, aux textures des aliments (est-il granuleux, lisse, humide, mou, élastique… ?).

Avant le repas : inspirez et expirez profondément plusieurs fois, jusqu'à vous sentir calme, détendue et concentrée. Autorisez-vous à laisser vos soucis et vos pensées de côté. Les idées défilent, mais vous ne vous attardez sur aucune. Si vous réalisez que vous pensez de nouveau à votre apéro de jeudi prochain, reportez simplement votre attention sur le présent. Soyez bienveillante et ne culpabilisez pas d'être distraite, c'est le fonctionnement normal de notre cerveau ! Cette méditation vous recentre pour vous préparer à manger.

Pendant le repas : prenez le temps d'observer votre assiette, regardez ses couleurs (ont-elles évolué après préparation et cuisson ?), sentez ses odeurs (pouvez-vous identifier les différentes odeurs des aliments qui composent ce plat ?), testez ses textures (pouvez-vous imaginer la sensation que vous aurez en mangeant votre assiette ?), appréciez sa température (observez la vapeur qui s'échappe de votre plat). Lorsque vous prenez une nouvelle bouchée, focalisez-vous sur son goût. Observez comme il change au fur et à mesure que vous mâchez, appréciez les notes plus acides, sucrées, amères, salées… Posez vos couverts et mastiquez chaque bouchée au moins 20 fois. Cette astuce qui promet une meilleure digestion vous permet aussi de focaliser vraiment votre attention sur le contenu de votre assiette. Arrêtez de manger lorsque vous ressentez la sensation de satiété. Tant pis pour les restes, vous les accommoderez pour un prochain repas.

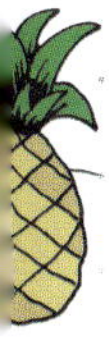

Le problème du sucre

On entend dire : « Le sucre est indispensable à la vie ». Et pour cause : c'est le carburant du cerveau ! Oui, mais il y a sucre *et* sucre : certains, tels que l'amidon des céréales ou le sucre des fruits, participent effectivement à l'équilibre alimentaire, tandis que d'autres, notamment le sucre de table, n'ont pas de réel intérêt en nutrition, hormis le plaisir que leur consommation procure.

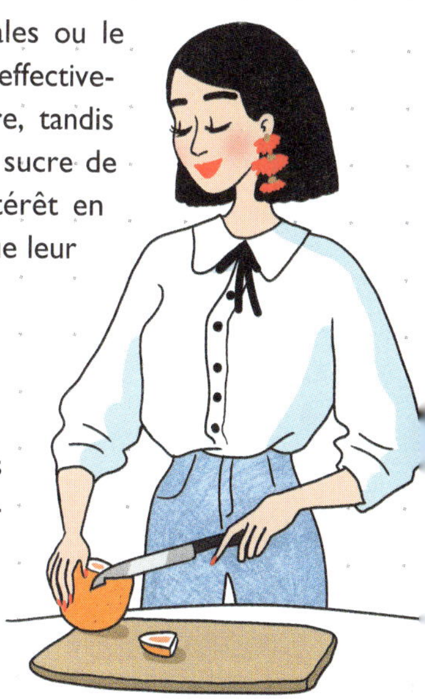

Le sucre appelle le sucre

Une fois avalés, tous les sucres (appelés aussi « glucides ») sont dégradés en petites molécules de glucose par les enzymes digestives avant d'être absorbés au niveau de l'intestin grêle. Ce glucose passe ensuite dans le sang, ce qui fait monter la glycémie (c'est-à-dire le taux de sucre dans le sang). Le pancréas sécrète alors une hormone, l'insuline, dont le rôle est de faire revenir la glycémie à un taux d'environ 1 g/litre. Sans insuline, le glucose ne peut pas être assimilé par les cellules de l'organisme. Le glucose est utilisé comme « carburant » par les muscles, ou mis en réserve dans le foie, et la glycémie revient ainsi progressivement à la normale. Le hic, c'est que certains glucides ont un impact désastreux sur la glycémie : le sucre de table, le riz ou le pain blanc, par exemple, l'élèvent de façon disproportionnée. On dit qu'ils ont un « index glycémique (IG) élevé ». D'autres au contraire, comme les lentilles ou les fruits rouges, élèvent peu la glycémie. On dit qu'ils ont un « index glycémique faible ».

Là où ça se corse, c'est que ce pic d'insuline créé par les aliments à index glycémique élevé est suivi d'une baisse brutale de la glycémie, ce qui entraîne généralement des compulsions sucrées ou d'affreuses fringales dont on peut difficilement se défaire sans avoir englouti la moitié d'un paquet de biscuits ou la plaquette de chocolat qui traînait dans le placard… Voilà pourquoi on dit que le sucre appelle le sucre : plus on en mange, plus on en a envie !

Une énergie éphémère...

Les sucres à IG élevé donnent une sensation d'énergie immédiate : dès que vous en mangez, vous vous sentez en pleine forme, gonflée d'énergie. Mais, très vite, la glycémie baisse, et vous ressentez à nouveau un (gros) coup de fatigue. Il s'agit donc d'un leurre.

...qui favorise la prise de poids

L'insuline sécrétée lors de la consommation des glucides a aussi pour rôle de mettre les graisses en réserve. Plus vous mangez sucré, plus votre pancréas sécrète de l'insuline, et plus vous stockez du gras... C.Q.F.D.

Faut-il supprimer tous les sucres ?

Bien sûr que non ! Les sucres (les glucides en général) fournissent l'énergie dont l'organisme a besoin. Il s'agit donc plutôt de trier les glucides. L'objectif est de réduire (ou même de supprimer pour les plus courageux !) le « sucre ajouté », présent à outrance dans les biscuits, les glaces ou les sucreries, et, plus généralement, tous les glucides à index glycémique très élevé (les céréales raffinées comme le pain de mie ou le riz blanc), qui entraînent un goût de « reviens-y ». Pour cela, un bon coup de balai dans vos placards s'impose : ces aliments ont le même impact que le sucre de table sur la glycémie.

Petit abécédaire des différents sucres

Saccharose, lactose, fructose... Vous êtes perdue avec tous ces mots en « -ose » ?

- **Amidon :** Glucide composé de nombreuses molécules de glucose, tel un collier de perles, présent dans les céréales, le pain et les légumes secs. L'amidon fait partie des sucres à privilégier pour rester en forme.
- **Cellulose :** Glucide présent dans les végétaux, et plus précisément dans leurs fibres.
- **Dextrose :** C'est l'autre nom du glucose, tout simplement.
- **Édulcorant :** Produit ou substance ayant un goût sucré. Si l'aspartame fait partie des édulcorants

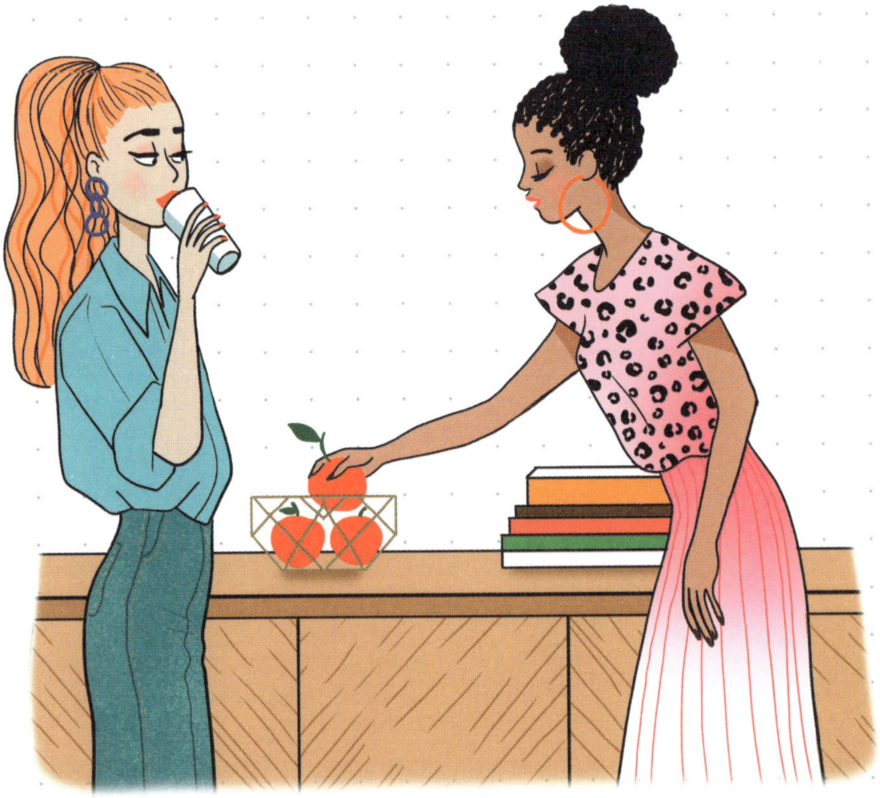

de synthèse, le sucre, quant à lui, est un édulcorant naturel puisqu'il répond à la définition officielle.

- **Fructose :** Sucre majoritairement présent dans les fruits. Attention, consommé en excès, il a la fâcheuse tendance à se transformer en graisses.
- **Galactose :** Glucide présent dans le lait (qui a certainement donné son nom au célèbre chocolat blanc Galak®, riche en lait).
- **Glucides :** C'est le terme générique des sucres. Les glucides regroupent l'amidon, le glucose, le fructose...
- **Glucose :** Sucre présent dans le sang, issu de la digestion des glucides (amidon, saccharose...). Le glucose est aussi naturellement présent dans les fruits et les légumes.
- **Glycémie :** Taux de sucre (glucose) dans le sang. La glycémie normale est d'environ 1 g/litre.
- **Index glycémique :** Valeur mesurant la capacité d'un aliment à élever la glycémie.
- **Lactose :** Sucre du lait (au goût pas du tout sucré!), composé de galactose et de glucose.
- **Saccharose :** C'est le sucre de table provenant de la canne à sucre et de la betterave sucrière, à réduire au strict minimum. Le saccharose est composé de fructose et de glucose.
- **Sucre ajouté :** Matière sucrante (sucre de betterave ou de canne, mélasse...) généralement raffinée, ajoutée par les industriels à de très (trop) nombreux produits alimentaires. Reléguez-le aux oubliettes!
- **Sucre raffiné :** Sucre de table ou aliment riche en glucides, comme la farine qui a subi une transformation industrielle pour devenir plus blanche que blanche... et vide de tout intérêt nutritionnel. À la poubelle!

Le sucre rend accro

La saveur sucrée est innée : tous les bébés acceptent le sucre et rejettent les aliments au goût acide ou amer. Finalement, manger du sucre serait presque... naturel!

Le sucre récompense

Plongez dans vos souvenirs : comment étiez-vous récompensée? Avec un bonbon? Un chocolat? Un petit gâteau? Le sucre est une récompense parce qu'il nous fait du bien. Et c'est prouvé : les produits sucrés déclenchent la sécrétion de sérotonine et de dopamine, ces fameuses hormones du plaisir. Le sucre, c'est bon et ça rend heureux!

Le sucre réconfort

Plus tard, toujours à cause de l'association entre sucre et plaisir, nous compensons nos petits tracas de la vie quotidienne, nos montées de stress et autres angoisses en mangeant du sucre. Une contrariété? Hop, je mange quelques biscuits pour m'apaiser. Le taux de dopamine monte, je me sens mieux... Mais mes soucis sont toujours là!

Le sucre : une drogue légale?

Selon la définition issue du dictionnaire, une drogue est « une substance psychotrope naturelle ou synthétique, qui conduit au désir de continuer à la consommer pour retrouver la sensation de bien-être qu'elle procure ». S'il est un peu fort de comparer le sucre à une drogue puisqu'il ne perturbe pas réellement le psychisme, les produits sucrés relèvent certainement de l'addiction : non seulement ils procurent un plaisir immédiat, mais ils déclenchent parfois fois de véritables compulsions – vous savez, cette irrésistible envie d'y revenir – et, parfois même, de véritables pertes de contrôle.

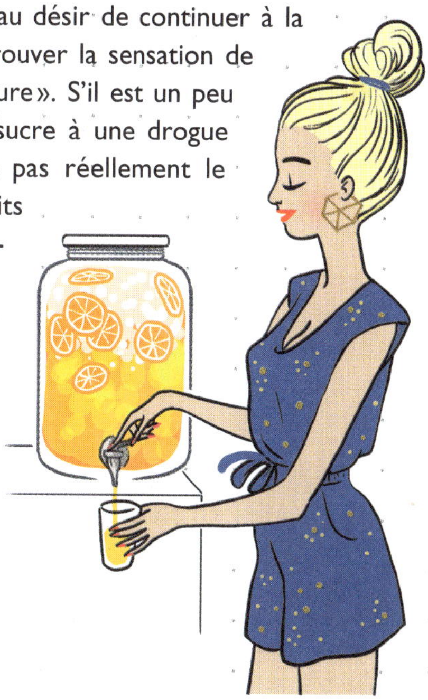

Le rôle du sucre ajouté dans les aliments industriels

Si vous pensez que supprimer votre boîte à sucres suffira à vous « désintoxiquer » du sucre, vous vous trompez : 80 % du sucre que nous ingérons provient des aliments que nous achetons dans le commerce. On comprend bien le rôle du sucre dans les glaces et les biscuits, mais que vient-il faire dans les plats cuisinés ou les charcuteries ?

Le sucre donne du goût

Le premier rôle du sucre, c'est bien sûr de donner une saveur sucrée, et c'est prouvé : un aliment sucré est toujours plus apprécié qu'un aliment non sucré pour bon nombre de consommateurs.

Du fondant ou du croquant

Lisez bien la liste des ingrédients du jambon, du saucisson, mais aussi des pizzas industrielles et autres plats préparés : ces aliments contiennent des sucres ajoutés. Et pour cause : le sucre est un allié technologique précieux pour les industriels : il permet dans certains produits de réduire leur acidité (sauces tomate, pizza), de les rendre plus moelleux (pains de mie) ou plus croustillants (céréales du petit déjeuner)…

De belles couleurs appétissantes

Le sucre permet aussi d'améliorer la couleur des produits. Par exemple, dans les biscottes, sa présence favorise des réactions qui aboutissent à la formation d'une belle couleur marron sur la croûte. Sans sucre ajouté, les produits sont donc moins appétissants. Dans le jambon, le sucre associé aux nitrites permet d'obtenir la jolie couleur rose (très chimique, en réalité) à laquelle nous sommes habitués.

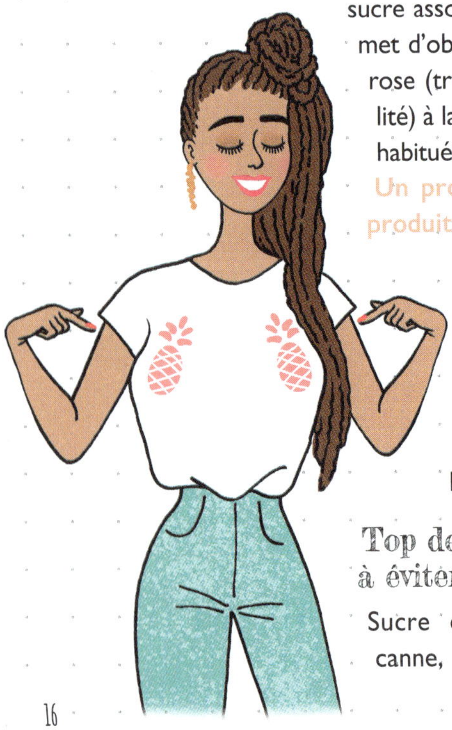

Un produit sucré est un produit mieux conservé

Dans les fruits confits ou les confitures, le sucre se charge de conserver les fruits pendant plusieurs mois, voire plusieurs années.

Top des sucres à éviter

Sucre complet, sucre de canne, sirop d'agave, sirop de glucose, sucre de coco, fructose cristallisé… Alors, lesquels faut-il vraiment éviter ? Et peut-on en consommer d'autres ?

Le sucre blanc : un ringard trop raffiné

À côté des nouveaux sucres, le bon vieux morceau n° 4 est devenu complètement obsolète… D'ailleurs, son IG est bien trop élevé (65). Les transformations industrielles qu'il subit (raffinage) en font un aliment de qualité très médiocre. Remisez-le au placard.

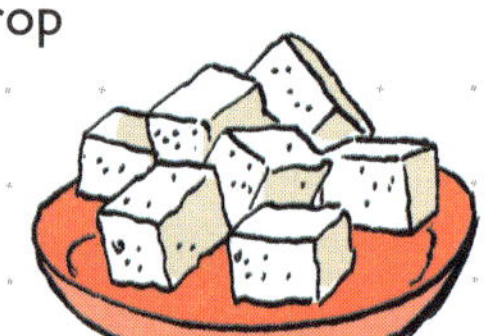

Le fructose : un faux ami

On pourrait penser que le fructose (qu'on trouve par exemple commercialisé sous forme de poudre concentrée) est LE sucre à privilégier : son IG est faible (20) et il est issu des fruits ou du miel. Quoi de plus naturel ? Oui, mais consommé en excès, il est stocké sous forme de graisse au niveau abdominal, celle qui est associée à une augmentation des risques de diabète ou de maladie cardiaque. Le fructose n'est donc pas le substitut idéal !

Les sucres « naturels »

Miel, sucre de coco, sirop d'agave, sirop d'érable, de riz, stévia (édulcorant naturel issu d'une plante)… ces sucres sont de plus en plus prisés aujourd'hui. Malheureusement, le sucre reste du sucre. Même si leur index glycémique est faible, votre cerveau enregistre le goût sucré, sécrète de la dopamine et active ainsi le système de récompense : vous ne vous déshabituez pas du goût sucré.

Les céréales raffinées

Les céréales raffinées ont subi des traitements technologiques qui permettent d'obtenir une farine très blanche, dépourvue de fibres, de vitamines et de tout autre composé nutritionnel intéressant pour la santé. Riz blanc, céréales soufflées du petit déjeuner, pain de mie… n'apporteront que des glucides à l'IG élevé, avec un résultat tout aussi désastreux que celui des sucres ajoutés.

Et les fruits dans tout ça ?

Les fruits sont frais, juteux, légers et pleins de vitamines… Pourquoi poseraient-ils un problème ? Parce qu'ils contiennent du fructose. Une fois

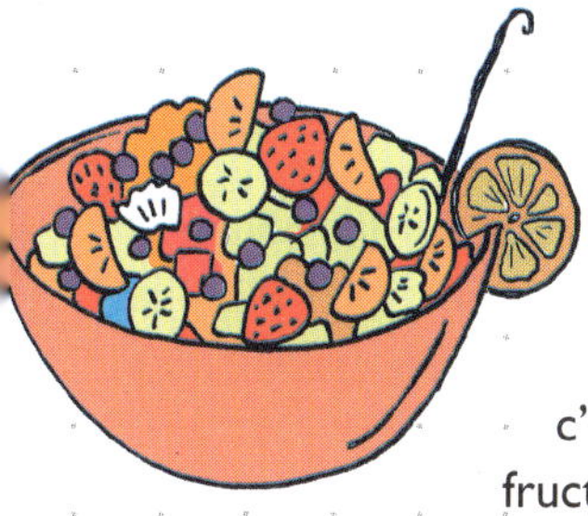

absorbé, ce glucide est transporté jusqu'au foie pour être métabolisé. Et c'est là que ça se gâte : le fructose y est dégradé en glucose et… en acides gras (graisses). Ces derniers, quand ils sont présents en excès, entraînent une élévation du taux de triglycérides (graisses) sanguins, avec le risque cardio-vasculaire que cela implique. Les graisses s'accumulent autour des viscères, augmentant ainsi le surpoids autour de la ceinture abdominale (la plus néfaste pour la santé).

1 portion de fruit

= 1 pomme, 1 poire, 1 orange, 1 nectarine
= 2 gros abricots, 2 kiwis, 2 clémentines, 2 figues (fraîches ou sèches)
= 3 pruneaux, 3 abricots secs, 3 prunes, 3 dattes
= 1 coupelle de fraises, cerises, framboises…
= ¼ d'ananas ou de melon
= ½ mangue ou ½ pamplemousse
= 1 tranche de pastèque
= 1 compote de fruits sans sucre ajouté

L'index glycémique des aliments : le baromètre de la qualité des glucides

Pour manger sain, réduire (supprimer !) votre consommation de sucre ajouté n'est pas suffisant. Rappelez-vous : certains aliments comme la pomme de terre ou le riz ont un index glycémique plus élevé que le sucre. Quand vous mangez des frites ou de la purée, le cycle infernal « IG élevé – sécrétion d'insuline – baisse de la glycémie – ça me donne faim » se déclenche : Voilà pourquoi vous avez souvent des fringales vers 17 heures, même en ayant mangé des féculents (à l'IG élevé) au déjeuner ! Pour casser ce cercle infernal, et réussir enfin à affiner votre silhouette, vous avez donc tout intérêt à sélectionner en priorité les aliments dont l'IG est inférieur à 50 (voir le tableau p. 259) : vous évitez ainsi les variations de glycémie et les fringales – voire les véritables obsessions pour le sucre – qui vont avec.

Check-list d'astuces pour réduire l'IG de ses repas

- Je cuis mes pâtes moins longtemps (c'est comme ça qu'on les mange en Italie !).
- Je commence mes repas avec des crudités : leurs fibres réduisent l'IG global du repas et permettent (aussi) d'éviter les (petits) ralentissements intestinaux désagréables…
- Je privilégie les céréales en version complète (riz, semoule…), plus riches en fibres et en minéraux que leurs homologues trop raffinées.
- J'adopte le réflexe « légumes secs » : lentilles, pois chiches, flageolets… Ils sont une mine nutritionnelle et ont un IG extra-bas.
- Je choisis du pain intégral (complet) au levain : sa saveur est inimitable, et il se conserve bien plus longtemps que le pain ordinaire.
- Un repas à IG élevé est prévu ? Je prends un verre d'eau avec un filet de jus de citron juste avant de manger : ce simple geste permet d'abaisser d'environ 25 % l'IG du repas.
- Un petit creux ? Je grignote quelques amandes : leur IG est très faible et leur pouvoir rassasiant est élevé, sans oublier qu'elles ne contiennent pas de sucre ajouté… Voilà qui tombe bien, non ?

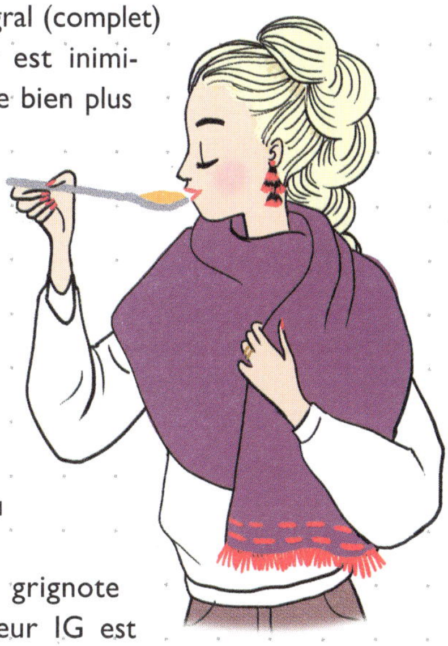

Les bonnes et les mauvaises graisses

Les graisses sont composées d'acides gras (ce sont les unités de base). On pourrait comparer les acides gras à des colliers de perles de longueur variable. On parle ainsi d'acides gras à chaîne courte, moyenne ou longue, selon la longueur du « collier ». Parfois, il existe une « double liaison »

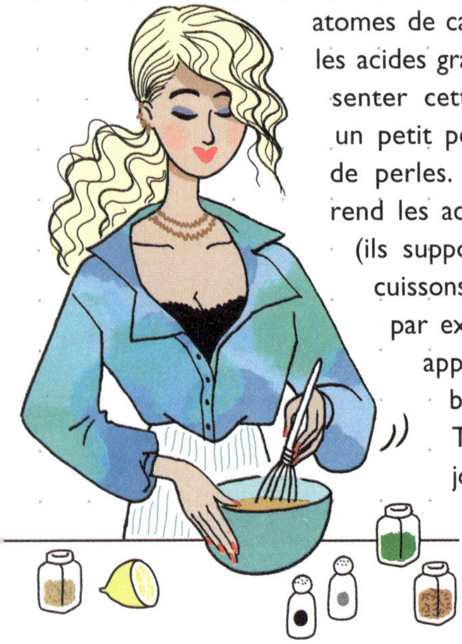

au lieu d'une simple liaison entre les atomes de carbone qui constituent les acides gras. On pourrait représenter cette double liaison par un petit pendentif sur le collier de perles. Cette double liaison rend les acides gras plus fragiles (ils supportent moins bien les cuissons à haute température par exemple), mais elle leur apporte des propriétés bénéfiques pour la santé. Tous les acides gras jouent un rôle dans l'organisme, mais il est important qu'ils soient consommés dans les bonnes proportions : c'est le déséquilibre entre les acides gras qui pose problème (prise de poids facilitée, inflammations...). Il s'agit donc de trouver un bon équilibre entre eux dans votre assiette.

Les acides gras saturés sont des colliers de perles de longueur variable (chaîne courte, moyenne ou longue) qui ne contiennent pas de pendentif (pas de double liaison). Présents dans de très nombreux produits alimentaires, nous devons modérer leur consommation pour éviter leur stockage dans l'organisme et prendre du poids.

Les acides gras mono-insaturés sont des colliers de perles de longueur importante (chaîne longue) qui contiennent un seul pendentif (une double liaison). Ces acides gras représentent idéalement la moitié des acides gras que l'on consomme par jour, d'où l'importance de les privilégier au quotidien.

Les acides gras polyinsaturés sont des colliers de perles de longueur importante (chaîne longue) qui contiennent plusieurs pendentifs (plusieurs liaisons doubles). Nos besoins en acides gras polyinsaturés sont faibles comparativement aux acides gras saturés ou mono-insaturés, mais ils sont présents en petite quantité dans les aliments, alors que les acides gras saturés sont très présents dans notre alimentation, ce qui implique donc d'en manger plus.

Dans cette classe, certains acides gras sont dits « essentiels », car l'organisme ne sait pas les synthétiser et ils sont très importants dans une alimentation équilibrée : il s'agit des acides gras de type oméga-6 et oméga-3. Un apport alimentaire est donc indispensable en sachant que le ratio entre oméga-6 et 3 doit aussi être équilibré : on considère qu'un ratio de 1/5 (5 fois plus d'oméga-6 que d'oméga-3) permet une utilisation optimale par l'organisme de chaque type d'acides gras. Sachez qu'habituellement, ce ratio est plutôt de 1/15 voire 1/20 ! On abuse donc (sans le savoir) des oméga-6 et cela a une incidence sur l'état inflammatoire du corps (prise de poids, risques accrus d'infections...).

Au sein de la famille des oméga-3, on distingue l'EPA (acide eicosapentaénoïque) et le DHA (acide docosahexaénoïque), particulièrement bénéfiques pour le cerveau et le système cardiovasculaire.

Quels sont nos besoins journaliers en graisses ?

Pour une femme adulte dont les besoins énergétiques journaliers sont en moyenne de 1800 Kcal par jour, les besoins en graisses totales sont de 35 à 40 % de 1800 Kcal, c'est-à-dire : 70 à 80 g par jour, tout compris (huiles, beurre, graisses présentes dans les amandes, les fromages...).

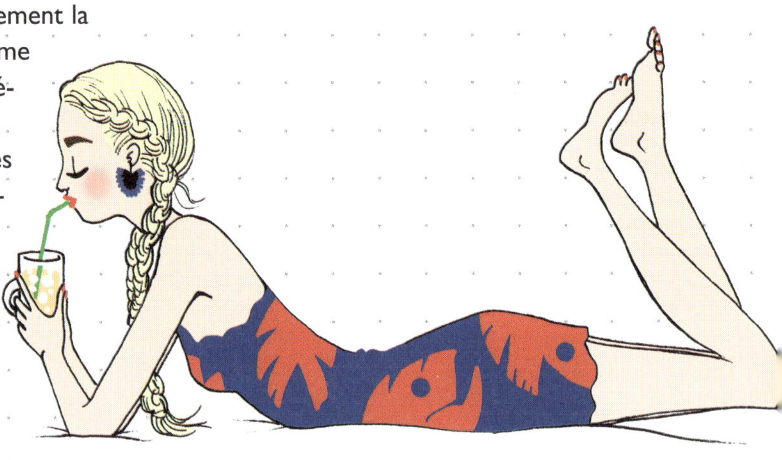

	Rôles	Besoins	Sources
Acides gras saturés	Fourniture d'énergie Fonctionnement des cellules Constitution des membranes cellulaires	12 % max de l'AET	Lait et fromages Beurre, crème Huile d'arachide, de palme, de coco Viandes, volailles Plats cuisinés Charcuteries
dont acides gras trans	Aucun effet bénéfique	< 1 % de l'AET	Viennoiseries, pâte à tartiner, biscuits
Acides gras mono-insaturés : Oméga-9	Protection du système cardiovasculaire Constituants des membranes cellulaires Fournissent de l'énergie	15 à 20 % de l'AET	Huile d'olive Huile de noisettes Noisettes Olives Amandes Graisse d'oie Avocat Cacao
Acides gras polyinsaturés : **Oméga-6**	Constitution des membranes cellulaires Coagulation sanguine Système immunitaire Fabrication d'hormones	4 % de l'AET	Graines de tournesol Huile de tournesol Huile de maïs, de soja Viandes Œufs
Oméga-3	Protection du système cardiovasculaire Réduction de l'inflammation	1 % de l'AET	Noix Huile de noix Huile de colza Huile de Cameline Graines de lin
EPA + DHA	Prévention du vieillissement cérébral et maladies neurodégénératives	500 mg/jour	Poissons gras
Graisses totales	35 à 40 % de l'apport énergétique total (AET)		

Même si les oméga-3 jouent des rôles importants dans l'organisme, il n'est pas nécessaire d'en consommer en grande quantité : 1 % de l'AET (soit environ 2 g par jour) suffit ! Cela correspond par exemple à 1 c. à s. d'huile de colza et 4 noix.

Les graisses visibles et cachées

Les graisses visibles sont les corps gras que vous consommez sous forme de beurre, d'huile, de crème fraîche, de purée d'amandes, de mayonnaise ou de sauce béarnaise : elles sont faciles à détecter.
Les graisses « cachées » sont moins évidentes, car elles sont présentes naturellement dans certains aliments (cacahouètes, cacao, viandes, avocat…) ou sont ajoutées par les industriels lors de la fabrication des produits alimentaires (charcuteries, crackers salés, crème glacée…). Les graisses cachées peuvent être présentes en quantité très importante dans certains produits.
Voici quelques exemples de teneur en graisses pour vous y retrouver !

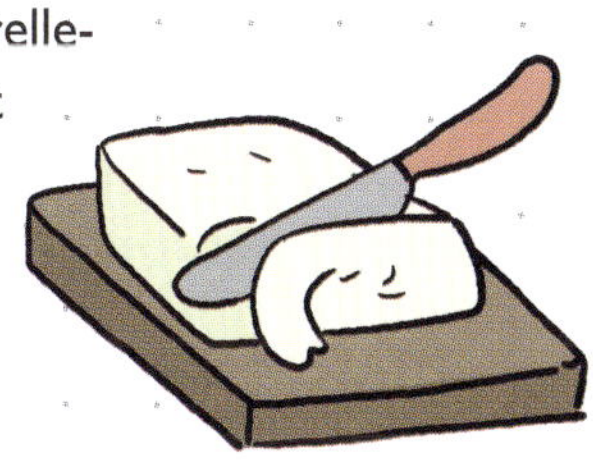

Teneur en graisses	10 g de graisses = 1 c. à s. d'huile	20 g de graisses = 2 c. à s. d'huile	30 g de graisses = 3 c. à s. d'huile
Aliments	30 g de roquefort (1 portion) 1 yaourt Gervita® nature ½ à 1 part de nuggets végétariens 50 g de saucisse végétale 15 g de tarama (1 c. à s.) 70 à 100 g de pâté végétal 20 à 25 g de chocolat noir	100 g de lardons classiques 3 saucisses de Strasbourg, type Knaki® 50 g de chorizo 3 belles madeleines coquille 1 croissant aux amandes 1 part de quiche aux légumes du commerce	80 g de chips de légumes 1 friand au fromage 1 assiette de spaghettis à la carbonara 2 merguez (au bœuf et mouton) 2 croissants au beurre

Les excès de graisses viennent surtout des graisses cachées, par la consommation excessive de produits industriels (chips, pizzas, biscuits salés…), mais aussi par les excès d'huile de cuisson (trop de fritures, rissolages…). Privilégier la cuisine faite maison permet donc de mieux contrôler sa consommation de graisses totales.

Zoom sur les graisses industrielles

Quelles graisses les industriels utilisent-ils dans leurs produits ? Quelques-unes se trouvent au top des préférences des industriels, ce sont les plus nocives.

L'huile de palme : la pire pour la santé et l'écologie

Riche en acides gras saturés (50 %), l'huile (ou la graisse) de palme est particulièrement riche en acide palmitique (d'où son nom), un acide gras saturé à longue chaîne qui augmente le risque cardiovasculaire. Appréciée des industriels, elle est peu onéreuse et, hélas ! largement utilisée pour la réalisation des pâtes à tartiner du commerce, viennoiseries, biscuits, plats cuisinés en tout genre… Elle se conserve bien (peu de phénomène de rancissement), ce qui présente un avantage pour l'industrie agroalimentaire.
Son utilisation massive a largement contribué à la déforestation dans certains pays d'Asie, avec des conséquences dramatiques sur l'écosystème.

L'huile de coprah : une fausse bonne amie en cuisine

Cette huile provient de la pulpe de noix de coco, mais, contrairement à l'huile de coco, elle est raffinée (un traitement thermique est appliqué pour l'extraire et elle est traitée chimiquement pour être désodorisée). Alors, attention, elle est très très riche en acides gras saturés (90 %), sa consommation excessive contribue à déséquilibrer le rapport entre les acides gras saturés et insaturés.

L'huile de tournesol, à savoir doser

Cette huile végétale, très commune, est énormément utilisée par l'industrie agroalimentaire, car elle est peu onéreuse et stable à la cuisson. On la retrouve massivement dans les chips, les sauces, les plats cuisinés en tous genres, mais aussi les produits bio, les pâtes à tartiner végétales… Riche en acides gras de la famille des oméga-6 pro-inflammatoires, sa consommation excessive déséquilibre le rapport entre oméga-6 et oméga-3, ce qui nuit aux bénéfices des oméga-3 dans l'organisme.
Attention donc aux étiquettes, et triez vos aliments en conséquence !

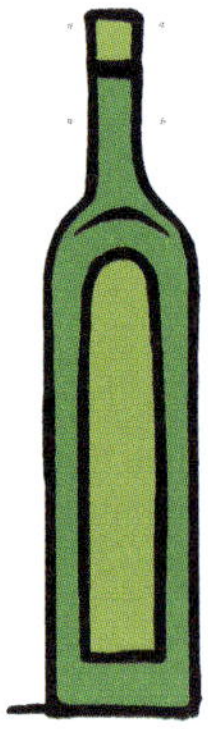

L'huile hydrogénée (même partiellement) : le piège

C'est une huile qui a subi un traitement pour devenir solide à température ambiante, ce qui lui confère des propriétés intéressantes en agroalimentaire : cela permet d'apporter du moelleux, du fondant (pâte à tartiner, barres chocolatées) ou, au contraire, davantage de croustillant (crackers, biscuits…). Une aubaine pour les industriels… mais pas pour votre santé ! Lorsque les acides gras sont dénaturés, il y a formation d'acides gras trans dont la nocivité pour le système cardiovasculaire est bien reconnue.

Comment les graisses nous rendent addicts

Pourquoi est-ce si compliqué d'arrêter de manger quand on a commencé à mettre la main dans un paquet de chips ? Même problème pour la pâte à tartiner chocolatée, le fromage ou la crème glacée…

Une consommation trop importante de graisses saturées a une répercussion sur nos comportements *via* notre fonctionnement cérébral. En effet, manger gras apporte une certaine satisfaction gustative et notre cerveau libère alors de la dopamine, « l'hormone de la récompense », qui déclenche la sensation de plaisir et de bien-être. Mais ce système s'altère quand on consomme trop de graisses saturées, si bien que la consommation de graisses doit être constamment augmentée pour que le cerveau libère la même dose de dopamine et nous fasse ressentir cette sensation de bien-être. Eh oui, les graisses saturées agissent comme une drogue où la quantité doit être sans cesse augmentée pour avoir sa dose de plaisir gustatif !

Le gras n'a pas de véritable goût en lui-même, mais il procure une sensation agréable en bouche qui stimule l'appétit, surtout quand il est associé à d'autres ingrédients (sel, sucre). Bref, c'est un exhausteur de goût. Voilà un avantage dont l'industrie agroalimentaire a su tirer parti !

Du plaisir compulsif incessant (sucre + gras)…

Associé au sucre en grande quantité, le gras peut entraîner une véritable frénésie alimentaire, ainsi qu'une perte de la sensation de satiété (vous ne vous sentez jamais rassasiée, malgré les calories absorbées). C'est ce qui se passe, par exemple, avec la pâte à tartiner chocolatée, la crème glacée ou avec les barres chocolatées industrielles.

…au grignotage permanent (sel + gras) : les effets seront les mêmes !

Associé au sel (biscuits apéritifs, par exemple), on aboutit encore à une perte de la sensation de satiété, surtout en présence d'exhausteurs de goût, tel le glutamate de sodium qui stimule l'appétit. Vérifiez donc l'absence de glutamate dans la liste pour ne pas vous faire avoir (code E620 ou E621). Attention, le glutamate se cache parfois sous la dénomination « levures » ou « arômes ».

Dans les deux cas (gras + sucre ou sel), vous grignoterez en continu, un comportement alimentaire savamment étudié par les industriels ! Apprenez à dire « stop ! » et à trouver les alternatives saines !

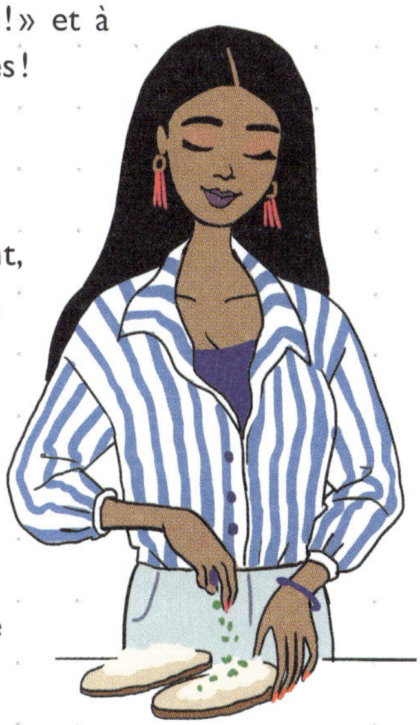

Les produits light, c'est quoi ?

Un produit allégé contient, d'après la réglementation, 25 % de gras en moins (au minimum) que le même produit standard (si l'allègement porte sur les graisses).

L'allègement est réel, mais n'espérez pas retrouver le même goût ni la même texture dans le produit allégé…

On sait aussi que les industriels ajoutent souvent un maximum d'épaississants, de conservateurs et autres exhausteurs de goût dans les produits allégés, pour obtenir un produit sympa côté goût… mais beaucoup moins cool côté santé !

Ne confondez pas « allégé » avec « pauvre en calories » ! Des produits allégés peuvent être assez riches en calories (mayonnaise, fromages). Par exemple, des yaourts étiquetés 0 % peuvent contenir davantage de calories qu'un yaourt nature ordinaire, car ils sont allégés en graisses, mais

contiennent du sucre ajouté. Faites les bons choix et lisez bien les étiquettes !
Certaines études montrent aussi que la mention « allégé » apposée sur un produit alimentaire peut devenir un facteur favorisant la surconsommation. Autrement dit, quand c'est moins gras, on a tendance à en manger plus…

S'organiser

Tout ça vous semble compliqué ? Ça prend trop de temps ? Cuisiner maison des produits bruts, ok. Mais en pratique, avec une vie à cent à l'heure, c'est moins évident… Cuisiner maison, c'est possible, ça demande juste un peu d'or-ga-ni-sa-tion !

Je planifie mes menus de la semaine

Pour rester toujours organisée, pensez à constituer vos menus chaque semaine. L'avantage ? Non seulement vous achetez et cuisinez juste ce qu'il vous faut, mais en plus vous mangez sain. Bye bye, tentation du repas express-pizza hyper calorique tous les soirs ! Pas de prise de tête, pas de temps perdu inutilement, pas de gaspillage !
Chaque dimanche, imaginez vos menus. Prévoyez 7 blocs (1 pour chaque jour), pour inscrire le plat prévu au déjeuner et au dîner, et 1 bloc pour noter la liste de courses. Tenez compte de vos stocks, bien sûr !

La méthode du batch cooking

Cette méthode consiste à prendre quelques heures, 1 à 2 fois par semaine, pour préparer tous les repas pour les jours à venir en cuisinant en grande quantité. Le soir, vous n'avez alors plus qu'à réchauffer et à passer à table. Le batch cooking vous permet de mieux suivre votre programme de menus. Tout d'un coup, manger maison est plus facile !
En version tup'
Il s'agit de cuisiner à l'avance vos plats et de les stocker dans des récipients en verre. Vous pouvez aussi cuisiner des plats complets en grandes quantités qui constitueront plusieurs repas, comme des lasagnes. Selon votre fréquence de courses et le temps dont vous disposez, vous pouvez faire 1 ou 2 séances de batch cooking par semaine, prévoyez assez de menus jusqu'à vos prochaines courses.
En version 1 plat = 3 plats
Cela consiste à préparer une base de féculents + quelques accompagnements pour créer plusieurs plats à partir d'un seul, juste en variant les accompagnements. Choisissez une base (riz, pâtes, quinoa, lentilles…) à cuire en grande quantité. Prévoyez au menu de la semaine plusieurs plats déclinés de cette base. Par exemple, pour le riz : une salade de riz, un curry de légumes, un buddha bowl… Pour les pâtes : des pâtes carbonara, une salade de pâtes aux légumes.
Et en version meal prep'
L'autre possibilité est de réserver 2-3 heures à la cuisine au retour des courses pour faire vos épluchages-découpes-cuissons. Ainsi, le soir, vous n'aurez plus qu'à cuire ou réchauffer vos aliments. Ce n'est pas une corvée, plutôt un temps que vous prenez pour vous faire plaisir durant toute la semaine. Rentabilisez vos préparations et organisez vos tâches pour qu'elles s'enchaînent sans vous laisser de temps mort. Reprenez chacune de vos recettes et notez toutes les étapes nécessaires à sa réalisation. Regroupez-les ensuite : lavez tous vos légumes en même temps, coupez-les en même temps. Enchaînez les cuissons au four en même temps que vous cuisez d'autres aliments sur vos plaques de cuisson. Faites se chevaucher les tâches qui nécessitent de l'attente pour optimiser votre temps : pendant que votre four préchauffe, vous pouvez couper tous vos légumes pour la semaine. Une fois que tout est cuit, rangez vos repas dans des boîtes. Évitez de les conserver plus de 5 jours au réfrigérateur. Vous pourrez les

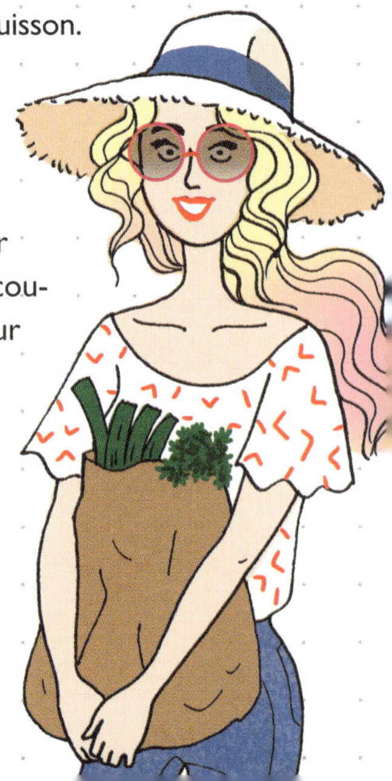

ressortir juste avant vos repas de la semaine pour les réchauffer et les assembler si besoin.

Les bons stocks

Avant de commencer votre programme, pensez à faire le tri dans votre cuisine. Voici une liste d'aliments healthy pour manger équilibré au quotidien.

Dans mon réfrigérateur/congélateur, j'ai...

- Lait demi-écrémé
- Yaourts au lait de vache ou de soja
- Fromages blancs et petits-suisses nature
- Gruyère râpé, parmesan, fromages de votre choix
- Jambon blanc et blanc de volaille
- Filets de poulet et steaks hachés maigres (à 5 % de MG)
- Pavés de saumon, filets de poissons blancs
- Œufs frais
- Steaks végétaux
- Légumes frais de saison
- Légumes surgelés nature (épinards en branches, haricots verts...)
- Légumes surgelés pour potage
- Fruits frais de saison et compotes sans sucre ajouté
- Citron frais
- Moutarde, câpres et cornichons
- Pain au levain tranché (éventuellement congelé)
- Eau fraîche (plate ou pétillante)
- Jus de tomates

Dans mon placard, je stocke...

- Riz basmati complet ou semi-complet
- Semoule et boulgour complets
- Quinoa, spaghettis semi-complets
- Orge, petit épeautre, sarrasin
- Farine T110 ou T150, farine de blé noir, farine d'épeautre complète
- Son d'avoine
- Huiles végétales : olive, noix, noisette, colza...
- Conserves de poisson au naturel ou au citron/aromates : thon, sardines, maquereaux
- Sel, poivre, épices (dont cannelle) et aromates
- Ail, oignons et échalotes
- Conserves de légumes frais et secs au naturel : haricots verts, cœurs de palmier, lentilles, pois chiches...
- Légumes secs : haricots secs, flageolets, pois cassés...
- Amandes mondées, noix sèches
- Chocolat noir à 70 % de cacao minimum, cacao en poudre sans sucre
- Jus de citron
- Vinaigre de vin ou de cidre
- Coulis de tomate, concentré de tomate et tomates pelées en conserve
- Flocons de céréales sans sucre (avoine, quinoa...)

Healthy, tout un lifestyle !

La healthy life ne se cantonne pas au contenu de l'assiette. Il s'agit d'abord d'avoir une relation saine à l'alimentation, mais, au-delà, à son corps, à son esprit... à toute sa vie ! Il s'agit de se traiter avec bienveillance. Engouffrer un paquet entier de gâteaux, c'est se maltraiter. S'infliger un régime draconien, c'est se maltraiter. Ne pas se reposer lorsqu'on est fatiguée, se dénigrer, se comparer aux autres, se critiquer ou critiquer les autres sont autant de formes de manque de bienveillance. Se réconcilier avec soi au quotidien passe par de petites choses faciles à intégrer dans son quotidien : s'étirer, respirer, bien se nourrir, bouger, se relaxer, prendre un bain, se complimenter... C'est pourquoi cet ouvrage vous propose également des routines pour bouger, se relaxer, positiver... Pour entretenir une relation saine et aimante avec soi dans tous les domaines !

PARTIE I

HEALTHY FOOD MINCEUR

MENU 1

Food équilibrée de printemps

MENU 2

Food équilibrée d'été

MENU 3

Food équilibrée d'automne

MENU 4

Food équilibrée d'hiver

- Chapitre 1 -

Healthy food équilibrée

Nous l'avons vu, manger équilibré est la meilleure façon de retrouver son poids de forme, de se sentir bien dans son corps et dans sa vie sans frustration. Une alimentation quotidienne saine et durable qui peut changer votre vie, pour la rendre plus healthy, sereine et feel good!

Composer ses repas

Nous l'avons vu, pour respecter l'équilibre alimentaire, votre nutrition doit être raisonnable en quantité et équilibrer les macronutriments essentiels pour le corps : les protéines (viandes, poissons, œufs, produits laitiers, soja et autres légumineuses...), les glucides (féculents, céréales, légumineuses, fruits) et les lipides (matières grasses, oléagineux, les poissons gras...). Les légumes doivent être présents en quantité afin d'apporter les fibres qui régulent le transit ainsi que les vitamines, minéraux et oligoéléments nécessaires à la bonne santé.

Petit rappel des repères pour bien composer vos repas :

- Les légumes : peuvent être consommés « à volonté », c'est-à-dire que vous pouvez vous servir copieusement (et même vous resservir si vous avez encore faim...), mais veillez toujours à ne pas dépasser l'équivalent de 10g d'huile (1 c. à s.) en assaisonnement pour le repas!
- La viande ou le poisson : 100 à 125g environ (poids avant cuisson)
- Les féculents (riz, pommes de terre, taboulé...) : pas plus de 150g en poids cuit (sauf indication contraire dans le menu)
- Le fromage : 30g
- Les fruits : 150g environ

Faire simple et gourmand

Rien ne vaut le « fait maison » pour manger équilibré. Pas besoin de vous compliquer la vie, vous pouvez faire un repas complet, sain et équilibré en un seul plat, comme avec les buddha bowls (p. 33), déclinables à l'infini et toujours aussi bons!

Manger équilibré durablement

Après plusieurs semaines (ou mois...) d'efforts, vous aurez certainement envie de manger à nouveau des biscuits, du fromage ou tout autre aliment sur lequel vous avez mis un sérieux coup de frein... Le risque est de revenir insidieusement à vos anciennes habitudes alimentaires.

Vous savez bien comment ça se passe, vous vous dites que vous reprendrez vos bonnes résolutions demain... et finalement vous lâchez tout! Heureusement, le bien-être et la satisfaction de suivre une nutrition saine vous laisseront l'envie de poursuivre, mais pour ne pas risquer de réintroduire trop de mauvaises habitudes, mieux vaut ne jamais revenir dans vos anciens travers. Alors faites-vous plaisir de temps en temps... sans abuser : soyez raisonnable sur les quantités (mangez « à satiété ») et sur la fréquence de 2 fois par semaine maximum.

MENU 1

Food équilibrée de printemps

Magique : un rééquilibrage alimentaire en douceur, personnalisé et sans frustration… Vous perdez du poids sainement, juste en corrigeant vos erreurs alimentaires grâce à ces menus et recettes frais de saison. Au printemps revient l'énergie : profitez-en pour inaugurer cette nouvelle façon de manger, saine, bénéfique et… so yummy !

PETIT DÉJEUNER AU CHOIX

Choix 1

- Thé vert
- Pancakes healthy (voir p. 36) + éventuellement 1 poignée de fraises

Choix 2

- Thé au citron
- Pain complet + fromage frais et lamelles d'avocat
- 1 fruit frais

Jour 1

MENU

Déjeuner

- Blanc de poulet grillé
- Quinoa
- Courgettes sautées

Dîner

- Salade de penne complets, tomate, concombre, tofu aux herbes, mesclun

L'alternative pour le déjeuner

Veggie bowl

INGRÉDIENTS : *1 poignée de mâche • 100 g de pois chiches en conserve • 30 g de feta • 2 à 3 c. à s. de carottes râpées • 1 œuf • vinaigrette légère (p. 44) • 1 c. à s. de graines de courge*

- Mettez dans un joli bol un peu large 1 belle poignée de mâche.
- Disposez côte à côte (sans mélanger) 100 g de pois chiches en conserve, 30 g de feta coupée en petits cubes, 2 à 3 c. à s. de carottes râpées et 1 œuf mollet (cuit 5 min) coupé.
- Versez dessus 1 portion de vinaigrette légère et 1 c. à s. de graines de courge.

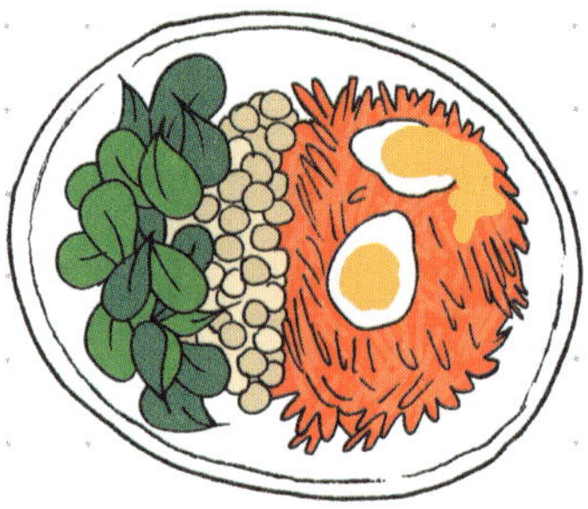

Jour 2

MENU

Déjeuner

- Cabillaud au four
- Riz basmati
- Poêlée de poivrons

Dîner

- Carpaccio de bœuf
- Aubergines grillées / boulgour

L'alternative pour le déjeuner

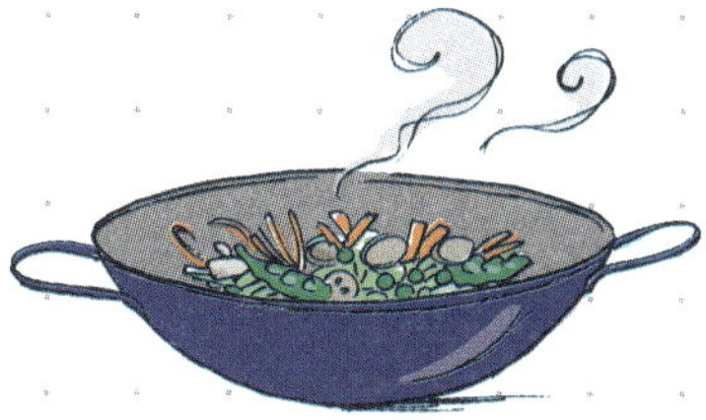

Wok de courgettes au tofu

INGRÉDIENTS : *1 belle courgette • 50 à 100 g de tofu (fumé ou aux herbes) • 1 échalote ou ½ oignon • 1 c. à s. de sauce soja • 1 c. à s. d'huile d'olive*

- Épluchez et coupez en cubes 1 belle courgette.
- Mettez 1 c. à s. d'huile d'olive dans un wok (ou une poêle) et ajoutez 1 échalote ou ½ oignon émincé et la courgette. Faites sauter 5 min à feu vif sans cesser de remuer.
- Intégrez 50 à 100 g de tofu fumé ou aux herbes coupé en cubes et 1 c. à s. de sauce soja. Baissez le feu et laissez cuire encore 5 min.

Jour 3

MENU

Déjeuner

- Salade jar : tomates, avocat, poivron, pois chiches, œufs durs et graines de sésame, sauce crudités au yaourt

Dîner

- Brochette de dinde aux champignons
- Salade grecque (tomate, concombre, feta, menthe)

Sauce crudités au yaourt (pour 4 personnes)

INGRÉDIENTS : *200 g de yaourt nature • 2 c. à c. de moutarde mi-forte • 1 c. à s. de jus de citron • 1 c. à s. d'huile de colza • herbes aromatiques au choix (ciboulette, menthe, cerfeuil…) • sel • poivre*

- Mélangez 2 c. à c. de moutarde mi-forte avec 1 c. à s. de jus de citron. Salez, poivrez, incorporez 1 c. à s. d'huile de colza et 200 g de yaourt nature.
- Terminez par les herbes aromatiques de votre choix finement hachées.

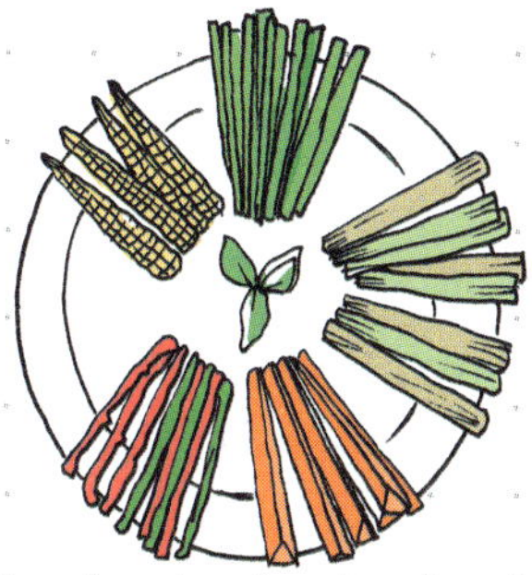

Jour 4

MENU

Déjeuner

- Salade de concombre, tomate
  + sardines au citron
  + boulgour

Dîner

- Gaspacho de tomates
- Poulet à la mexicaine, riz basmati semi-complet

Poulet à la mexicaine

INGRÉDIENTS : *1 blanc de poulet • 1 échalote • 1 poivron rouge • 1 c. à c. d'huile d'olive • mélange tex-mex (ou chili en poudre) • sel*

- Émincez 1 échalote, coupez en lanières 1 poivron rouge. Faites-les revenir avec 1 c. à c. d'huile d'olive, saupoudrez de mélange tex-mex (ou de chili en poudre), salez, couvrez et laissez cuire 25 min à feu doux.
- Coupez en lanières 1 blanc de poulet, ajoutez-le dans la poêle et laissez cuire encore 5 min.
- Servez avec du quinoa ou du riz basmati semi-complet.

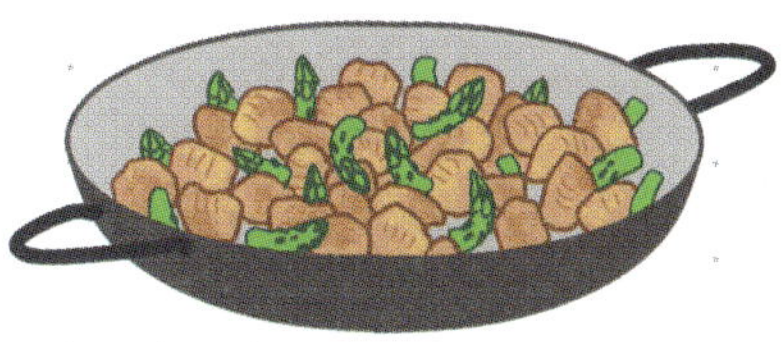

Jour 5

MENU

Déjeuner

- Ratatouille
- Tofu fumé
- Sarrasin

Dîner

- Salade de lentilles, tomates, poivron, fromage de chèvre

L'alternative pour le petit déj'

Over-night porridge

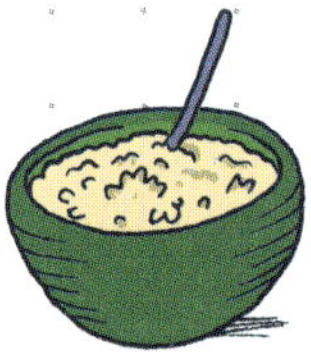

INGRÉDIENTS : *1 yaourt nature • 1 c. à s. de graines de chia • 2 c. à s. de flocons d'avoine • lait de vache ou végétal • quelques fruits : fraises en morceaux • myrtilles… • sucre naturel : sirop d'agave, sucre de coco… (facultatif)*

- Mélangez la veille au soir 1 yaourt nature avec 1 c. à s. de graines de chia et 2 c. à s. de flocons d'avoine.
- Le matin, ajoutez un peu de lait de vache ou végétal pour liquéfier le mélange, quelques fruits et éventuellement une pointe de sucre naturel.

Jour 6

MENU

Déjeuner

- Aubergine parmesane
- Steak haché 5 % MG
- Patate douce au four

Dîner

- Aiguillettes de poulet grillé aux graines de sésame
- Courgettes et quinoa

Aubergine parmesane

INGRÉDIENTS : *1 aubergine • 25 g de parmesan râpé • herbes de Provence • huile d'olive*

- Préchauffez le four à 180 °C (th. 6).
- Lavez et coupez les extrémités d'1 aubergine puis coupez-la en tranches très fines. Posez-les sur une plaque recouverte de papier cuisson, et ajoutez 1 petit filet d'huile d'olive.
- Parsemez d'herbes de Provence et de 25 g de parmesan râpé. Enfournez pour 25 à 30 min.

Jour 7

MENU

Déjeuner

- Wok de crevettes
- Courgettes
- Semoule complète

Dîner

- Tartine de pain complet grillé avec fromage frais, sardines écrasées, graines de courge
- Salade verte et carottes râpées

Le petit extra de la semaine

Frites de patate douce au parmesan

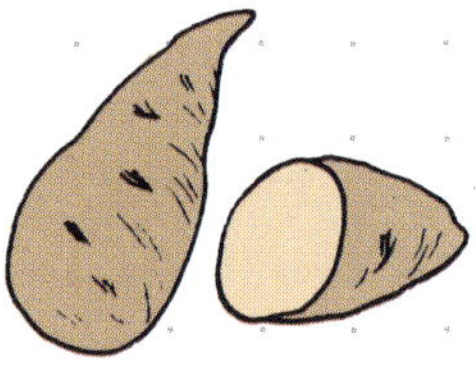

INGRÉDIENTS : *150 g de patate douce • 10 g de parmesan râpé • 1 c. à s. d'huile d'olive • paprika en poudre*

- Préchauffez le four à 200 °C (th. 6-7).
- Épluchez et coupez 150 g de patate douce en grosses frites (style potatoes).
- Mélangez dans une petite assiette 10 g de parmesan râpé avec 1 c. à s. d'huile d'olive et du paprika en poudre. Enrobez les frites de ce mélange, puis déposez-les en une seule couche sur une plaque recouverte de papier sulfurisé.
- Enfournez pour environ 20 min.

MENU 2

Food équilibrée d'été

Composer des repas bien structurés qui limitent les envies de grignoter, se faire plaisir sans abuser, adopter des stratégies pour mieux organiser ses menus : voilà les clés d'une perte de poids réussie et durable, grâce à ces recettes fraîches et estivales !

PETIT DÉJEUNER AU CHOIX

Choix 1

- Thé rooibos
- Müesli aux fruits secs (amandes, canneberges séchées…)

Choix 2

- Thé rooibos + citron
- 1 porridge avec des flocons d'avoine + 1 c. à s. de graines de chia + 1 yaourt nature + quelques fruits rouges (laissez reposer au frais 3 à 4 h ou toute la nuit avant de consommer).

Jour 1

MENU

Déjeuner

- Gaspacho de légumes (p. 46)
- Brochette de dinde marinée
- Spaghettis semi-complets

Dîner

- Salade de sarrasin, tomate, concombre, radis émincés, tomme de brebis

Éviter les fringales

Le problème au début, c'est la faim ! Les petits creux, voire les fringales… C'est un mécanisme de défense de l'organisme, qui réagit face à la réduction des apports énergétiques. Pour limiter ça, structurez bien vos repas principaux (protéines + légumes + céréales) et prenez un petit déjeuner.

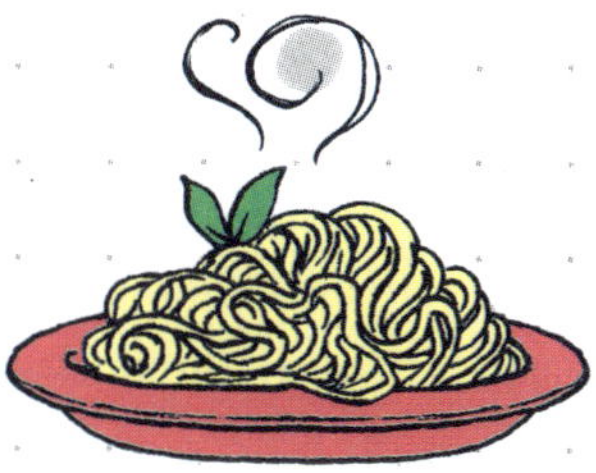

Jour 2

MENU

Déjeuner

- Salade jar : haricots verts, thon, œuf, quinoa, graines germées

Dîner

- Filet de saumon en papillote
- Courgettes sautées

L'alternative pour le déjeuner

Taboulé de quinoa

INGRÉDIENTS : *40 g de quinoa • 1 tomate • ¼ de concombre • ¼ d'oignon rouge • 3 ou 4 olives noires dénoyautées • jus de citron • sel • poivre*

- Faites cuire 12 à 15 min 40 g de quinoa à l'eau bouillante salée, puis égouttez et laissez refroidir.
- Pendant ce temps, épluchez 1 tomate et ¼ de concombre, puis détaillez-les en petits cubes. Épluchez et hachez ¼ d'oignon rouge. Coupez 3 ou 4 olives noires en petits morceaux.
- Mélangez le quinoa et les légumes dans un saladier, ajoutez un filet de jus de citron et les olives. Salez, poivrez et réservez 1 h au frais.

Jour 3

MENU

Déjeuner

- Salade de boulgour, concombre, tomate, feta
- Steak haché au gril

Dîner

- Œuf coque
  + mouillettes de pain complet
- Poivrons grillés

Les erreurs alimentaires les plus fréquentes

- Manger trop vite/ne pas respecter ses sensations de satiété
- Manger devant un dérivatif (écran, livre)
- Sauter un repas
- Mal structurer ses repas
- Boire trop de boissons sucrées (jus de fruits compris)
- Supprimer les céréales et féculents
- Bannir complètement les graisses
- Cuisiner trop gras et/ou avoir une consommation trop importante d'aliments gras
- Utiliser trop de produits industriels transformés
- Avoir une alimentation majoritairement à index glycémique (IG) élevé
- Consommer des produits light/édulcorés

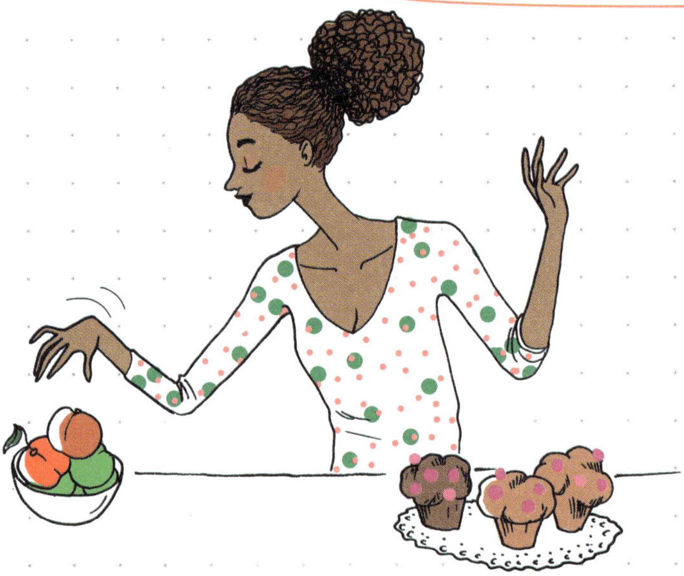

Jour 4

MENU

Déjeuner

- Salade de pois chiches, tofu fumé, tomates cerise, maïs, ciboulette

Dîner

- Papillote de cabillaud sur lit de tomates et d'oignons
- Patate douce

L'alternative pour le déjeuner

Clafoutis de courgettes, chèvre frais et basilic
(pour 4 personnes)

INGRÉDIENTS : *3 courgettes • 4 œufs • 25 cl de lait • 120 g de chèvre frais (type Petit Billy®) • quelques branches de basilic • sel • poivre*

- Préchauffez le four à 180 °C (th. 6).
- Coupez 3 courgettes en petits cubes et faites-les cuire à l'autocuiseur 2 min après rotation de la soupape.
- Battez 4 œufs en omelette et ajoutez 25 cl de lait. Salez et poivrez. Émiettez grossièrement 120 g de chèvre frais.
- Égouttez les courgettes et mettez-les dans un plat à gratin, parsemez de chèvre frais et ajoutez le mélange aux œufs. Parsemez le gratin de basilic ciselé.
- Enfournez pour 40 min.

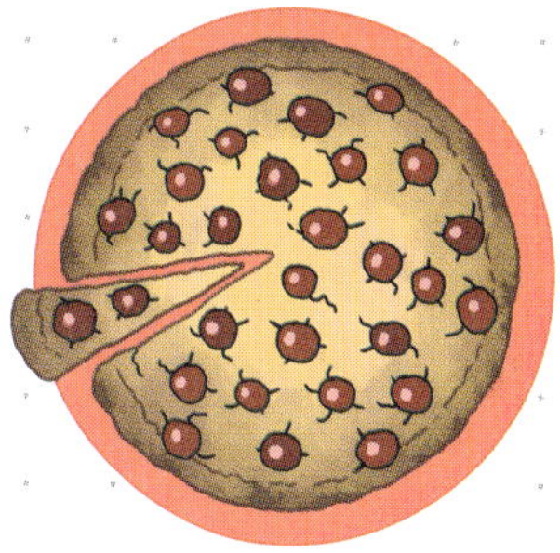

Jour 5

MENU

Déjeuner

- Aiguillettes de poulet
- Haricots verts à l'ail et boulgour d'épeautre

Dîner

- Aubergines à la bolognaise, semoule complète

L'alternative pour le déjeuner

Buddha bowl aux crevettes

INGRÉDIENTS : *1 petite courgette • quelques crevettes cuites décortiquées • graines de sésame • 3 à 4 c. à s. de boulgour cuit • quelques tomates cerise • huile d'olive • fleur de sel*

- Taillez en lamelles 1 courgette fine et faites-la cuire 2 à 3 min à la poêle avec 1 c. à c. d'huile d'olive.
- Parsemez de graines de sésame grillées à sec. Faites sauter 2 min quelques crevettes cuites.
- Disposez les tagliatelles de courgette dans un gros bol, ajoutez les crevettes, 3 à 4 c. à s. de boulgour cuit et des tomates cerise coupées en deux.
- Terminez avec un peu de fleur de sel et un petit filet d'huile d'olive.

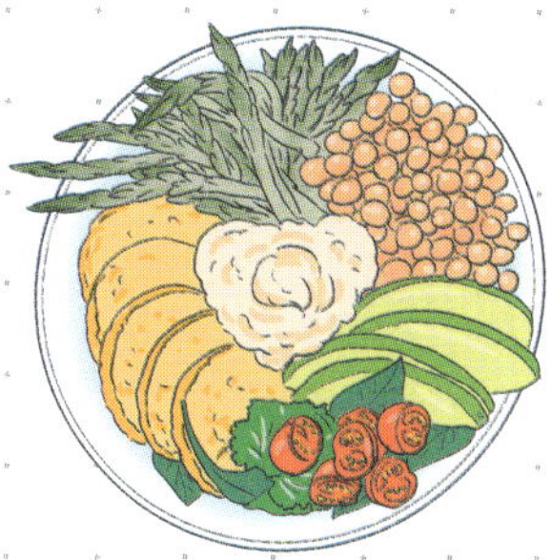

Jour 6

MENU

Déjeuner

- Pavé de saumon, tomates provençales et quinoa

Dîner

- Wok de poulet, courgettes, oignon et graines de sésame avec de la sauce soja

L'alternative pour le déjeuner

Brochettes de poulet au curry

INGRÉDIENTS : *1 escalope de poulet • quelques champignons de Paris • ½ gousse d'ail • 1 filet de citron • 1 c. à s. d'huile d'olive • curry • sel • poivre*

- Enlevez le gras visible d'1 escalope de poulet et coupez-la en gros cubes.
- Épluchez et hachez ½ gousse d'ail et mettez le tout dans un bol avec un filet de citron et 1 c. à s. d'huile d'olive, du curry, du sel et du poivre. Mélangez et réservez 1 h au frais.
- Coupez en morceaux quelques champignons de Paris. Enfilez les morceaux de poulet et les champignons sur 2 piques en bois.
- Faites cuire quelques minutes sur une plancha ou dans une poêle antiadhésive.

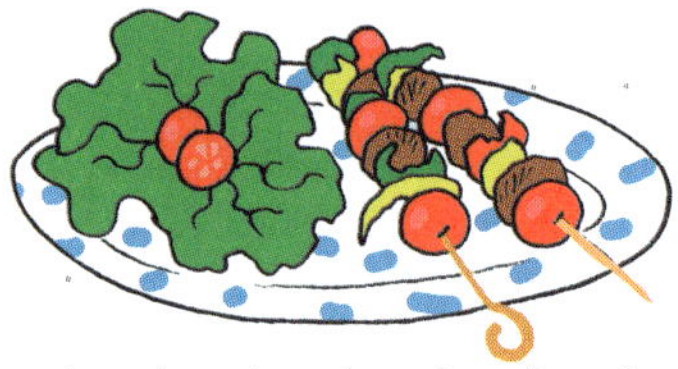

Jour 7

MENU

Déjeuner

- Patate douce, lentilles, courgettes et graines de sésame

Dîner

- Salade de concombre à la menthe
- Steak de soja et petits pois

Le petit extra de la semaine

Pâte à tartiner healthy choco-coco (pour 1 petit pot)

INGRÉDIENTS : *50 g de chocolat noir pâtissier corsé à 65 % de cacao • 30 g de sirop d'agave • 5 cl de lait de coco • 1 bonne pincée de sel*

- Faites fondre au bain-marie 50 g de chocolat noir pâtissier corsé.
- Ajoutez 30 g de sirop d'agave, 1 bonne pincée de sel et 5 cl de lait de coco.
- Mélangez bien et réservez 2 h au réfrigérateur.

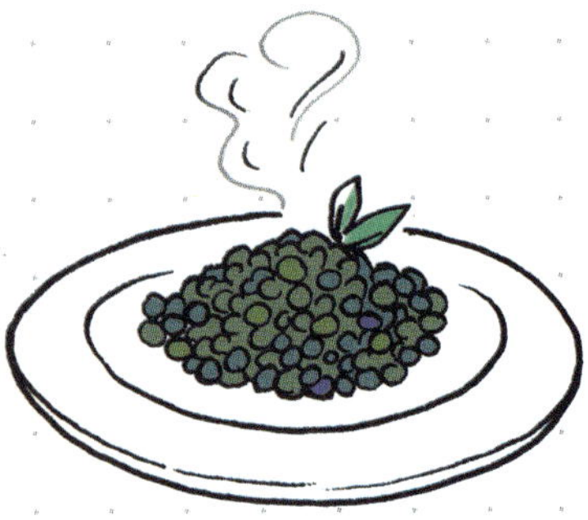

Les petits pois

Les petits pois sont à mi-chemin entre les légumes et les féculents. Quand vous en mangez, prenez-en 200 g environ et complétez avec 25 g de pain complet. Si vous les prenez en conserves, choisissez-les toujours « au naturel » (tout comme les haricots verts, haricots rouges, pois chiches, flageolets…). Ils ne contiennent pas de graisses ajoutées.

MENU 3

Food équilibrée d'automne

Des menus gourmands, nourrissants, mais aussi sains, naturels, de qualité, répondant à vos besoins (pas plus, pas moins) : ce sont les menus et les recettes équilibrées d'automne.

PETIT DÉJEUNER AU CHOIX

Choix 1

- Thé vert
- Pain complet grillé + purée d'amandes et miel d'acacia
- 2 abricots secs

Choix 2

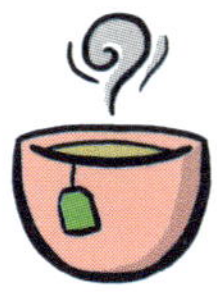

- Thé rooibos
- Muesli aux fruits secs (amandes, canneberges séchées…)

Jour 1

MENU

Déjeuner

- ▸ Escalope de poulet aux champignons
- ▸ Spaghettis semi-complets

Dîner

- ▸ Velouté de chou-fleur et patate douce
- ▸ Tartines de pain intégral + avocat et sardines

Velouté de chou-fleur et patate douce (pour 4 à 5 gros bols)

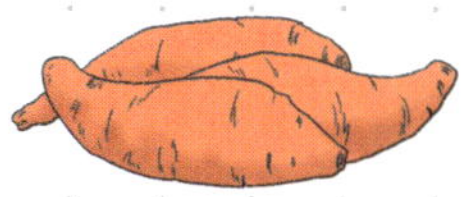

INGRÉDIENTS : *1 petite patate douce • 1 chou-fleur (environ 500 à 600 g net) • 1 oignon • 1 c. à c. de curry en poudre • 10 cl de crème de soja ou de crème légère • 1 c. à s. d'huile d'olive • sel*

- Faites revenir 1 oignon émincé avec 1 c. à s. d'huile d'olive, puis ajoutez 1 petite patate douce en morceaux et les bouquets d'1 chou-fleur.
- Salez, ajoutez 1 c. à c. de curry en poudre et 75 cl d'eau. Laissez cuire 15 min.
- Mixez avec 10 cl de crème de soja ou de crème légère.

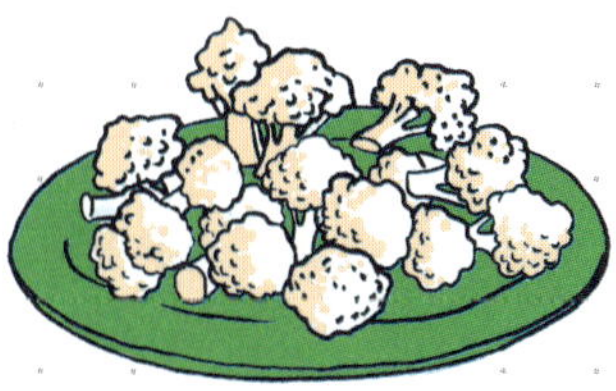

Jour 2

MENU

Déjeuner

- Salad jar : pois chiches, thon, œuf dur, chou rouge, graines germées

Dîner

- Radis à la croque
- Steak de soja et purée de patates douces

L'alternative pour le déjeuner

Frittata aux épinards (pour 2 personnes)

INGRÉDIENTS : *150 g d'épinards • 3 gros œufs • 100 g de fromage blanc • 1 c. à c. de moutarde • 50 g de feta • sel • piment d'Espelette*

- Faites fondre 150 g d'épinards dans une poêle antiadhésive pendant 3 à 5 min.
- Battez 3 gros œufs avec 100 g de fromage blanc et 1 c. à c. de moutarde. Salez et saupoudrez de piment d'Espelette. Ajoutez les épinards et 50 g de feta en cubes.
- Versez dans des moules à muffins et faites cuire au four à 180 °C pendant 30 min.

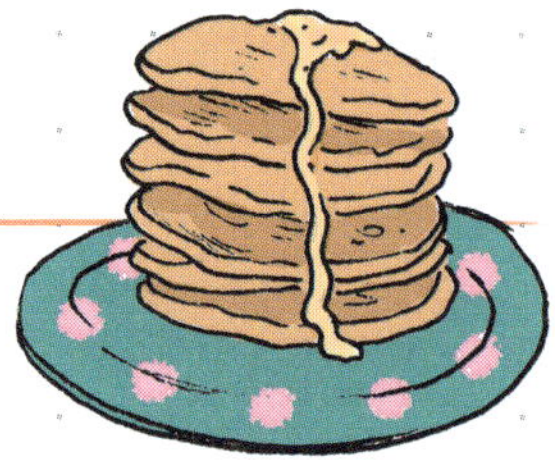

Jour 3

MENU

Déjeuner

- Steak haché au gril
- Brocoli sauté aux graines de sésame

Dîner

- Filet de saumon en papillote
- Épinards sautés et quinoa

Le petit extra de la semaine

Pancakes healthy (pour 12 pancakes)

INGRÉDIENTS : *250 g de yaourt au soja nature ou de fromage blanc • 100 g de farine intégrale de petit épeautre • 25 g de poudre d'amandes • 25 g de son d'avoine mixé • 2 œufs • 2 c. à s. de sucre de coco • ½ c. à c. de bicarbonate de sodium (ou de levure chimique) • 1 pincée de sel • beurre*

- Mélangez 100 g de farine intégrale de petit épeautre avec 25 g de poudre d'amandes et 25 g de son d'avoine mixé.
- Ajoutez 2 œufs entiers, 2 c. à s. de sucre de coco, ½ c. à c. de bicarbonate de sodium (ou de levure chimique) et 1 pincée de sel. Mélangez bien et ajoutez progressivement 250 g de yaourt au soja nature ou de fromage blanc.
- Graissez légèrement une poêle antiadhésive et ajoutez la pâte en petits tas. Retournez les pancakes quand des bulles apparaissent sur le dessus et laissez cuire encore 2 min.
- Dégustez avec un coulis de fruits rouges ou du miel d'acacia.

Jour 4

MENU

Déjeuner

- Papillote de cabillaud aux poireaux
- Riz basmati complet

Dîner

- Soupe de lentilles corail
- Endives braisées au jambon

Papillote de cabillaud aux poireaux (pour 2 personnes)

INGRÉDIENTS : *2 pavés de cabillaud • 2 à 3 poireaux • 1 c. à s. d'huile d'olive • 1 citron • sel • poivre*

- Lavez et coupez en tronçons 2 à 3 poireaux après avoir enlevé la partie verte trop dure. Faites-les revenir avec 1 c. à s. d'huile d'olive. Salez, poivrez et laissez cuire à feu doux pendant 20 min.
- Placez les poireaux au centre d'un papier cuisson. Déposez par-dessus 2 pavés de cabillaud. Salez et poivrez. Fermez la papillote et faites cuire au four à 180 °C pendant 20 min.
- Servez avec des rondelles de citron.

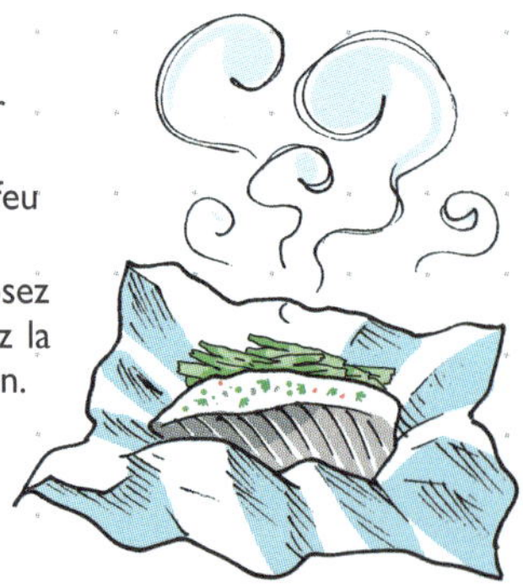

Jour 5

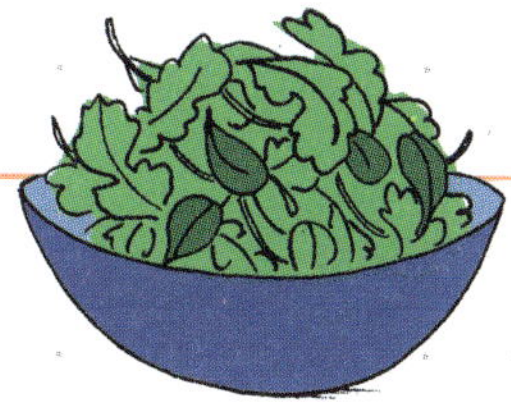

MENU

Déjeuner

- Aiguillettes de poulet
- Potimarron rôti au four
- Boulgour d'épeautre

Dîner

- Boulgour à la bolognaise
- Salade de mâche aux noix

L'alternative pour le déjeuner

Salade mexicaine (pour 2 personnes)

INGRÉDIENTS : *2 poignées de mâche • ½ poivron rouge • 1 avocat • jus de citron • ¼ d'oignon rouge • 1 douzaine de crevettes • ½ boîte de haricots rouges • vinaigrette à l'huile d'olive • coriandre fraîche*

- Lavez et essorez 2 poignées de mâche. Lavez et coupez en petits morceaux ½ poivron rouge. Coupez en lamelles 1 avocat et citronnez-le légèrement. Pelez et hachez ¼ d'oignon rouge.
- Décortiquez une douzaine de crevettes cuites. Rincez ½ boîte de haricots rouges.
- Mélangez tous les ingrédients dans un saladier et assaisonnez avec une vinaigrette à l'huile d'olive. Décorez de coriandre fraîche.

Jour 6

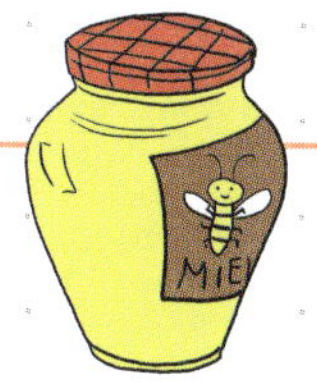

MENU

Déjeuner

- Salad jar : lentilles vertes, dés de saumon grillé, mâche, carottes râpées, graines de courge

Dîner

- Wok de poulet, brocoli, oignon et graines de sésame, sauce soja

Le petit extra de la semaine

Pâte à tartiner végétale (pour 1 pot)

INGRÉDIENTS : *100 g de purée de noix de cajou ou d'amandes sans sucre • 12 cl de crème soja (ou de crème légère) • 50 g de miel d'acacia • sel*

- Mélangez 100 g de purée de noix de cajou ou d'amandes sans sucre avec 12 cl de crème soja (ou de crème légère). Salez légèrement, puis ajoutez 50 g de miel d'acacia.
- Mélangez et entreposez au réfrigérateur.
- Servez avec des pancakes ou des tartines.

Jour 7

MENU

Déjeuner

- Taboulé de chou-fleur cru, radis émincés, avocat, tofu aux herbes

Dîner

- Œuf coque + mouillettes de pain complet
- Gratin de chou-fleur

L'alternative pour le déjeuner

Velouté de champignons (pour 2 personnes)

INGRÉDIENTS : *250 g de champignons de Paris • ½ oignon • 1 c. à s. de farine complète • 15 cl de lait (de vache ou d'avoine, sans sucre) • 1 c. à s de crème soja ou de crème légère • 1 c. à s. d'huile d'olive • sel • poivre*

- Lavez 250 g de champignons de Paris et coupez-les en morceaux.
- Pelez et émincez ½ oignon. Faites revenir ce dernier avec 1 c. à s. d'huile d'olive, puis ajoutez 1 c. à s. de farine complète. Mélangez bien et versez progressivement 15 cl de lait (de vache ou d'avoine, sans sucre). Ajoutez les champignons et 25 cl d'eau. Salez et poivrez.
- Couvrez et laissez cuire 15 min.
- Mixez avec 1 c. à s de crème soja ou légère.

MENU 4

Food équilibrée d'hiver

Comfort food et équilibre alimentaire sont loin d'être incompatibles ! Cette saison est l'occasion de se faire plaisir avec des recettes gourmandes mais saines, légères, réconfortantes et équilibrées !

PETIT DÉJEUNER AU CHOIX

Choix 1

- Thé au citron
- Pain complet + fromage frais et lamelles d'avocat
- 1 clémentine

Choix 2

- Thé rooibos au citron
- 1 porridge avec des flocons d'avoine + 1 c. à s. de graines de chia + 1 yaourt nature + quelques fruits rouges (laissez reposer au frais pendant 3 à 4 h ou toute la nuit avant de consommer)

Jour 1

MENU

Déjeuner

- Steak grillé
- Tagliatelles de carottes au sésame

Dîner

- Wok de crevettes au brocoli
- Sarrasin en grains

Tagliatelles de carottes au sésame (pour 2 personnes)

INGRÉDIENTS : *3 à 4 carottes • 1 gousse d'ail • graines de sésame • 1 c. à s. d'huile d'olive • sel*

- Taillez en tagliatelles 3 à 4 carottes à l'aide d'un couteau éplucheur.
- Faites chauffer 1 c. à s. d'huile d'olive, puis ajoutez 1 gousse d'ail hachée et les tagliatelles de carotte. Laissez cuire à feu doux pendant 15 min environ en mélangeant régulièrement.
- Salez et servez avec des graines de sésame grillées à sec.

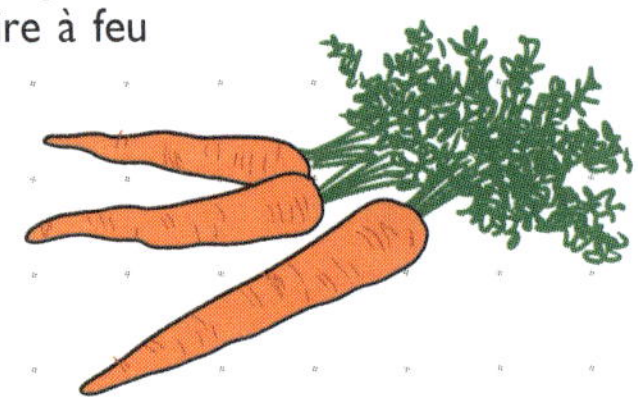

Jour 2

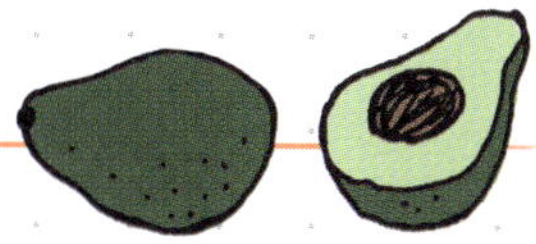

MENU

Déjeuner

- Truite en papillote
- Épinards au curry

Dîner

- Tartines de pain complet + guacamole
- Frittata aux épinards (voir p. 36)

Guacamole (pour 1 ramequin)

INGRÉDIENTS : *1 avocat bien mûr • 1 filet de jus de citron • ¼ d'oignon rouge • 1 petite tomate • quelques brins de coriandre • Tabasco® • sel*

- Prélevez la chair d'un bel avocat bien mûr.
- Écrasez-la à la fourchette et ajoutez 1 filet de jus de citron, le ¼ d'1 petit oignon rouge haché, quelques brins de coriandre ciselée et quelques gouttes de Tabasco®. Salez.
- Pelez et coupez en petits morceaux 1 petite tomate, puis ajoutez-la au guacamole. Mélangez et servez.

Jour 3

MENU

Déjeuner

- Salad jar : quinoa, roquette, allumettes de bacon fumé, radis émincés, noix de cajou

Dîner

- Jambon blanc
- Pâtes complètes + sauce tomate
- Salade de roquette

L'alternative pour le dessert

Carpaccio d'ananas, citron vert et gingembre (pour 4 personnes)

INGRÉDIENTS : *1 ananas frais • le jus et le zeste d'1 citron vert bio • 30 g de miel d'acacia • 1 cm de gingembre frais*

- Épluchez et coupez en tranches très fines 1 ananas frais.
- Prélevez le zeste d'1 citron vert bio et gardez-le dans une coupelle. Récupérez le jus du citron vert et mélangez-le avec 30 g de miel d'acacia. Ajoutez 1 cm de gingembre frais pelé et haché.
- Laissez mariner 30 min, puis versez ce jus sur le carpaccio d'ananas. Ajoutez les zestes et servez.

Jour 4

MENU

Déjeuner

- Ragoût de pois chiches aux épinards, sauce coco-curry

Dîner

- Omelette aux champignons
- Salade de mâche aux kumquats

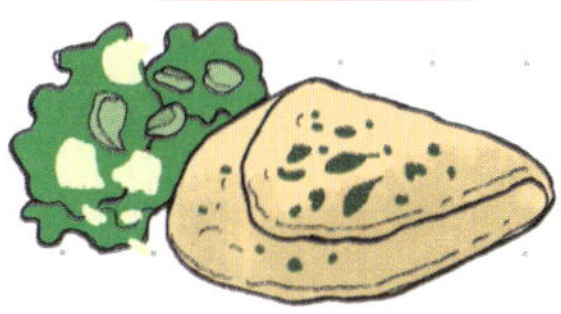

Le petit extra de la semaine ♥

Bowl cake aux myrtilles

INGRÉDIENTS : *1 œuf • 1 petit-suisse nature • 40 g de flocons de sarrasin • 50 g de compote de pommes sans sucre • ½ c. à c. de levure chimique • 1 c. à c. de sucre de coco • 50 g de myrtilles fraîches ou décongelées*

- Battez 1 œuf avec 1 petit-suisse nature. Ajoutez 40 g de flocons de sarrasin, 50 g de compote de pommes sans sucre, ½ c. à c. de levure chimique et 1 c. à c. de sucre de coco.
- Ajoutez 50 g de myrtilles fraîches ou décongelées et mélangez bien.
- Versez dans un bol, couvrez et faites cuire 2 à 3 min au four à micro-ondes à pleine puissance.
- Dégustez tiède ou froid.

Jour 5

MENU

Déjeuner

- Taboulé au blé complet, dés de poulet, pruneaux hachés

Dîner

- Soupe repas : carotte, courge, oignon, patate douce
- Quinoa et fromage émietté

L'alternative pour le petit déj

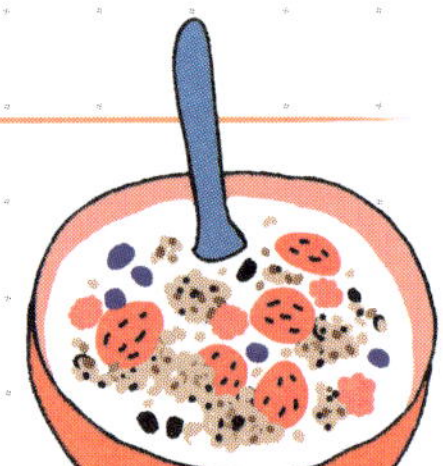

Muesli bowl

INGRÉDIENTS : *3 à 4 c. à s. de petits flocons d'avoine • 1 c. à s. d'amandes effilées • 1 c. à c. de baies de goji ou de cranberries séchées • 1 yaourt nature • 1 c. à c. de sirop d'agave • 100 g de fruits de saison (fraises, poire, kiwi...) • 3 à 4 noisettes*

- Mélangez 3 à 4 c. à s. de petits flocons d'avoine avec 1 c. à s. d'amandes effilées grillées à sec et 1 c. à c. de baies de goji ou de cranberries séchées.
- Mélangez 1 yaourt nature avec 1 c. à c. de sirop d'agave et versez par-dessus les flocons.
- Ajoutez 100 g de fruits de saison coupés en morceaux et 3 à 4 noisettes concassées.

Jour 6

MENU

Déjeuner

- Salad jar : riz semi-complet, thon à l'huile d'olive, roquette, avocat, champignons émincés crus

Dîner

- Salade de boulgour, pois chiches, feta, roquette, poivron

Le petit extra de la semaine

Dessert au chia et coulis de mangue (pour 2 personnes)

INGRÉDIENTS : *200 g de chair de mangue • 100 g de fromage blanc nature (ou de yaourt au soja) • 15 cl de lait nature (de vache ou végétal) • 2 c. à s. de graines de chia • 1 c. à s. de sirop d'agave*

- Mélangez 100 g de fromage blanc nature ou de yaourt au soja avec 15 cl de lait nature. Ajoutez 2 c. à s. de graines de chia et 1 c. à s. de sirop d'agave.
- Laissez gonfler au réfrigérateur pendant 3 h.
- Versez dans 2 ramequins. Mixez 200 g de chair de mangue bien mûre et ajoutez le coulis obtenu.

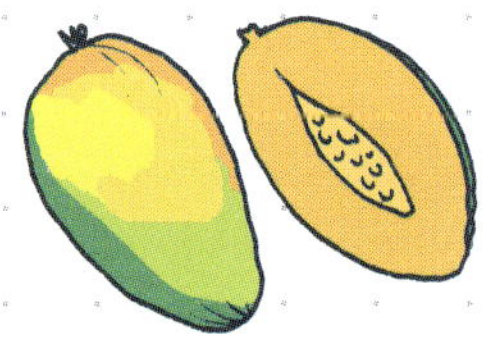

Jour 7

MENU

Déjeuner

- Blanc de poulet grillé
- Patate douce rôtie au four et salade d'endives

Dîner

- Semoule complète
- Potiron rôti, pois chiches et amandes concassées

Le petit extra de la semaine

Crèmes au chocolat (pour 3 à 4 personnes)

INGRÉDIENTS : *10 cl de crème soja • ½ c. à c. rase d'agar-agar • 3 c. à s. de sirop d'agave • 250 g de tofu soyeux, 1 c. à s. de cacao sans sucre*

- Mettez 10 cl de crème soja dans une petite casserole. Ajoutez ½ c. à c. rase d'agar-agar et 3 c. à s. de sirop d'agave. Portez à ébullition pendant 30 s sans cesser de remuer.
- Laissez tiédir, puis versez dans un mixeur avec 250 g de tofu soyeux et 1 c. à s. de cacao sans sucre et mixez.
- Répartissez dans des ramequins et entreposez au réfrigérateur pendant 2 h.

Mes rituels feel good pour faciliter la transition

Un rééquilibrage alimentaire entraîne généralement des « effets secondaires » auxquels vous devez vous attendre au début : un stress lié au chamboulement des habitudes, une fatigue passagère, une sensation de faim accrue et une probable baisse de motivation vers la fin du premier mois. Heureusement, des petits rituels de bien-être peuvent vous aider à tenir le coup !

Les huiles essentielles coupe-faim

Le problème au début, c'est la faim, les petits creux, voire les fringales… C'est un mécanisme de défense de l'organisme qui réagit face à la réduction des apports énergétiques. Pour limiter ça, structurez bien vos repas principaux (protéines + légumes + céréales) et prenez un petit déjeuner. Voici une synergie d'HE coupe-faim : dans un flacon, mettez 20 gouttes d'HE de géranium rosat (*Pelargonium graveolens*), 20 gouttes d'HE de romarin à verbénone (*Rosmarinus officinalis verbenoniferum*), 20 gouttes d'HE de citron (*Citrus limonum*) et 40 ml d'huile végétale. Déposez 2 gouttes de ce mélange sur une boulette de pain, à prendre au maximum 4 fois par jour.

Les huiles essentielles antistress

Les huiles essentielles sont également magiques pour réduire le stress créé par ces changements alimentaires : déposez 2 gouttes d'HE de lavande vraie (*Lavandula officinalis*) au creux de vos poignets, à respirer 2 fois par jour.

Les huiles essentielles motivantes

Lorsque votre motivation flanche, l'huile essentielle de sapin baumier (*Abies balsamea*) favorise la libération d'endorphines et redonne courage et optimisme : appliquez 2 gouttes, diluées dans un peu de lait pour le corps, sur l'intérieur des poignets. Frottez et respirez (2 à 3 fois par jour).

Dodo anti-faim

Pour mieux réguler votre faim, surveillez votre sommeil : un sommeil insuffisant ou de mauvaise qualité entraîne une baisse de sécrétion de leptine, l'hormone de la satiété. Résultat : des fringales et des envies de grignoter. Évitez donc les écrans avant le coucher et les excitants après 16 h.
Pour bien dormir durant votre rééquilibrage alimentaire, préparez une brume d'oreiller : versez dans un flacon à spray 40 gouttes d'HE de lavande vraie (*Lavandula officinalis*), 20 gouttes d'HE de mandarine (*Citrus reticulata blanca*) et 20 gouttes d'HE de marjolaine à coquilles (*Origanum majorana*). Complétez avec 50 ml d'alcool à 70°. Agitez et laissez reposer pendant 48 h. Vaporisez votre oreiller 15 min avant le coucher.

MENU 1

Anti-grignotage

MENU 2

Minceur et express

MENU 3

Sain et gourmand

MENU 4

Mincir à deux

- Chapitre 2 -

HEALTHY FOOD MINCEUR

Pour perdre du poids durablement, exit les régimes restrictifs qui génèrent des compulsions alimentaires et vous mènent à coup sûr à l'échec sur le long terme. Sans fringales ni frustrations, le rééquilibrage alimentaire est bien plus facile à tenir et permet d'affiner votre silhouette en douceur mais durablement. L'idée? Ce sont nos mauvaises habitudes alimentaires qui font grossir. On les corrige, et hop, on maigrit sans plus d'efforts.

Alimentation équilibrée *versus* grignotage

Il y a la grignoteuse compulsive qui perd le contrôle et ne peut plus s'arrêter de manger une fois le paquet de chips entamé, ou qui est incapable de résister à l'appel du placard à biscuit après 16 heures; il y a la grignoteuse machinale, qui engloutit la tablette de chocolat devant une série sans s'en apercevoir, grignote le pain au sortir de la boulangerie ou goûte les plats qu'elle cuisine; sans oublier la grignoteuse gourmande, de celles qui ne peuvent pas s'empêcher de goûter à tout. Le grignotage concerne généralement des aliments riches en graisses et/ou en sucres et ne répond pas à un besoin alimentaire : on grignote pour calmer un stress ou une angoisse, combler un manque, tromper l'ennui, se faire plaisir, s'occuper… Ces calories viennent s'ajouter à celles des repas comme un «malus» et déséquilibrent la nutrition. Mais le grignotage peut aussi répondre à une vraie faim! On préférera alors un en-cas sain (une boisson chaude ou fraîche, un fruit frais de saison et éventuellement 4 ou 5 amandes) en s'assurant que ses repas principaux sont bien structurés (glucides à IG bas) et rassasient suffisamment!

Alimentation équilibrée *versus* vie moderne

Repas sautés ou bâclés, sandwichs, plats préparés, plats de pâtes… Le manque de temps pour manger ou cuisiner peut totalement déstructurer vos repas et mener à une alimentation trop riche en graisses et/ou en sucres et manquant cruellement de végétaux… Manger équilibré et cuisiner ne demandent pourtant pas plus de temps si l'on compose des plats simples et si l'on s'organise bien! Avec les conseils de batch cooking p. 22 et les menus simples et express qui suivent, vous allez pouvoir mener votre vie active sans faire d'impasse sur votre bien-être.

Alimentation équilibrée *versus* gourmandise!

La gourmandise, c'est la vie! Manger, c'est se faire plaisir, mais aussi partager un bon repas, découvrir de nouvelles saveurs (tout goûter!)… Le problème est qu'elle mène à manger plus que nécessaire, et des aliments peu recommandés. Mais healthy food minceur et gourmandise sont loin d'être incompatibles! On peut se faire plaisir sans abuser en quantité afin de mieux maîtriser ses apports énergétiques et cuisiner léger!

MENU 1

Anti-grignotage

Spécialement dédiés aux grignoteuses, que le stress, les restrictions, l'habitude, l'ennui, la gourmandise ou le besoin de réconfort poussent aux compulsions alimentaires, ces menus très simples, complets et légers comprenant systématiquement un goûter permettront de réduire les envies de grignoter.

PETIT DÉJEUNER AU CHOIX

Express
- Thé vert
- 30 g de müesli sans sucre + 1 fromage blanc nature + 1 poignée de fruits rouges

Gourmand
- 1 tasse de lait + cacao sans sucre +/– 1 petite c à c de sirop d'agave
- 2 crêpes

À emporter (salé)
- Thermos de thé à la menthe
- 50 g de pain complet + 30 g de fromage (comté, emmental, chèvre…)

À emporter (sucré)
- 1 petite bouteille d'eau + jus de citron
- 4 biscuits type Petit Beurre®
- 1 compote à boire sans sucre ajouté

Jour 1

MENU

Déjeuner

- Salade de tomates + 1 portion de vinaigrette légère
- 100 g de blanc de poulet au gril
- 150 g de spaghettis semi-complets + 1 noisette de beurre
- 1 fromage blanc
- 1 compote sans sucre ajouté

Goûter

- 1 yaourt nature (+ 1 c. à s. de son d'avoine en cas de faim)

Dîner

- 2 tranches de jambon blanc dégraissé
- Salade de mâche, radis émincés et carottes râpées + 1 à 2 portions de vinaigrette légère
- 1 pomme
- 50 g de pain complet

Vinaigrette légère (pour 1 portion)

INGRÉDIENTS : *½ c. à c. de moutarde • 1 c. à c. de vinaigre de votre choix (de cidre, de vin, balsamique…) • 1 c. à c. d'huile (colza ou olive) • 1 c. à s. de lait (de vache, de soja…) • 1 c. à c. de levure de bière en paillettes • ciboulette • ail ou échalote • sel • poivre*

- Mélangez ½ c. à c. de moutarde avec 1 c. à c. de vinaigre de votre choix. Incorporez 1 c. à c. d'huile (colza ou olive) et 1 c. à s. de lait (de vache, de soja…).
- Ajoutez enfin 1 c. à c. de levure de bière en paillettes (l'ingrédient magique qui fait toute la différence !).
- Salez légèrement, poivrez, mélangez et intégrez selon vos goûts ciboulette ciselée, ail ou échalote hachés…

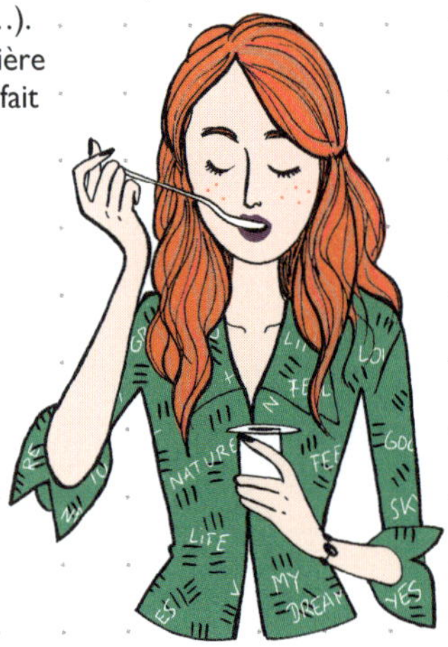

Jour 2

MENU

Déjeuner

- 150 g de taboulé du traiteur
- 1 steak haché à 5 % de MG cuit au gril
- Fenouil braisé
- 1 yaourt brassé nature

Goûter

- 1 pomme

Dîner

- 1 grande salade composée de : concombre, tomate, 150 g de blé, 5 bâtonnets de surimi coupés en cubes, 50 g de thon au naturel émietté, 30 g de comté coupé en dés
  + 1 à 2 portions de vinaigrette légère
- 1 poire

Fenouil braisé

INGRÉDIENTS : *2 bulbes de fenouil • 1 c. à c. d'huile d'olive • sel • poivre*

- Lavez et coupez les extrémités de 2 bulbes de fenouil, puis émincez-les.
- Faites chauffer 1 c. à c. d'huile d'olive dans une poêle antiadhésive, puis ajoutez les fenouils émincés. Faites dorer légèrement, puis salez, poivrez et laissez cuire à feu doux pendant 25 à 30 min à couvert (ajoutez quelques c. à s. d'eau en cours de cuisson pour éviter que ça colle).

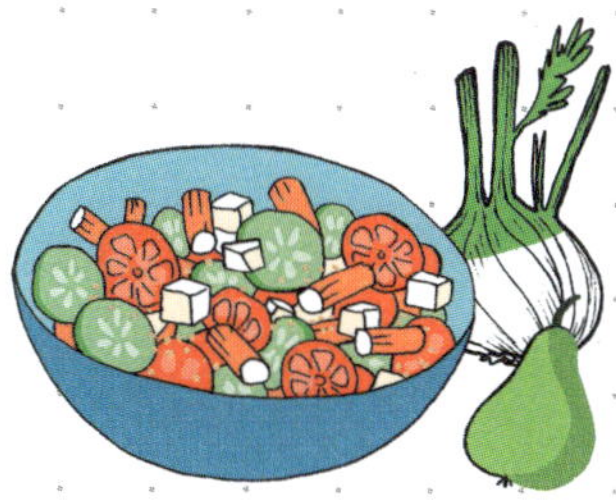

Jour 3

MENU

Déjeuner

- Fast-food avec les bons combos (sans exploser le quota de graisses) :
  - 1 hamburger avec fromage
  - 1 salade de crudités
  - 1 compote à boire

  OU
  - 1 wrap ou 6 nuggets
  - 1 salade de crudités
  - 1 yaourt à boire

Goûter

- 1 bon bol de fraises (250 g)

Dîner

- Salade du Sud-Ouest
  + 1 à 2 portions de vinaigrette légère
- 2 petits-suisses nature
- 50 g de pain complet

Salade du Sud-Ouest

INGRÉDIENTS : *2 poignées de mâche • 1 dizaine de tomates cerise • 3 ou 4 champignons frais de Paris • 2 ou 3 cœurs de palmier en conserve • 50 g de magret fumé et séché en tranches • 1 œuf dur*

- Lavez 2 poignées de mâche. Coupez 1 dizaine de tomates cerise en deux. Lavez et émincez 3 ou 4 champignons frais de Paris. Coupez en tronçons 2 ou 3 cœurs de palmier en conserve.
- Mélangez tous les légumes, puis ajoutez 50 g de magret fumé et séché en tranches (enlevez le gras visible) et 1 œuf dur coupé en quatre. Assaisonnez avec une vinaigrette légère (p. 44).

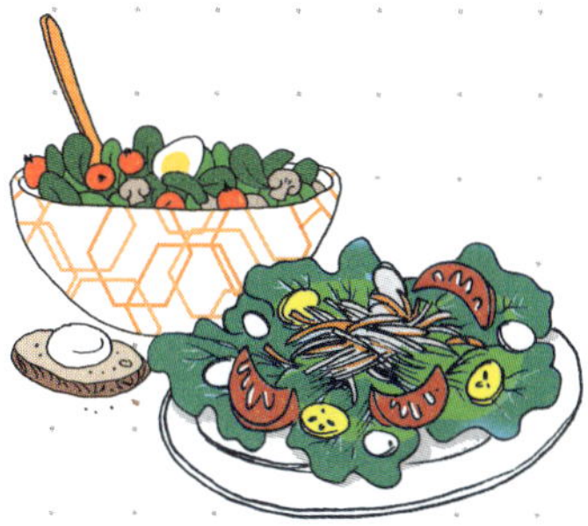

Jour 4

MENU

Déjeuner

Vous emportez souvent votre déjeuner au boulot ? Voici un repas facile à glisser dans votre lunch-box et rassasiant pour toute l'après-midi...

- Salade de quinoa (150 g), truite fumée émincée (1 tranche) et concombre coupé en très petits cubes
  + 1 portion de vinaigrette légère (p. 44)
- 1 part de clafoutis de courgettes (délicieux tiède ou froid)
- 1 banane

Goûter

- 1 fromage blanc nature
- 5 amandes

Dîner

- Wok de crevettes aux légumes
- 150 g de riz basmati semi-complet
- ½ mangue

Clafoutis de courgettes (pour 4 personnes)

INGRÉDIENTS : *3 courgettes • 3 œufs • 20 cl de lait • 100 g de chèvre frais émietté (type Petit Billy®) • basilic surgelé • huile • sel • poivre*

- Préchauffez votre four à 180 °C (th. 6) et huilez un plat à gratin à l'aide d'un pinceau alimentaire.
- Lavez 3 courgettes, enlevez les extrémités, puis épluchez-les et coupez-les en petits cubes. Faites-les cuire dans le panier d'un autocuiseur pendant 3 min après rotation de la soupape.
- Cassez 3 œufs dans un saladier. Battez-les en omelette, puis ajoutez 20 cl de lait, salez et poivrez. Versez les courgettes dans un plat à gratin antiadhésif et ajoutez 100 g de chèvre frais émietté. Saupoudrez de basilic surgelé et versez dessus le mélange d'œufs et de lait.
- Enfournez pour 40 min environ. Dégustez chaud, tiède ou froid.

Wok de crevettes aux légumes

INGRÉDIENTS : *100 g de crevettes décortiquées • ½ oignon • 1 poivron • 1 c. à c. d'huile • 1 c. à s. de sauce soja • coriandre fraîche*

- Épluchez et émincez ½ oignon. Lavez et coupez 1 poivron en lamelles.
- Faites chauffer 1 c. à c. d'huile dans un wok ou une poêle et ajoutez les légumes. Faites sauter pendant 10 min à feu moyen en mélangeant bien, puis intégrez 100 g de crevettes décortiquées et 1 c. à s. de sauce soja.
- Poursuivez la cuisson pendant quelques minutes supplémentaires. Décorez de coriandre fraîche et servez.

Jour 5

MENU

Déjeuner

- Salade de pois chiches (80 g en conserve), maquereau (1 filet en conserve), oignon blanc, endive
  + 1 à 2 portions de vinaigrette légère
- 30 g de crottin de chèvre
- 1 poire
- 25 g de pain complet

Goûter

- 150 g de fromage blanc nature, 30 g de müesli sans sucre, 100 g de framboises fraîches ou décongelées, 1 c. à s. de pistaches concassées

Dîner

- 1 bol de gaspacho de légumes
- 1 tranche de jambon de poulet
- 1 fine tranche de pain complet (20 g)
- 1 thé ou 1 infusion de votre choix sans sucre

Gaspacho de légumes

INGRÉDIENTS : *1 tomate • ¼ de poivron rouge • ¼ de concombre • 25 g de fromage frais • 1 c. à s. de vinaigre balsamique • 1 c. à c. d'huile d'olive • sel*

- Lavez 1 tomate et ¼ de poivron rouge, puis coupez-les en morceaux. Épluchez ¼ de concombre et coupez-le en cubes.
- Mettez le tout dans le bol d'un mixeur, ajoutez 25 g de fromage frais, 2 pincées de sel, 1 c. à s. de vinaigre balsamique et 1 c. à c. d'huile d'olive.
- Mixez le tout finement et consommez bien frais.

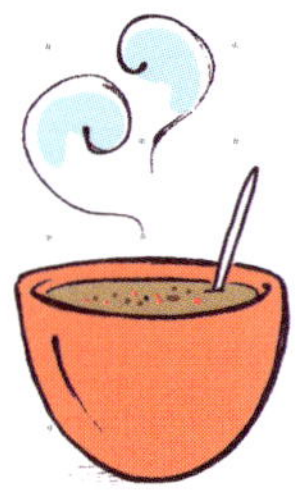

Jour 6

MENU

Déjeuner

- Papillote express de saumon et germes de soja
- 1 yaourt nature
- 1 compote sans sucre ajouté
- 50 g de pain complet

Goûter

- 1 crêpe
  + 2 c. à s. de coulis de framboises

Dîner

- Salade grecque + 2 œufs durs
- 1 banane
- 25 g de pain complet

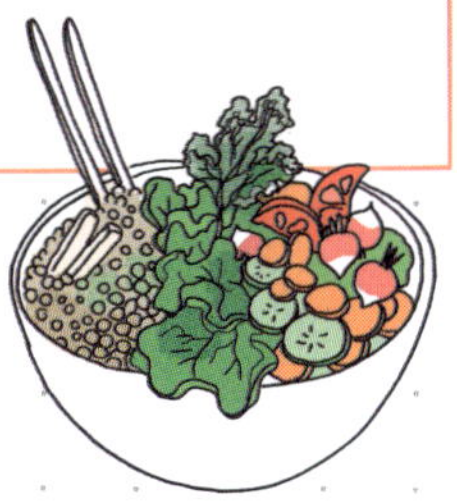

Papillote express de saumon et germes de soja

INGRÉDIENTS : *1 pavé de saumon frais ou décongelé • 100 à 150 g de germes de soja (frais ou en conserve) • quelques graines de fenouil (facultatif) • sel • poivre*

- Déposez 100 à 150 g de germes de soja dans un récipient allant au four à micro-ondes (en verre de préférence).
- Déposez par-dessus 1 pavé de saumon frais ou décongelé. Salez, poivrez et ajoutez éventuellement quelques graines de fenouil.
- Couvrez avec une cloche et faites cuire pendant 5 min environ à puissance moyenne.

Salade grecque

INGRÉDIENTS : *1 tomate bien mûre • ¼ de concombre (ou davantage si vous avez très faim) • 25 g de feta • 3 olives noires dénoyautées • 1 portion de vinaigrette légère (p. 44) • menthe fraîche*

- Lavez et coupez en morceaux 1 belle tomate bien mûre. Épluchez et coupez en morceaux ¼ de concombre.
- Ajoutez 25 g de feta, 3 olives noires hachées grossièrement et 1 portion de vinaigrette légère.
- Décorez avec des feuilles de menthe ciselées.

Jour 7

MENU

Déjeuner

- Tomates cerise à la croque
- Salade de lentilles (150 g en conserve)
  + 30 g de gouda
  + 1 à 2 portions de vinaigrette légère (p. 44)
- 2 tranches de rôti de porc froid
- 1 compote de pommes

Goûter

- 1 faisselle nature
  + 2 c. à s. de coulis de framboises

Dîner

- Bol vapeur de légumes variés (surgelé)
- 100 g de tofu au basilic coupé en cubes
- 150 g de quinoa (sachet à mettre au micro-ondes et prêt en 2 minutes)
- 1 bol de fraises bien parfumées (250 g)

Coulis de framboises

INGRÉDIENTS : *200 g de framboises fraîches ou décongelées • 2 c. à s. de jus de citron • 30 g de sirop d'agave*

- Mixez 200 g de framboises fraîches ou décongelées avec 2 c. à s. de jus de citron, 2 c. à s. d'eau et 30 g de sirop d'agave.
- Filtrez au chinois si vous voulez obtenir un coulis bien lisse, sans les petites graines.
- Ce coulis se conserve 4 à 5 jours au réfrigérateur. Vous pouvez l'utiliser pour agrémenter les laitages nature.

MENU 2

Minceur et express

Healthy can be easy! Spécialement dédiés à celles qui bâclent ou sautent les repas, mangent trop vite ou sont des adeptes des plats cuisinés industriels, ces menus équilibrés et rapides à préparer permettent de cuisiner maison et de manger sain même lorsqu'on manque de temps ! Un repas équilibré, c'est : des légumes, des protéines, des céréales, un produit laitier et un fruit. C'est facile à appliquer même lorsqu'on est débordée !

PETIT DÉJEUNER AU CHOIX

Choix 1

- Thé citron
- 30 g de petits flocons d'avoine + 1 yaourt nature + 2 c à s de baies de goji (faites votre mélange la veille)

Choix 2

- Café noir
- 1 petit sandwich fait avec 2 tranches de pain complet + 1 tranche de Leerdammer®
- 1 pomme

Choix 3

- Thé fruits rouges
- 1 yaourt à boire nature (sans sucre)
- 3 à 4 biscuits type « petit déjeuner » (50 g maximum)

Jour 1

MENU

Déjeuner (lunch-box)

- Tomates cocktail coupées en quatre
- Morceaux de feta (30 g)
- 150 g de taboulé du traiteur agrémenté de 2 œufs durs coupés en morceaux
- 1 poire

Dîner

- Salade de pommes de terre (150 g), tomate, concombre, dés de poulet grillé (100 g) + 1 à 2 portions de vinaigrette légère (voir recette p. 44)
- 1 yaourt brassé nature avec des fraises coupées en morceaux

En mode bento !

Si vous ne possédez pas de lunch-box, c'est le moment d'investir : c'est un excellent moyen de manger équilibré au bureau… et ça change des sempiternels sandwichs !
Une lunch-box, c'est tout simplement une gamelle des Temps modernes, avec ses petits compartiments pour sectoriser son repas, conçue pour conserver les aliments dans les meilleures conditions pendant toute la matinée… Vous allez faire des jalouses ! Choisissez de préférence une lunch-box isotherme comportant 2 ou 3 compartiments pour bien ranger et conserver vos aliments.

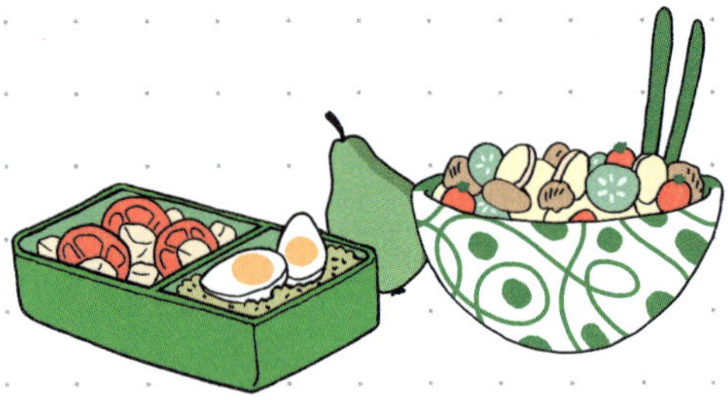

Jour 2

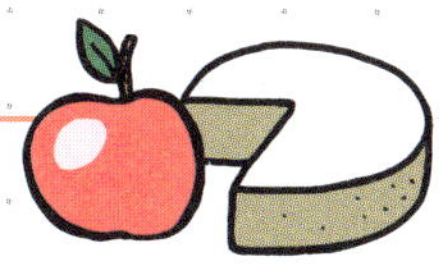

MENU

Déjeuner

- Salade de pennes semi-complets (150 g), crevettes (100 g), tomates cerise, champignons de Paris émincés + 1 à 2 portions de vinaigrette légère (p. 44)
- 1 fromage blanc nature
- 1 pomme

Dîner

- Soupe-repas au tofu fumé et parmesan
- 2 kiwis

Soupe-repas au tofu fumé et parmesan

INGRÉDIENTS : *200 g de légumes surgelés pour minestrone • ½ cube de bouillon de légumes bio • 1 poignée de vermicelles • 50 à 100 g de tofu fumé (ou aux herbes) • 25 g de pain complet • 1 c. à s. de houmous du commerce • 20 g de parmesan en copeaux*

- Dans une casserole, faites chauffer 25 cl d'eau avec ½ cube de bouillon de légumes bio. Ajoutez 200 g de légumes surgelés pour minestrone.
- Quand les légumes sont cuits, intégrez 1 poignée de vermicelles et 50 à 100 g de tofu fumé (ou aux herbes) coupé en morceaux et poursuivez la cuisson 3 min supplémentaires.
- Pendant ce temps, faites griller 25 g de pain complet et tartinez-le avec 1 c. à s. de houmous.
- Parsemez la soupe avec 20 g de parmesan en copeaux et servez avec le pain grillé tartiné de houmous.

Jour 3

MENU

Déjeuner

- Buddha bowl : mâche, tomate, ½ avocat, carottes râpées, miettes de crabe (100 g, en conserve), lentilles (80 g environ), 3 noix décortiquées et 1 portion de vinaigrette légère (p. 44)
- Comté (30 g)
- 1 compote sans sucre ajouté
- 25 g de pain complet

Dîner

- 1 steak haché à 5 % de MG cuit au gril
- Tambouille de légumes au boulgour
- 2 petits-suisses nature
- Framboises (fraîches ou décongelées)

Tambouille de légumes au boulgour (pour 4 personnes)

INGRÉDIENTS : *200 g de boulgour semi-complet ou complet • 800 g de poêlée de légumes surgelée (à la forestière ou à la méridionale, par exemple) • 200 g de coulis de tomates • 1 c. à c. de miel ou de sucre complet • sel*

- Faites cuire 200 g de boulgour semi-complet ou complet à l'eau bouillante salée.
- Pendant ce temps, réchauffez au four à micro-ondes 800 g de poêlée de légumes surgelée.
- Ajoutez 200 g de coulis de tomates et 1 c. à c. de miel ou de sucre complet pour enlever l'acidité. Mélangez et servez avec le boulgour.

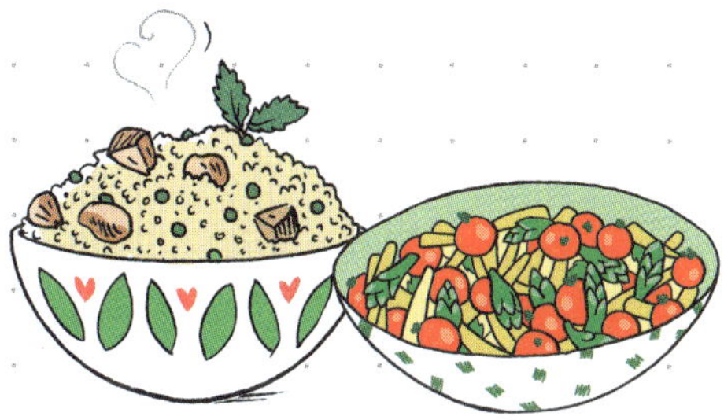

Jour 4

MENU

Déjeuner

- 125 g d'escalope de veau poêlée
- Restes de tambouille de légumes au boulgour à réchauffer
  + 2 c. à s. de parmesan râpé
- 1 orange

Dîner

- Salade de jeunes pousses
  + 50 g de miettes de thon
  + 1 portion de vinaigrette légère
- 1 crêpe au blé noir jambon-fromage (pensez à préparer la pâte à l'avance, elle se conserve 2 jours au réfrigérateur)
- 1 compote de fruits sans sucre ajouté

Crêpes au blé noir jambon-fromage (pour 6 galettes)

INGRÉDIENTS : *200 g de farine de sarrasin • 1 œuf • 1 c. à c. de gros sel • 6 tranches de jambon • 180 g de fromage râpé • beurre*

- Préparez la pâte à crêpes : mélangez 200 g de farine de sarrasin avec 1 œuf et 1 c. à c. de gros sel Incorporez progressivement 50 cl d'eau en remuant, puis laissez la pâte reposer au frais pendant 1 h.
- Procédez à la réalisation des galettes : faites chauffer une grande poêle antiadhésive, graissez-la avec un papier absorbant, puis versez 1 petite louche de pâte à crêpes.
- Laissez prendre, puis déposez 1 tranche de jambon et 30 g de fromage râpé. Fermez la galette en repliant les quatre bords, puis retournez-la et continuez la cuisson à feu modéré pendant 3 à 4 min. Ajoutez 1 noisette de beurre en fin de cuisson.
- Renouvelez l'opération pour les autres crêpes.

Jour 5

MENU

Déjeuner (traiteur asiatique)

- Les bons combos :
  - 1 rouleau de printemps
  - Poulet sauté aux légumes
  - Salade de fruits exotiques

  OU
  - Salade de crudités
  - Crevettes sauce piquante et riz blanc (petite portion)
  - Mangue

  OU
  - Soupe miso
  - Salade de chou blanc
  - 6 sushis
  - Litchis (sans le sirop)

  Vous pouvez aussi sortir votre joker et manger ce que vous aimez !

Dîner

- 2 tranches de jambon de volaille
- Purée de légumes (surgelée) : céleri, brocoli, 3 légumes...
- 30 g de fromage de chèvre
- 1 compote de fruits sans sucre ajouté
- 50 g de pain complet

Faire les bons choix chez le traiteur asiatique

Au traiteur asiatique, méfiez-vous des nems, beignets de crevettes, raviolis frits et des samoussas : ce sont des produits riches en graisses (cuits en friture) donc très caloriques ! Préférez les soupes variées, les plats chauds traditionnels (poulet aux légumes, bœuf sauce piquante...) et les salades composées.

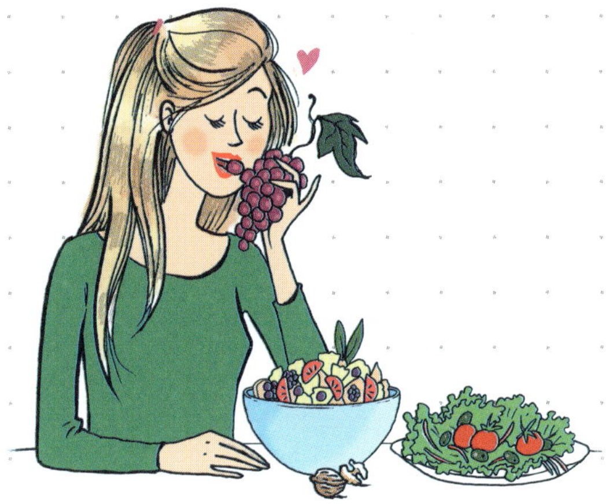

Jour 6

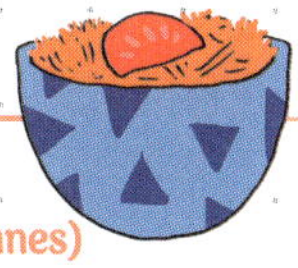

MENU

Déjeuner

- Carottes râpées à l'orange
- 2 chipolatas grillées (teneur en graisses maxi = 10 %)
- Spaghettis semi-complets (150 g)
  + 1 noisette de beurre
- 1 fromage blanc nature
  + fruits rouges frais ou décongelés (myrtilles, framboises…)

Dîner

- Soupe de légumes express
- 1 steak de soja poêlé
- Salade frisée
  + 30 g de gruyère coupé en dés
  + 1 portion de vinaigrette légère
- 1 poire
- 50 g de pain complet

Carottes râpées à l'orange (pour 2 personnes)

INGRÉDIENTS : *2 belles carottes • 1 filet de jus de citron • le jus d'½ orange • 1 c. à s. d'huile d'olive • quelques graines de courge décortiquées • sel*

- Râpez 2 belles carottes ou optez pour des carottes déjà râpées, non assaisonnées (en sachet).
- Ajoutez 1 filet de jus de citron et le jus d'½ orange, salez, puis versez 1 c. à s. d'huile d'olive. Mélangez bien et laissez macérer au réfrigérateur pendant 1 h minimum (faites-le à l'avance si besoin).
- Au moment de servir, décorez avec quelques graines de courge décortiquées, préalablement grillées à sec à la poêle.

Soupe de légumes express (pour 6 personnes)

INGRÉDIENTS : *1 sachet de légumes surgelés pour potage • 1 cube de bouillon de légumes bio • 10 cl de crème légère (à 15 % de MG) ou de soja • sel*

- Faites cuire dans un autocuiseur 1 sachet de légumes surgelés pour potage dans 1 l d'eau avec 1 cube de bouillon de légumes bio pendant 10 min après rotation de la soupape.
- Ajoutez 10 cl de crème légère (à 15 % de MG) ou de soja et mixez.
- Ajustez la quantité de sel et d'eau et servez.

Jour 7

MENU

Déjeuner

- 1 thé ou café
- 75 g de pain complet avec du beurre
- Frittata aux courgettes
- 150 g de salade de fruits frais de saison

Goûter

Si vous avez pris votre brunch avant midi, vous risquez d'avoir un petit creux dans l'après-midi. Je vous propose donc un goûter léger mais suffisamment rassasiant !

- 1 verre d'eau pétillante
  + 1 filet de jus de citron
- 1 yaourt nature (de vache, de brebis ou de soja) mélangé avec ½ banane et 1 kiwi coupés en morceaux

Dîner

- Concombre
  + sauce crudité à la menthe (voir recette p. 29)
- 100 g de rosbif cuit au four
- Patates douces rôties aux épices
- 1 compote de fruits sans sucre

Frittata aux courgettes (pour 4 personnes)

INGRÉDIENTS : *1 courgette • 6 œufs • 2 petits-suisses ou 1 yaourt nature • 1 crottin de chèvre (60 g) • thym séché • sel • poivre*

- Préchauffez votre four à 180 °C (th. 6).
- Lavez 1 courgette, coupez-la dans le sens de la longueur et ôtez la partie centrale contenant les graines. Taillez ensuite la courgette en tranches fines et placez-les dans un moule à manqué antiadhésif.
- Battez 6 œufs dans un bol, ajoutez 2 petits-suisses ou 1 yaourt nature et mélangez. Salez, poivrez, puis versez sur les courgettes. Répartissez dessus 1 crottin de chèvre (60 g) coupé en lamelles et parsemez de thym.
- Enfournez pour 40 min environ.

Patates douces rôties aux épices (pour 2 personnes)

INGRÉDIENTS : *2 patates douces (environ 350 g) • 1 c. à c. de paprika en poudre • 1 c. à s. d'huile végétale • sel • poivre*

- Préchauffez votre four à 180 °C (th. 6).
- Épluchez, lavez et taillez 2 patates douces (environ 350 g) en frites assez fines.
- Mettez vos frites dans un sachet congélation, puis ajoutez 1 c. à c. de paprika, 1 pincée de poivre, 1 pincée de sel et 1 c. à s. d'huile végétale.
- Secouez le sac pour bien répartir les épices, puis versez les frites dans un plat antiadhésif allant au four en une seule couche.
- Enfournez pour 15 min environ.

MENU 3

Sain et gourmand

Spécialement dédiés à celles qui aiment se faire plaisir, partager un bon repas, découvrir de nouvelles saveurs, ou encore à celles qui mangent un peu trop, ne maîtrisent pas la différence entre faim, envie de manger et satiété, ces menus gourmands et légers aideront à garder le cap de l'équilibre alimentaire au quotidien tout en satisfaisant pleinement les papilles !

PETIT DÉJEUNER AU CHOIX

Salé

- Café ou thé
- 50 g de pain aux céréales ou de seigle, au levain
- 25 g de fromage à tartiner
- 1 tranche de jambon blanc OU 50 g d'avocat coupé en lamelles OU 1 œuf
- 1 fruit frais (à conserver éventuellement pour une collation)

Sucré

- Café ou thé
- 50 g de pain de campagne au levain
- 1 c. à s. (20 g) de pâte à tartiner healthy choco-coco (p. 34)
- 1 laitage nature
- 1 fruit frais (à conserver éventuellement pour une collation)

Jour 1

MENU

Déjeuner

- ½ pamplemousse
- Crevettes sautées à l'ail et au persil
- Brocoli vapeur + 1 c. à c. d'huile d'olive ou de sésame grillé
- 1 yaourt nature
- 50 g de pain complet

Dîner

- Salade verte
- 1 portion de vinaigrette légère (voir recette p. 44)
- Spaghettis au thon + 1 c. à s. de parmesan râpé
- 1 pomme

Crevettes sautées à l'ail et au persil (pour 4 personnes)

INGRÉDIENTS : *600 à 800 g de grosses crevettes cuites • 2 gousses d'ail • persil surgelé ou frais • 1 c. à s. d'huile d'olive • sel • poivre*

- Décortiquez 600 à 800 g de grosses crevettes cuites. Épluchez et hachez 2 gousses d'ail.
- Mettez 1 c. à s. d'huile d'olive dans une poêle et faites revenir l'ail sans le brûler Ajoutez les crevettes, salez, poivrez et saupoudrez de persil surgelé (ou frais, ciselé).
- Laissez cuire pendant 2 à 3 min et servez.

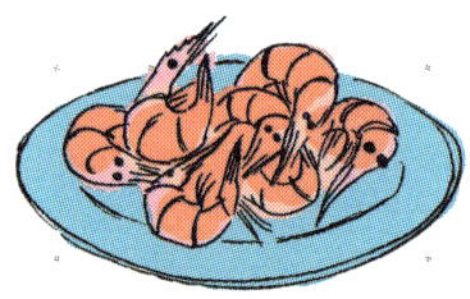

Spaghettis au thon (pour 4 personnes)

INGRÉDIENTS : *200 g de spaghettis semi-complets • 400 g de thon • 4 tomates • 2 échalotes ou 1 oignon • 4 c. à s. de crème légère ou de soja • 1 c. à s. d'huile d'olive • sel • poivre*

- Faites cuire 200 g de spaghettis semi-complets *al dente*.
- Pendant ce temps, épluchez et émincez 2 échalotes ou 1 oignon Faites-les revenir dans une sauteuse avec 1 c. à s. d'huile d'olive, puis ajoutez 4 tomates coupées en morceaux. Salez, poivrez et laissez cuire pendant 5 min.
- Intégrez 400 g de thon coupé en cubes et laissez cuire 3 min supplémentaires.
- Ajoutez enfin les spaghettis et 4 c. à s. de crème légère ou de soja et servez.

Jour 2

MENU

Déjeuner

- 1 steak haché à 5 % de MG cuit au gril
  + moutarde
- Salade de mâche, betteraves rouges, germes de soja et 30 g de feta
  + 1 portion de vinaigrette légère
- Banane au coulis de chocolat
- 50 g de pain complet

Dîner

- Salade de tomates, concombre, radis émincés
  + 1 portion de vinaigrette légère
- 1 à 2 tranches de jambon blanc
- 1 fromage blanc de brebis
- 1 compote de pomme sans sucre ajouté
- 50 g de pain complet

Banane au coulis de chocolat

INGRÉDIENTS : *1 banane pas trop mûre • 10 g de chocolat noir • 1 c. à s. de lait*

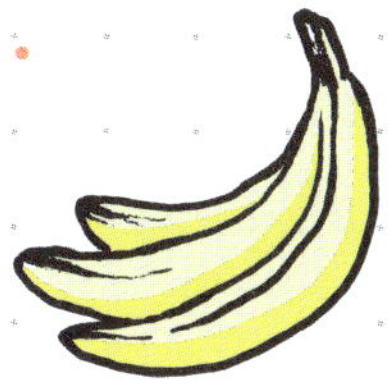

- Coupez 1 banane pas trop mûre en rondelles.
- Faites fondre 10 g de chocolat noir avec 1 c. à s. de lait au four à micro-ondes.
- Mélangez bien et nappez les rondelles de banane.
- Dégustez aussitôt.

Tip pour garder son self-control

Nous avons toutes un penchant pour la gourmandise, mais certaines la maîtrisent mieux que d'autres ! Utilisez un pense-bête (un bracelet, par exemple) qui agira comme un « garde-fou » : dès que vous flanchez, retirez-le. L'objectif est de le garder le plus longtemps possible !

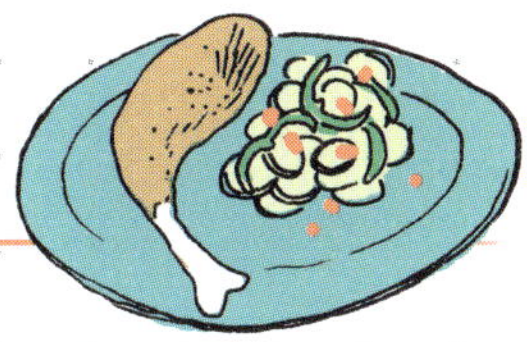

Jour 3

MENU

Déjeuner

- Fenouil cru émincé en salade
  + 1 portion de vinaigrette légère
- Cuisse de dinde à l'ananas
- 150 g de quinoa
- 1 yaourt au soja
  + coulis de framboises (voir p. 47)

Dîner

- Raclette minceur à la cancoillotte
- Salade de mesclun
  + 1 portion de vinaigrette légère
- 1 orange

Cuisse de dinde à l'ananas (pour 4 personnes)

INGRÉDIENTS : *1 cuisse de dinde • ½ boîte d'ananas au naturel (conservé au jus) • 1 oignon • ½ verre de vin blanc • 1 boîte de tomates concassées • 1 c. à s. d'huile végétale • sel • poivre*

- Épluchez et émincez 1 oignon. Faites-le revenir dans un faitout avec 1 c. à s. d'huile végétale, puis ajoutez la cuisse de dinde et faites-la dorer également.
- Versez ½ verre de vin blanc et 1 boîte de tomates concassée, salez, poivrez et laissez cuire à feu doux pendant 40 min environ en mélangeant de temps en temps (ajoutez un peu d'eau en cours de cuisson si besoin).
- Intégrez ensuite ½ boîte d'ananas au naturel (conservé au jus) en morceaux et poursuivez la cuisson 5 min supplémentaires.

Raclette minceur à la cancoillotte (pour 4 personnes)

INGRÉDIENTS : *300 à 400 g de cancoillotte • 600 g de pommes de terre à la vapeur (ou le même poids de patates douces) • 1 tête de brocoli (ou de chou-fleur) • quelques champignons de Paris • 500 g de charcuterie maigre (jambon blanc, bacon, viande des Grisons)*

- Faites cuire 600 g de pommes de terre à la vapeur (ou les patates douces). Faites cuire également à la vapeur 1 tête de brocoli (ou de chou-fleur) coupé en fleurettes.
- Lavez et émincez quelques champignons de Paris.
- Faites chauffer 300 à 400 g de cancoillotte au bain-marie et servez avec tous les légumes et la charcuterie.

Jour 4

MENU

Déjeuner

- Céleri râpé
  + 1 portion de sauce crudités (voir recette p. 29)
- 100 g de blanc de poulet grillé
- Quinoa aux petits légumes
- 1 bol de fraises

Dîner

- Clafoutis aux épinards
- Salade de mâche
  + 1 portion de vinaigrette légère
- 1 compote de poires sans sucre ajouté
- 50 g de pain complet

Quinoa aux petits légumes (pour 4 personnes)

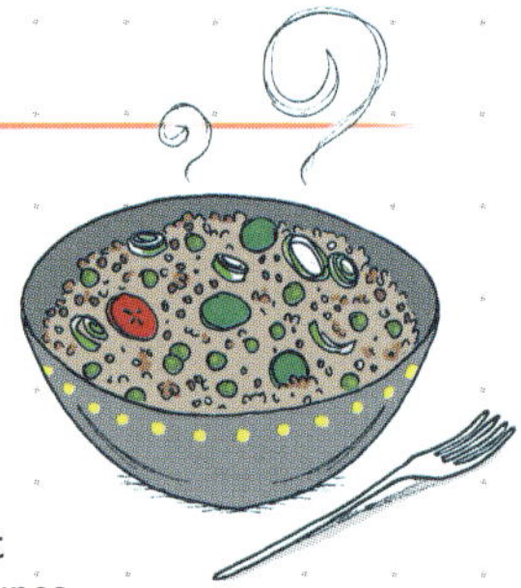

INGRÉDIENTS : *200 g de quinoa • 1 oignon • 1 courgette • 4 tomates séchées • 1 c. à s. d'huile d'olive • sel • poivre*

- Faites cuire 200 g de quinoa à l'eau bouillante salée pendant 15 min et égouttez.
- Pendant ce temps, épluchez et émincez 1 oignon. Épluchez et coupez 1 courgette dans la longueur, puis taillez-la en demi-lunes.
- Dans une poêle, faites cuire la courgette et l'oignon avec 1 c. à s. d'huile d'olive pendant 10 min environ. Salez, poivrez et ajoutez 4 tomates séchées coupées en petits morceaux. Poursuivez la cuisson pendant 5 min.
- Mélangez avec le quinoa.

Clafoutis aux épinards (pour 4 personnes)

INGRÉDIENTS : *300 g d'épinards frais • 6 œufs • 200 g de fromage blanc • 100 g de feta • 2 c. à c. de moutarde • sel • poivre*

- Lavez et émincez 300 g d'épinards frais, puis faites-les fondre au four à micro-ondes pendant 2 à 3 min.
- Battez 6 œufs en omelette. Salez, poivrez, puis ajoutez 200 g de fromage blanc, 100 g de feta émiettée et 2 c. à c. de moutarde.
- Intégrez les épinards, puis versez la préparation dans un moule antiadhésif et enfournez à 180 °C (th. 6) pour 30 min environ (vérifiez la cuisson avec la pointe d'un couteau).

Jour 5

MENU

Déjeuner

- Salade de pois chiches (150 g), oignon blanc et ciboulette
  + 1 portion de vinaigrette légère (voir p. 44)
- 100 g de foie de veau poêlé
- Fondue de poireaux (avec 1 c. à s. de crème légère)
- 1 yaourt brassé nature
- 2 kiwis

Dîner

- 1 à 2 tranches de jambon de poulet
- Haricots verts vapeur
  + 1 c. à s. d'huile d'olive
- 30 g de fromage de chèvre frais
- Salade de fruits spéciale gourmande
- 50 g de pain complet

Salade de fruits spéciale gourmande (pour 4 personnes)

INGRÉDIENTS : *1 pomme • 1 poire • 2 kiwis • 1 banane • 1 c. à s. de jus de citron • ½ verre de jus de fruits sans sucre ajouté (orange, ananas, multifruits…) • 4 abricots secs • quelques pistaches*

- Épluchez et coupez en morceaux 1 pomme, 1 poire et 2 kiwis. Épluchez et coupez en rondelles 1 banane.
- Mélangez tous les fruits, ajoutez 1 c. à s. de jus de citron, ½ verre de jus de fruits sans sucre ajouté (orange, ananas, multifruits…) et 4 abricots secs coupés en petits morceaux.
- Laissez macérer au frais pendant 1 h minimum et servez avec quelques pistaches concassées en décor.
- Selon la saison, utilisez d'autres fruits frais : fraises, melon, pêches…

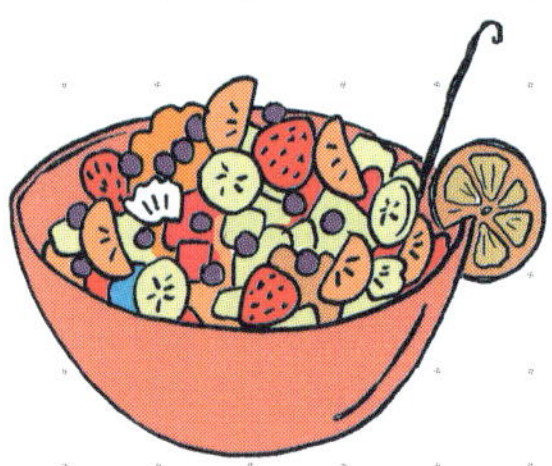

Jour 6

MENU

Déjeuner

- Asperges
  + 1 portion de vinaigrette légère
- Rôti de porc aux pommes
- Courgettes vapeur
- 150 g de boulgour
- 1 faisselle nature

Dîner vite-fait !

- 1 bol de gaspacho du commerce
- 2 tranches de truite fumée
- 150 g de taboulé du traiteur
- 2 petits-suisses nature
  + framboises (décongelées ou fraîches)

Rôti de porc aux pommes (pour 4 personnes)

INGRÉDIENTS : *1 rôti de porc (dans le filet) d'environ 600 g • 4 pommes • 1 oignon • cannelle en poudre (facultatif) • 1 c. à s. d'huile d'olive • 1 c. à s. d'huile végétale • sel • poivre*

- Épluchez et émincez 1 oignon. Faites-le revenir dans une poêle avec 1 c. à s. d'huile d'olive. Réservez dans un bol.
- Faites revenir également le rôti de porc avec 1 c. à s. d'huile végétale sur toutes les faces, puis placez-le dans un plat allant au four.
- Ajoutez l'oignon et un petit verre d'eau. Salez, poivrez et enfournez à 180 °C (th. 6) pour 30 min environ.
- Épluchez 4 pommes et coupez-les en morceaux après avoir ôté le trognon. Ajoutez-les dans le plat, saupoudrez éventuellement de cannelle et poursuivez la cuisson pendant 30 min supplémentaires. Ajoutez un peu d'eau en cours de cuisson si nécessaire.

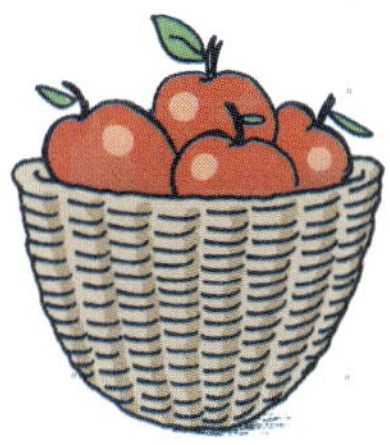

Jour 7

MENU

Déjeuner

- Salade de mâche
  + 1 portion de vinaigrette légère
- Parmentier de poulet à la patate douce
- 1 pomme

Dîner

- Salade de riz (100 g), maïs (50 g), thon (50 g), 1 œuf dur, tomate, cœurs de palmier, concombre
- 2 portions de vinaigrette légère
- 1 yaourt au lait de soja
  + fruits rouges mixés

Parmentier de poulet à la patate douce (pour 4 personnes)

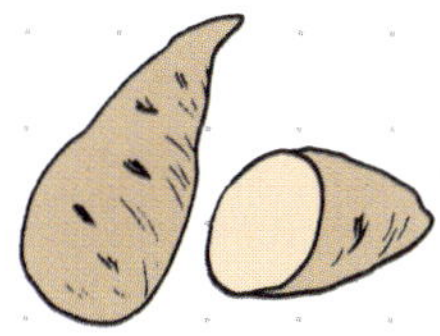

INGRÉDIENTS : *400 g de blanc de poulet • 700 g de patates douces • 1 oignon • 10 cl de lait de vache (ou de lait végétal sans sucre ajouté) • 4 c. à s. de parmesan râpé • 1 c. à s. d'huile d'olive • sel • poivre*

- Épluchez et coupez en cubes environ 700 g de patates douces, puis faites-les cuire à l'eau bouillante salée pendant environ 20 min.
- Pendant ce temps, faites revenir dans une poêle 1 oignon émincé avec 1 c. à s. d'huile d'olive, puis ajoutez 400 g de blanc de poulet coupé en lamelles. Salez, poivrez et laissez cuire pendant quelques minutes.
- Quand les patates douces sont cuites, écrasez-les ou mixez-les, puis incorporez 10 cl de lait de vache (ou de lait végétal sans sucre ajouté), salez, poivrez.
- Mettez le poulet dans un plat à gratin, versez la purée de patate douce par-dessus. Ajoutez 4 c. à s. de parmesan râpé et faites gratiner au four en position gril jusqu'à ce que le fromage soit très légèrement coloré (une dizaine de minutes).

MENU 4

Mincir à deux

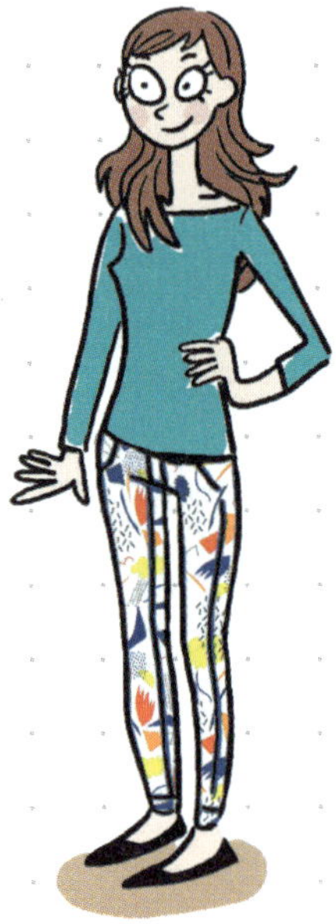

Ressaisissez-vous ensemble avec ces menus équilibrés spécial couple, car suivre un régime en tandem, c'est plus facile ! Il y a moins de tentation puisque tout le monde mange la même chose, et donc moins de frustration. Il faut que toute la maisonnée adhère et comprenne les bonnes habitudes que vous allez prendre pour pérenniser vos résultats. Pour cela, faites les courses et préparez les repas ensemble !

VOS PORTIONS PERSONNALISÉES

	Sexe	Taille	Âge	Sport	Grignotage	Cuisine maison
1 point	Femme	Moins d'1,59 m	Plus de 51 ans	Aucun ou épisodique	Le matin pour tenir jusqu'à midi	Toujours
2 points	–	Entre 1,60 m et 1,75 m	Entre 36 et 50 ans	Récent	L'après-midi, au goûter	Irrégulier
3 points	–	Plus d'1,76 m	–	Régulier	Selon mon humeur	Irrégulier
4 points	Homme	–	Entre 26 et 35 ans	–	Jamais	Ne sait pas cuisiner
5 points	–	–	Entre 18 et 25 ans	–		

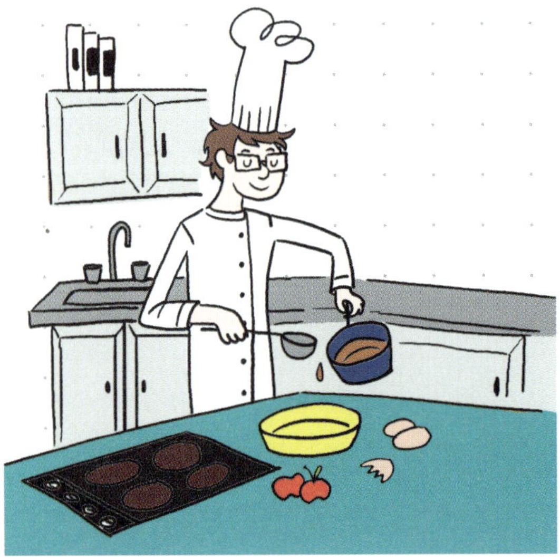

Petits déjeuners

	Sucres lents	Matières grasses	Laitages	Protéines
Vous avez entre 6 et 8 points	Pain : 40 g Céréales NATURES : 30 g	Beurre : 5 g Oléagineux : 10 g	Lait : 250 ml Fromage : 20 g Fromage blanc à 20 % : 100 g	25 g de jambon de porc ou de poulet
Vous avez entre 9 et 11 points	Pain : 40 g Céréales NATURES : 30 g	Beurre : 5 g Oléagineux : 10 g	Lait : 250 ml Fromage : 20 g Fromage blanc à 20 % : 100 g	25 g de jambon de porc ou de poulet
Vous avez entre 12 et 16 points	Pain : 65 g Céréales NATURES : 40 g	Beurre : 10 g Oléagineux : 10 g	Lait : 300 ml Fromage : 30 g Fromage blanc à 20 % : 100 g	25 g de jambon de porc ou de poulet
Vous avez entre 17 et 19 points	Pain : 65 g Céréales NATURES : 40 g	Beurre : 10 g Oléagineux : 10 g	Lait : 300 ml Fromage : 30 g Fromage blanc à 20 % : 100 g	40 g de jambon de porc ou de poulet
Vous avez plus de 20 points	Pain : 75 g Céréales NATURES : 50 g	Beurre : 10 g Oléagineux : 15 g	Lait : 300 ml Fromage : 40 g Fromage blanc à 20 % : 100 g	40 g de jambon de porc ou de poulet

Déjeuners et dîners

	Protéines (poids cuits)	Matière grasse	Sucres lents	Fromage
Vous avez entre 6 et 8 points	Viande : 80 g Poisson : 120 g Œufs : 1	Beurre : 5 g Huile : 5 g Crème fraîche (15 %) : 30 g	Céréales (riz, blé, pâtes, quinoa, maïs…) : 30 g crues = 90 g cuites Pommes de terre et légumes secs : 120 g pesés cuits Pain : 50 g	20 g
Vous avez entre 9 et 11 points	Viande : 80 g Poisson : 120 g Œufs : 1	Beurre : 5 g Huile : 5 g Crème fraîche (15 %) : 30 g	Céréales (riz, blé, pâtes, quinoa, maïs…) : 30 g crues = 90 g cuites Pommes de terre et légumes secs : 120 g pesés cuits Pain : 50 g	20 g
Vous avez entre 12 et 16 points	Viande : 80 g Poisson : 120 g Œufs : 1	Beurre : 5 g Huile : 5 g Crème fraîche (15 %) : 30 g	Céréales (riz, blé, pâtes, quinoa, maïs…) : 40 g crues = 120 g cuites Pommes de terre et légumes secs : 150 g pesés cuits Pain : 60 g	30 g
Vous avez entre 17 et 19 points	Viande : 100 g Poisson : 120 g Œufs : 2	Beurre : 10 g Huile : 10 g Crème fraîche (15 %) : 60 g	Céréales (riz, blé, pâtes, quinoa, maïs…) : 50 g crues = 150 g cuites Pommes de terre et légumes secs : 200 g pesés cuits Pain : 80 g	30 g
Vous avez plus de 20 points	Viande : 100 g Poisson : 150 g Œufs : 2	Beurre : 10 g Huile : 10 g Crème fraîche (15 %) : 60 g	Céréales (riz, blé, pâtes, quinoa, maïs…) : 50 g crues = 150 g cuites Pommes de terre et légumes secs : 200 g pesés cuits Pain : 80 g	40 g

Jour 1

MENU

Petit déjeuner

- Thé ou café
- Pain beurré
- 1 laitage nature

Déjeuner

- Poisson à chair blanche grillé
- Légumes verts
- Huile ou beurre
- Pain
- Fromage
- 1 fruit

Dîner

- Brochettes de poulet aux légumes
- Riz complet
- 1 laitage nature

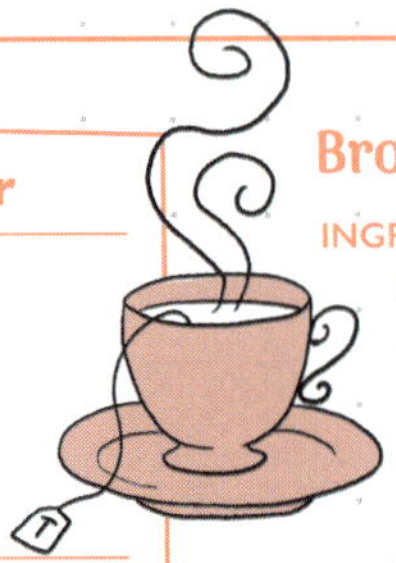

Brochettes de poulet aux légumes

INGRÉDIENTS : *1 blanc de poulet • 1 petite courgette • quelques tomates cerise • 1 oignon • 1 gousse d'ail • 1 c. à s. d'huile d'olive • herbes de Provence • 1 c. à c. de moutarde*

- Coupez le blanc de poulet en gros dés.
- Dans un bol, mélangez 1 c. à s. d'huile d'olive avec 1 c. à s. d'eau, l'ail pressé, des herbes de Provence et 1 c. à c. de moutarde. Mettez à mariner les morceaux de poulet pendant 1 h.
- Réalisez les brochettes en alternant les dés de poulet avec des lamelles d'oignon, des rondelles de courgette et des tomates cerise.
- Faites cuire au barbecue en arrosant de marinade en cours de cuisson.

Jour 2

MENU

Petit déjeuner

- Lait demi-écrémé
- Des céréales NATURES
- Des oléagineux

Déjeuner

- Salade de la mer
- 1 yaourt nature
- 1 fruit

Dîner

- Crudités
- Viande grillée
- Pommes de terre
- Huile pour les crudités ou beurre à faire fondre sur les pommes de terre
- 1 fromage blanc à 20 %
- 1 fruit

Salade de la mer

INGRÉDIENTS : *1 petite boîte de thon au naturel • 1 tomate • 1 petit bol de riz cuit • 1 c. à s. de crème fraîche à 15 % • 1 filet de jus de citron • salade verte • persil • poivre*

- Égouttez le thon. Lavez et coupez la tomate en rondelles. Ciselez le persil.
- Mélangez tous les ingrédients dans un grand bol, poivrez et assaisonnez avec la crème additionnée de jus de citron.

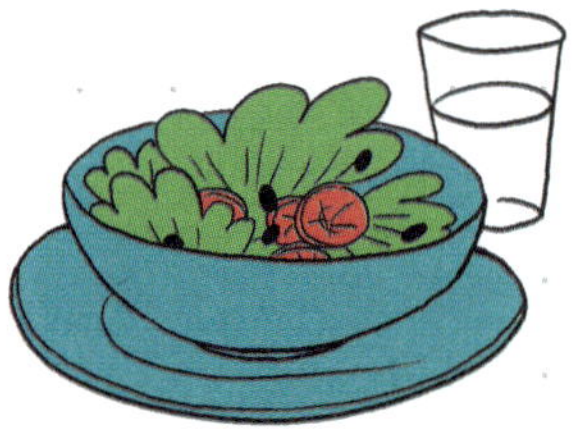

Jour 3

MENU

Petit déjeuner

- Thé ou café
- Pain beurré
- 1 yaourt nature
- 1 petit verre de jus de fruits

Déjeuner

- Salade verte assaisonnée sans huile
- Spaghettis bolognaise
- 1 fruit

Dîner

- Poisson à chair blanche grillé ou fruits de mer
- Légumes verts
- Huile ou beurre ou crème fraîche à 15 %
- Pain
- 1 yaourt nature sucré avec 1 c. à café de miel

Spaghettis bolognaise (pour 2 personnes)

INGRÉDIENTS : *100 g de spaghettis • 100 g de viande de bœuf hachée à 5 % de matière grasse • 1 boîte de tomates pelées • 2 oignons • emmental râpé • huile d'olive • herbes (origan, thym, basilic…) • sel • poivre*

- Faites cuire les spaghettis *al dente* dans une grande quantité d'eau bouillante salée.
- Dans une poêle, faites revenir avec de l'huile 2 oignons émincés et la viande de bœuf hachée à 5 % de matière grasse.
- Mixez les tomates pelées et ajoutez-les au mélange viande et oignon. Intégrez des herbes (origan, thym, basilic…), salez, poivrez et laissez mijoter une dizaine de minutes.
- Servez les pâtes recouvertes de sauce bolognaise et d'emmental râpé.

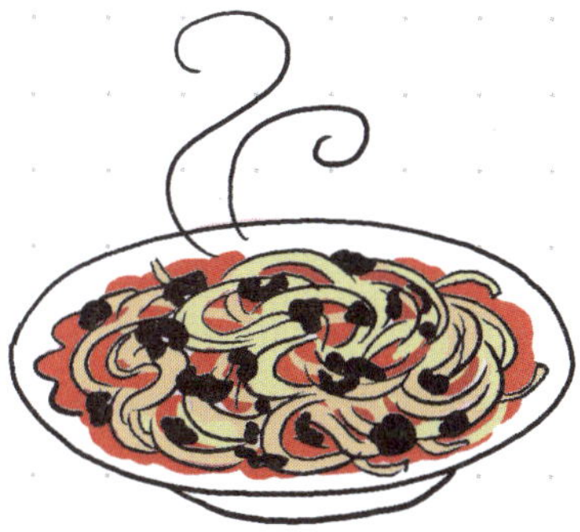

Jour 4

MENU

Petit déjeuner

- Thé ou café
- Pain
- Fromage
- 1 kiwi

Déjeuner

- Salade composée : crudités, jambon blanc de porc ou de poulet, pain ou maïs, huile pour la vinaigrette
- 1 fruit

Dîner

- Gaspacho
- Pain, emmental râpé et dés de concombre, en guise d'accompagnement
- 1 fruit

Gaspacho (pour 2 personnes)

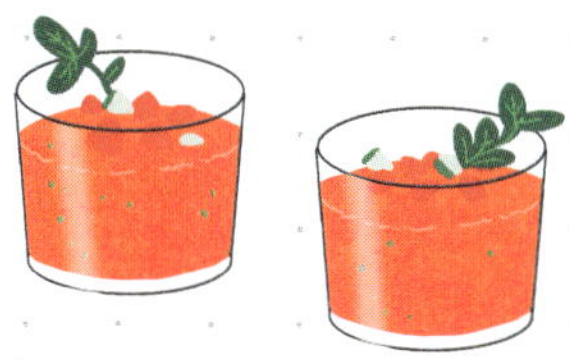

INGRÉDIENTS : *400 g de tomates en boîte (ou fraîches, mais épluchées) • 100 g de poivron rouge • 200 g de concombre • ½ oignon • ½ gousse d'ail • 1 c. à s. d'huile d'olive • 1 c. à c. de vinaigre balsamique • Tabasco® • 1 pincée de sucre • poivre*

- Mixez 400 g de tomates en boîte (ou fraîches, mais épluchées), 100 g de poivron rouge, 200 g de concombre, l'oignon et l'ail avec 1 c. à s. d'huile d'olive, 1 c. à c. de vinaigre balsamique, 1 pointe de Tabasco®, 1 pincée de sucre, du poivre et 6 c. à s. d'eau.
- Laissez au réfrigérateur le plus longtemps possible avant de servir, bien frais.

Jour 5

MENU

Petit déjeuner

- Thé ou café
- Pain beurré
- Fromage blanc à 20 %

Déjeuner

- Viande ou poisson grillé
- Duo de blé et légumes verts + huile
- 1 yaourt nature

Dîner

- Salade verte assaisonnée sans huile
- Omelette persillée
- Pommes de terre
- 1 fruit

Omelette persillée

INGRÉDIENTS : *2 œufs • un peu de lait demi-écrémé • persil • huile d'olive • sel • poivre*

- Battez les œufs dans un bol, ajoutez le lait, salez et poivrez.
- Faites chauffer une poêle avec un peu d'huile d'olive et faites cuire l'omelette selon votre goût.
- Servez avec du persil frais ciselé.

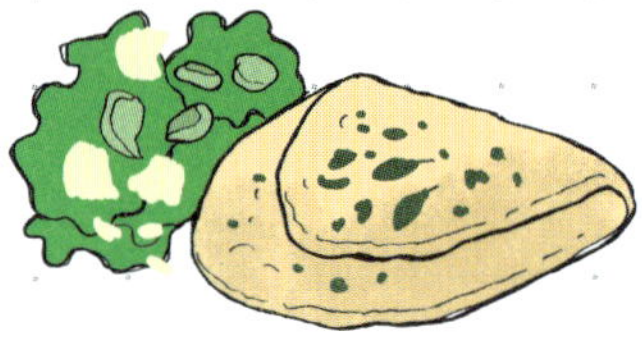

Jour 6

MENU

Petit déjeuner

- Du lait demi-écrémé
- Des céréales NATURES
- Des oléagineux

Déjeuner

- Crudités assaisonnées sans huile
- Mijoté de poisson asiatique
- Riz
- 1 fruit

Dîner

- Salade composée : salade verte et crudités, fromage, jambon blanc de porc ou de poulet ou viande des grisons, riz ou pain, vinaigrette sans huile
- 1 fruit

Mijoté de poisson asiatique (pour 2 personnes)

INGRÉDIENTS : *200 g de poisson blanc • 1 oignon • 2 poivrons rouges ou verts • 1 c. à c. de curry en poudre • 1 pointe de pâte de curry • 6 cl de lait de coco • huile*

- Faites revenir avec un peu d'huile l'oignon émincé et les poivrons coupés en lamelles. Ajoutez 1 c. à c. de curry et 1 pointe de pâte de curry. Mélangez.
- Versez 6 cl de lait de coco et 1 verre d'eau. Laissez frémir, puis intégrez le poisson blanc coupé en gros morceaux.
- Laissez mijoter jusqu'à cuisson complète. Servez chaud.

Jour 7

MENU

Petit déjeuner

- Thé ou café
- Pain beurré
- Du jambon blanc de porc ou de poulet

Déjeuner

- Bifteck grillé
- Gratin de quinoa à la ratatouille
- 1 fruit

Dîner

- Saumon grillé
  ou poisson à chair blanche grillé
  + huile
- Légumes verts
- Pain
- Fromage
- 200 g de salade tricolore par personne (mélange de billes de melon, billes de pastèque et bille de melon jaune)

Gratin de quinoa à la ratatouille (pour 2 personnes)

INGRÉDIENTS : *80 g de quinoa • 2 oignons • 1 poivron • 1 petite courgette • ½ aubergine • herbes de Provence • emmental râpé • 1 c. à s. d'huile d'olive • sel • poivre*

- Faites cuire le quinoa et les oignons émincés dans 2 fois le volume d'eau bouillante pendant 10 minutes.
- Préparez une ratatouille en faisant revenir avec 1 c. à s. d'huile d'olive le poivron, la courgette et l'aubergine coupés en morceaux ainsi que des herbes de Provence, environ 20 min.
- Étalez le quinoa dans un plat à four, recouvrez de ratatouille et d'emmental râpé.
- Faites dorer à four chaud (200 °C – th. 6-7) environ 10 min.

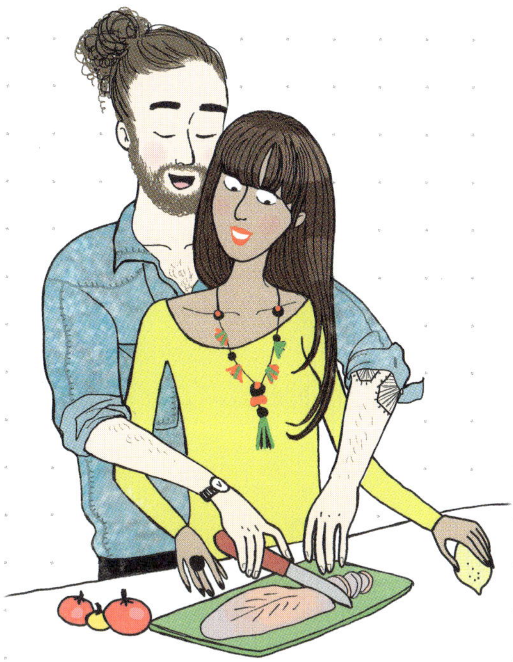

MENU 1

Réduire les sucres ajoutés

MENU 2

Réduire les sucres raffinés

MENU 3

Brûler les graisses

MENU 4

Manger à IG bas au quotidien

- Chapitre 3 -

Healthy & zéro sucre

On le sait aujourd'hui : le grand méchant de la nutrition est le sucre! Il est responsable de la mise en stock des graisses, des kilos en trop, des fringales... Une nutrition à IG bas (voir p. 13), à l'inverse, permettra de rassasier, de fournir une énergie durable et d'éviter les inconvénients comme les boutons, un déséquilibre de la flore intestinale, du diabète, de la fatigue, le vieillissement de l'organisme...

Se déshabituer du goût sucré

Les sucres ajoutés, c'est le sucre de table que vous ajoutez vous-même dans vos yaourts, vos boissons, mais aussi tous les produits au goût sucré contenant toutes sortes de sucres ajoutés par les industriels dans leurs préparations. Les sucres ajoutés concernent donc les desserts, boissons et snacks. Globalement, tout ce qui a un goût sucré! Les sucres ajoutés sont les plus difficiles à abandonner car ce sont ceux qui réconfortent en déclenchant la sécrétion d'hormones du bonheur. Et plus on en mange, plus on en a envie. Il est important dans un premier temps de casser cette dépendance pour reprendre le contrôle de votre alimentation.

Réduire les sucres raffinés

Vous avez réduit votre consommation de sucres ajoutés? Vous êtes plutôt salé que sucré, et vous pensez que vous n'être pas addict au sucre? Erreur. Vous êtes peut-être addict aux aliments à IG élevé (pâtes, pain blanc, céréales du petit déj', riz blanc...), qui créent des hypoglycémies réactionnelles, provocant des fringales et des compulsions. Suivre une alimentation à IG bas (< 50) limite ces hypoglycémies après les repas.

Manger zéro sucre au quotidien

L'OMS recommande de limiter la consommation de «sucre libre» à 25g par jour maximum. C'est beaucoup ? Pas vraiment, puisque cela correspond au sucre ajouté par les industriels + celui ajouté par le consommateur (sucre ajouté dans les desserts ou dans les gâteaux...) + le miel, le sirop, le jus de fruits donc y compris les sucres présents dans les jus.

10g de sucre =
10cl de jus d'orange du commerce
30g de chocolat noir à 70% de cacao
2 c. à c. rases de sucre de coco dans un laitage
12g de miel d'acacia (1 c. à c.)
2 biscuits faits maison avec sucre de coco ou miel d'acacia...
1 barre de céréales faite maison avec des sucres naturels
20 à 25g de confiture faite maison avec des sucres naturels

Vous devez continuer de manger à IG bas le plus souvent possible et vous faire plaisir avec les sucres naturels, mais plus jamais avec les aliments sucrés que vous aviez l'habitude de consommer (sodas, pâte à tartiner sucrée du commerce...)!

MENU 1

Réduire les sucres ajoutés

Lorsqu'on veut se désintoxiquer du sucre, la première chose à faire est d'habituer le palais à un niveau de sucre plus faible. Comment ? En réduisant les sucres ajoutés, c'est-à-dire tous les sucres qui ne sont pas naturellement présents dans les aliments : le sucre que vous ajoutez dans vos desserts ou ceux qui sont ajoutés par les industriels dans vos aliments (dont la sauce tomate et même les soupes !). Objectif zéro bonbon et autre friandise sucrée, zéro soda et jus de fruits sucré, zéro sucre dans le thé ou le café, desserts « sans sucre ajouté ».

PETIT DÉJEUNER AU CHOIX

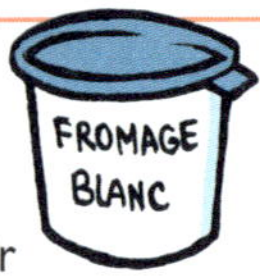

Choix 1
- Café noir
- 2 tranches de pain de campagne + beurre
- 1 fromage blanc nature

Choix 2
- Thé aux fruits rouges
- ½ bol de céréales sans sucre ajouté + 1 yaourt nature + des morceaux de fraise

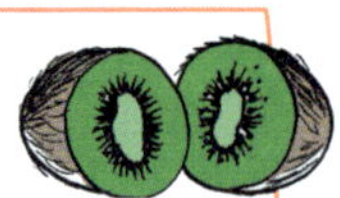

Choix 3
- Thé vert à la menthe
- 4 biscottes + beurre
- 1 tranche de jambon blanc
- 1 kiwi

Jour 1

MENU

Déjeuner
- Asperges vertes, sauce vinaigrette
- Steak haché à 5 % MG au gril
- Courgettes sautées et pennes
- Petit-suisse nature à 20 % MG
- Papillote de pomme, amandes et cannelle

Dîner
- Salade de tomates-mozzarella et basilic ciselé
- Jambon blanc dégraissé
- Pommes de terre et haricots verts vapeur, assaisonnés d'un peu d'huile de sésame
- Carpaccio de fraises à la menthe

Papillote de pomme, amandes et cannelle

INGRÉDIENTS : *1 pomme golden • cannelle en poudre • 1 noisette de beurre • quelques amandes effilées*

- Préchauffez le four à 200 °C (th. 6-7).
- Épluchez 1 pomme golden, coupez-la en quartiers et posez ces morceaux au centre d'un papier sulfurisé. Saupoudrez de cannelle en poudre et ajoutez une petite noisette de beurre par-dessus.
- Fermez la papillote et enfournez pour 15 min.
- Pendant ce temps, faites griller à sec quelques amandes effilées. Parsemez-en les quartiers de pomme à la sortie du four.

Carpaccio de fraises à la menthe

INGRÉDIENTS : *200 g de fraises bien parfumées • quelques feuilles de menthe fraîche*

- Lavez et ciselez quelques feuilles de menthe fraîche.
- Lavez environ 200 g de fraises bien parfumées et coupez-les en carpaccio, c'est-à-dire dans le sens de la longueur.
- Disposez les morceaux en rond sur une assiette à dessert. Parsemez de menthe et dégustez.

Jour 2

MENU

Déjeuner

- Salade frisée aux noix
- Poulet rôti aux herbes
- Riz basmati et tomates à la provençale aux noisettes
- Fromage blanc à 20 % MG + compote sans sucre ajouté

Dîner

- Soupe de légumes variés
- Œuf coque
- Boulgour et épinards sautés
- Parmesan
- Mousse glacée à la banane

Tomates à la provençale aux noisettes

INGRÉDIENTS : *2 belles tomates • 1 gousse d'ail • quelques branches de persil • basilic frais • huile d'olive • poudre de noisettes (ou des noisettes concassées) • sel*

- Préchauffez le four à 180 °C (th. 6). Coupez 2 belles tomates en deux, salez-les et placez-les dans un plat allant au four.
- Épluchez et hachez finement 1 gousse d'ail. Lavez et ciselez quelques branches de persil et du basilic frais. Mélangez avec un peu d'huile d'olive, salez, et versez-en un peu sur les demi-tomates.
- Parsemez dessus un peu de poudre de noisettes (ou des noisettes concassées), ajoutez un peu d'eau dans le fond du plat et enfournez pour environ 30 min.

Mousse glacée à la banane

INGRÉDIENTS : *1 banane bien mûre • 2 c. à s. de crème fleurette*

- Épluchez et coupez en rondelles 1 banane bien mûre et mettez-la au congélateur jusqu'à ce qu'elle durcisse.
- Placez-la ensuite dans un mixeur avec 2 c. à s. de crème fleurette et mixez jusqu'à l'obtention d'une mousse bien crémeuse et onctueuse.
- Dégustez illico !

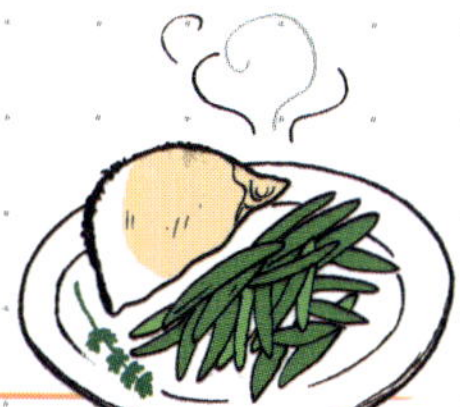

Jour 3

MENU

Déjeuner

- Salade composée : mâche, avocat, tomates-cerises, comté, sauce vinaigrette au citron
- Tajine de poulet aux légumes
- Semoule de couscous
- 2 kiwis

Dîner

- Radis à la croque au sel
- Rôti de porc froid + moutarde
- Chou-fleur à la béchamel
- Salade tutti frutti aux épices
- 1 à 2 tranches de pain de campagne

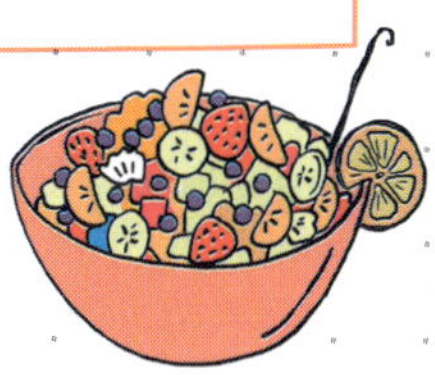

Tajine de poulet aux légumes (pour 4 personnes)

INGRÉDIENTS : *4 cuisses de poulet • 1 oignon • 2 courgettes • 1 belle aubergine • 3 carottes • 1 c. à c. de cumin en poudre • 1 c. à s. de mélange d'épices à tajine (ou à couscous) • 1 poignée d'amandes • huile • sel*

- Dans une cocotte, faites revenir 4 cuisses de poulet (sans la peau) avec un peu d'huile, puis réservez sur une assiette.
- Pelez et émincez 1 oignon, épluchez et coupez en morceaux 2 courgettes, 1 belle aubergine et 3 carottes.
- Mettez les légumes dans la cocotte avec le poulet, ajoutez 1 verre d'eau, 1 c. à c. de cumin et 1 c. à s. de mélange d'épices à tajine (ou à couscous). Salez et laissez cuire à feu doux de 45 min à 1 h.
- À la fin de la cuisson, ajoutez une poignée d'amandes entières préalablement grillées à sec dans une poêle.

Salade tutti frutti aux épices (pour 4 personnes)

INGRÉDIENTS : *1 pomme • 1 poire • 2 kiwis • 1 banane • ½ mangue • 4 abricots secs • quelques fraises • jus de citron • 1 gousse de vanille • 1 bâton de cannelle • 2 étoiles de badiane • 2 clous de girofle • ½ verre de jus multifruits*

- Épluchez et coupez en tout petits cubes 1 pomme, 1 poire, 2 kiwis, 1 banane, ½ mangue, 4 abricots secs et quelques fraises.
- Arrosez le tout d'un filet de jus de citron, ajoutez les graines de la gousse de vanille, 1 bâton de cannelle, 2 étoiles de badiane et 2 clous de girofle, puis ½ verre de jus multifruits. Mélangez et laissez 1 h au frais.
- Au moment de servir, retirez la badiane et la cannelle.

Jour 4

MENU

Déjeuner

- Pomélo
- Escalope de veau poêlée
- Röstis de courgette et pomme de terre
- Fromage blanc nature

Dîner

- Salade de roquette aux pignons
- Steak de thon au gril
- Poêlée de légumes surgelés et tagliatelles
- Yaourt brassé nature
- Soupe de melon aux framboises

Röstis de courgette et pomme de terre

INGRÉDIENTS : *1 petite courgette • 1 pomme de terre (bintje ou monalisa) • 1 échalote • 1 petit œuf • ciboulette • huile • sel • poivre*

- Lavez et essuyez bien 1 petite courgette et 1 pomme de terre (bintje ou monalisa), puis râpez-les. Épluchez et hachez 1 échalote.
- Mettez le tout dans un saladier, salez, poivrez, et ajoutez 1 petit œuf battu en omelette. Ajoutez de la ciboulette, mélangez bien.
- Faites cuire les röstis en petites galettes plates dans une poêle légèrement huilée. Les röstis sont cuits quand ils sont bien dorés des deux côtés.

Soupe de melon aux framboises

INGRÉDIENTS : *½ melon • 100 g de framboises fraîches • feuilles de menthe*

- Prenez ½ melon et prélevez-en quelques billes avec une cuillère parisienne.
- Lavez 100 g de framboises fraîches. Mixez le reste de la chair de melon avec 5 feuilles de menthe ciselées. Réservez ce coulis 1 h au frais, ainsi que les fruits.
- Au moment de servir, prenez une belle coupe à glace et versez-y le coulis de melon à la menthe, puis ajoutez les fruits et décorez de menthe fraîche.

Jour 5

MENU

Déjeuner

- Salade de pois chiches au cumin, sauce vinaigrette
- Rosbif + moutarde
- Fenouils braisés (p. 45)
- Petit-suisse nature
- Pastèque shake

Dîner

- Gaspacho de concombre, feta et ciboulette
- Jambon de dinde
- Polenta, sauce tomate fraîche aux champignons
- Poire

Pastèque shake

INGRÉDIENTS : *1 belle tranche de pastèque • ½ verre de glace pilée (ou quelques glaçons)*

- Coupez 1 belle tranche de pastèque, enlevez les pépins, puis coupez-la en morceaux.
- Mettez la pastèque dans un mixeur avec ½ verre de glace pilée (ou quelques glaçons). Mixez le tout 1 min et versez dans un grand verre à orangeade.
- Dégustez avec une paille.

Gaspacho de concombre, feta et ciboulette

INGRÉDIENTS : *½ concombre • 20 g de feta • quelques brins de ciboulette fraîche*

- Épluchez ½ concombre, enlevez les graines, puis coupez-le en morceaux.
- Mettez le concombre dans un mixeur, ajoutez 20 g de feta, et mixez jusqu'à l'obtention d'un mélange bien lisse.
- Versez la préparation dans un ramequin et ajoutez un peu de feta émiettée par-dessus. Décorez de ciboulette ciselée.
- Dégustez bien frais.

Jour 6

MENU

Déjeuner

- Salade de betteraves, sauce vinaigrette
- Rôti de dinde au four
- Haricots verts vapeur + 1 petite noix de beurre fondu
- Camembert
- Banane cuite dans sa peau
- 1 tranche de pain de campagne

Dîner

- Potage au potiron
- Œufs durs
- Blé et ratatouille
- Pomme

Banane cuite dans sa peau

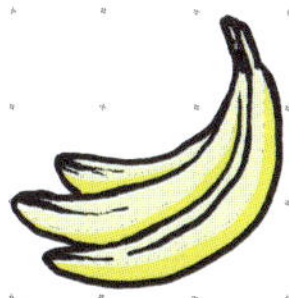

INGRÉDIENTS : *1 banane • copeaux de chocolat noir (facultatif)*

- Lavez 1 banane avec sa peau et faites-la cuire 15 min au four à 180 °C (th. 6) : la peau devient toute noire.
- Pour la déguster, fendez-la sur toute la longueur.
- Pour les gourmands (dont vous faites partie, j'en suis sûre), décorez-la de copeaux de chocolat noir (réalisés avec un couteau économe) et régalez-vous !

Ratatouille (pour 4 personnes)

INGRÉDIENTS : *500 g de tomates bien mûres • 2 belles courgettes • 1 aubergine • 1 oignon • 2 poivrons (1 rouge et 1 jaune) • 2 gousses d'ail • 2 feuilles de laurier • 1 branche de thym • 4 c. à s. d'huile d'olive • sel • poivre*

- Lavez et coupez en morceaux 500 g de tomates bien mûres, 2 belles courgettes et 1 aubergine. Émincez 1 oignon et 2 poivrons. Épluchez et hachez 2 gousses d'ail.
- Dans une cocotte, faites dorer l'oignon et les poivrons avec 2 c. à s. d'huile d'olive. Ajoutez les tomates, l'ail, 2 feuilles de laurier et 1 branche de thym. Salez, poivrez et laissez cuire 45 min à feu doux.
- Pendant ce temps, faites cuire les courgettes et l'aubergine dans une poêle avec 2 c. à s. d'huile d'olive, puis ajoutez-les dans la cocotte quand les légumes sont bien tendres. Mélangez, laissez cuire encore une dizaine de minutes, rectifiez l'assaisonnement si nécessaire et servez.

Jour 7

MENU

Déjeuner

- Salade composée : tomates, poivron rouge ou vert, oignon nouveau, blanc de poulet en petits cubes, riz, maïs, gruyère, sauce vinaigrette
- Verrine de poire aux pistaches

Dîner

- L'authentique salade niçoise
- Fromage blanc nature + ¼ d'ananas
- 2 tranches de pain de campagne

Verrine de poire aux pistaches

INGRÉDIENTS : *1 poire williams (choisissez-la bien mûre, les poires encore vertes n'ont aucun goût) • 1 c. à s. de yaourt à la grecque nature • quelques pistaches*

- Prenez 1 poire williams, épluchez-la et coupez-la en petits cubes et mettez ceux-ci dans une verrine.
- Ajoutez 1 c. à s. de yaourt à la grecque nature par-dessus et parsemez de pistaches grossièrement concassées.

L'authentique salade niçoise (pour 4 personnes)

INGRÉDIENTS : *4 œufs • 1 boîte de thon au naturel • 1 belle salade (laitue, frisée, romaine…) • 4 cébettes (petits oignons très parfumés) • 1 concombre • 4 belles tomates bien mûres • quelques feuilles de basilic • quelques petites olives noires de Nice (évitez les grosses au goût fade !) • huile d'olive • sel • poivre du moulin*

- Faites durcir 4 œufs, écalez-les et laissez-les refroidir.
- Émiettez 1 boîte de thon au naturel. Lavez la salade. Lavez et coupez 4 cébettes, 1 concombre et 4 belles tomates bien mûres en petits morceaux. Lavez et ciselez quelques feuilles de basilic.
- Mettez le tout dans un saladier, ajoutez quelques petites olives noires de Nice, un peu de sel, du poivre du moulin, mélangez, arrosez d'huile d'olive et servez.

MENU 2

Réduire les sucres raffinés

Se désintoxiquer du sucre, c'est aussi réduire (ou supprimer) tous les sucres raffinés, ces glucides à index glycémique très élevé qui entraînent un goût de « reviens-y », créant des fringales (de sucré ou non). Objectif pain complet au levain à la place du pain blanc et céréales brutes (complètes) ou à IG inférieur à 50 à la place des pâtes, riz blancs ou céréales transformées.

PETIT DÉJEUNER AU CHOIX

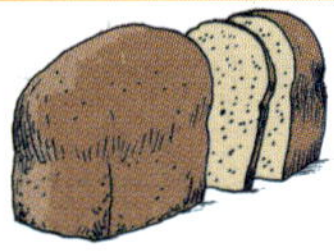

Choix 1
- Café noir
- 2 tranches de pain complet au levain
- Beurre
- 1 fromage blanc nature

Choix 2
- Thé citron
- ½ bol de müesli sans sucre ajouté
- 1 yaourt brassé
- des morceaux de fraise

Choix 3
- Thé vert à la menthe
- 3 Wasa fibres®
- Beurre
- 1 tranche de jambon blanc

Jour 1

MENU

Déjeuner
- ½ pamplemousse
- Dos de cabillaud au court-bouillon
- Riz complet et fenouil braisé (voir p. 45)
- Yaourt bulgare nature

Dîner
- Velouté de pois cassés
- Œuf coque + mouillettes de pain intégral au levain
- Salade verte au gruyère suisse, sauce vinaigrette
- Fruit de saison

Velouté de pois cassés (pour 4 personnes)

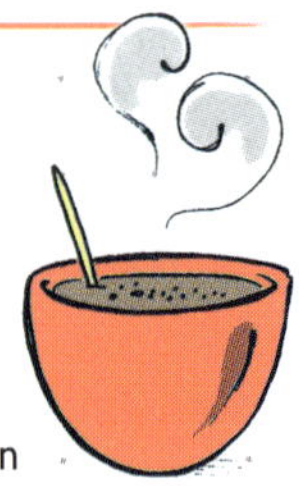

INGRÉDIENTS : *200 g de pois cassés • 1 cube de bouillon de légumes • 2 carottes • 2 oignons • 1 gousse d'ail • 1 branche de céleri • 25 cl de lait • 1 c. à s. d'huile • thym • laurier • sel • poivre*

- Lavez 200 g de pois cassés, laissez-les tremper 1 h, puis faites-les cuire 30 min à l'autocuiseur dans 1 litre d'eau avec le cube de bouillon de légumes.
- Pendant ce temps, épluchez 2 carottes, 2 oignons et 1 gousse d'ail. Lavez et coupez 1 branche de céleri. Coupez les légumes en petits morceaux, puis faites-les revenir dans une sauteuse avec 1 c. à s. d'huile. Salez, poivrez et ajoutez du thym et du laurier.
- Intégrez ensuite les pois cassés avec un peu de bouillon et laissez cuire 20 min à feu doux.
- Ôtez le thym et le laurier avant de mixer la soupe, puis ajoutez 25 cl de lait. Délayez avec un peu d'eau si nécessaire (pour obtenir un bon velouté) et servez.

Jour 2

MENU

Déjeuner

- Carottes râpées, vinaigrette au citron
- Aiguillettes de canard poêlées
- Risotto de sarrasin aux champignons
- Fromage blanc nature

Dîner

- Salade composée : mesclun, radis en rondelles, tomates-cerises et avocat
- Jambon blanc dégraissé
- Spaghettis complets cuits *al dente*
- Compote de pomme sans sucre ajouté

Risotto de sarrasin aux champignons

INGRÉDIENTS : *½ verre de sarrasin • 1 échalote • quelques champignons de Paris • 1 c. à c. de crème légère • thym • laurier • persil frais • huile • sel • poivre*

- Pelez et hachez 1 échalote. Rincez ½ verre de grains de sarrasin.
- Dans une casserole, faites dorer l'échalote avec un peu d'huile et ajoutez le sarrasin. Versez 1 verre d'eau, salez et ajoutez du thym et du laurier. Laissez cuire environ 20 min à feu doux en remuant de temps en temps (ajoutez un peu d'eau en cours de cuisson si besoin).
- Pendant ce temps, lavez et émincez quelques champignons de Paris, puis faites-les réduire dans une poêle antiadhésive.
- Ôtez le laurier et le thym. Mélangez le sarrasin avec les champignons, ajoutez 1 c. à c. de crème légère et décorez de persil ciselé.

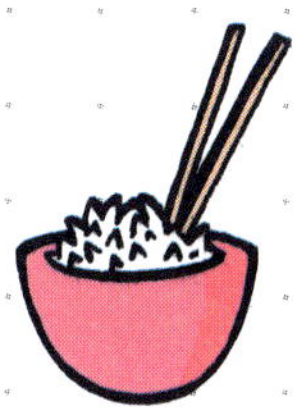

Jour 3

MENU

Déjeuner

- Salade de tomates
- Roulés de dinde au chèvre et aux tomates séchées
- Purée de céleri à la crème (surgelée)
- Coupe de fruits rouges : framboises, fraises, cassis, myrtilles…
- 1-2 tranches de pain complet au levain

Dîner

- Taboulé de quinoa (voir p. 32)
- 2 œufs au plat
- Salade verte, sauce vinaigrette
- Salade de fruits de saison

Roulés de dinde au chèvre et aux tomates séchées

INGRÉDIENTS : *1 escalope de dinde extrafine • 2 fines rondelles de fromage de chèvre • 2 tomates séchées • huile • sel • poivre*

- Déposez 1 escalope de dinde extrafine sur une assiette. Placez au centre 2 fines rondelles de fromage de chèvre (l'une à côté de l'autre) et 2 tomates séchées par-dessus. Salez légèrement et poivrez.
- Roulez l'escalope de dinde sur elle-même (en prenant soin que la garniture ne se fasse pas la malle !), puis enveloppez-la dans du film alimentaire résistant à la chaleur en serrant bien et en fermant de chaque côté avec une ficelle alimentaire.
- Faites cuire l'escalope environ 20 min dans une casserole d'eau frémissante, puis égouttez-la.
- Sortez-la de son carcan et faites-la chauffer à la poêle avec un peu d'huile jusqu'à ce qu'elle soit bien dorée.

Jour 4

MENU

Déjeuner

- Salade de riz complet, surimi, feta, concombre, sauce vinaigrette
- Escalope de poulet aux champignons
- Épinards cuits à la vapeur
- Crème fraîche légère
- Granité d'ananas

Dîner

- Salade d'endives aux noix
- ¼ de quiche aux poireaux
- Fromage blanc nature + compote de pomme sans sucre

Granité d'ananas

INGRÉDIENT : *1 ananas mûr à point et à la saveur bien sucrée (Victoria, par exemple)*

- Prenez 1 ananas mûr à point et prélevez 200 g de pulpe. Mixez pour obtenir une préparation bien mousseuse.
- Versez cette préparation dans un plat et mettez-la au congélateur. Mélangez au fouet toutes les 15 min pour obtenir des paillettes glacées.
- Quand tout est solidifié, versez dans un verre et dégustez à la cuillère.

Quiche aux poireaux (pour 4 personnes)

INGRÉDIENTS : *150 g de farine de blé complète • 1 pincée de sel • 75 g de beurre mou • 2 beaux poireaux • 2 c. à s. de crème fraîche entière • 3 œufs • 1 verre de lait • fromage de chèvre (bûchette ou crottin) • sel • poivre*

- Préparez la pâte : mettez dans un saladier 150 g de farine de blé complète, 1 pincée de sel et ajoutez 75 g de beurre en petits morceaux. Mélangez du bout des doigts et ajoutez progressivement ½ verre d'eau jusqu'à l'obtention d'une boule compacte, ni trop collante, ni trop sèche. Laissez reposer 1 h au frais.
- Pendant ce temps, ôtez la racine et les parties abîmées des poireaux, lavez-les et coupez-les en tronçons, puis faites-les cuire 25 min à feu doux dans une casserole avec un fond d'eau et 2 c. à s. de crème fraîche entière : les poireaux doivent être bien fondants. Salez et poivrez.
- Préchauffez le four à 180 °C (th. 6). Étalez la pâte avec un rouleau à pâtisserie et foncez un moule à tarte. Piquez avec une fourchette.
- Dans un bol, battez 3 œufs avec 1 verre de lait et un peu de sel. Versez les poireaux sur la pâte, puis ajoutez le mélange aux œufs. Parsemez de fromage de chèvre et enfournez pour 45 min.

Jour 5

MENU

Déjeuner

- Fonds d'artichaut, sauce vinaigrette
- Escalope de veau poêlée
- Petits flans de patates douces et salade verte, sauce vinaigrette
- Fromage blanc et morceaux de fraise

Dîner

- Salade frisée, allumettes de bacon etnoisettes grillées concassées, sauce vinaigrette
- 1 galette au blé noir (voir p. 50)
- Compote de fruits sans sucre ajouté

Petits flans de patate douce (pour 4 personnes)

INGRÉDIENTS : *500 g de patates douces • 3 œufs • 15 à 20 cl de lait de coco • piment en poudre (fort pour les adeptes, d'Espelette pour les autres) • sel • poivre*

- Épluchez 500 g de patates douces et faites-les cuire 10 min à la vapeur.
- Préchauffez le four à 180 °C (th. 6).
- Mixez les patates douces avec 3 œufs entiers et 15 à 20 cl de lait de coco. Salez, poivrez et ajoutez un peu de piment en poudre.
- Versez la préparation dans 4 ramequins individuels et enfournez pour 15 min.

Jour 6

MENU

Déjeuner

- Asperges vertes, sauce vinaigrette
- Steak haché à 5 % MG + moutarde
- Wok de courgettes au curry et boulgour d'épeautre
- Poire

Dîner

- 1 bol de bonne soupe au pistou
- Yaourt nature et morceaux de pêche

Wok de courgettes au curry

INGRÉDIENTS : *1 belle courgette • curry en poudre • 5 cl de lait de coco • 1 c. à c. d'huile de tournesol*

- Versez dans un wok 1 c. à c. d'huile de tournesol et ajoutez la courgette en rondelles. Faites sauter à feu vif 2 ou 3 min, sans cesser de remuer. Salez, saupoudrez de curry et ajoutez 5 cl de lait de coco.
- Baissez le feu et poursuivez la cuisson environ 10 min. Servez illico !

Soupe au pistou (pour 6 personnes)

INGRÉDIENTS : *4 poignées de coquillettes de blé complet • 150 g de haricots blancs • 150 g de haricots rouges • 6 carottes • 200 g de haricots verts • 1 poireau • 1 oignon blanc • 2 courgettes • 200 g de poitrine de porc • 3 tomates • 4 gousses d'ail • 1 bouquet de basilic • 50 g de parmesan râpé • 6 c. à s. d'huile d'olive • sel • poivre*

- La veille au soir, mettez à tremper les haricots secs.
- Lavez et coupez les légumes.
- Versez 3 litres d'eau dans un faitout et ajoutez 200 g de poitrine de porc en dés. Portez à ébullition en écumant, salez, poivrez, et ajoutez tous les légumes (verts et secs). Laissez mijoter 1 h 30 à feu doux.
- Préparez le pistou : plongez 3 tomates dans de l'eau bouillante, pelez-les, coupez-les en morceaux et égouttez-les dans une passoire. Dans un mortier, écrasez l'ail dégermé, le basilic et le parmesan râpé. Ajoutez les tomates et continuez à piler, puis versez progressivement 6 c. à s. d'huile d'olive.
- Intégrez dans le faitout 2 courgettes en petits cubes, laissez cuire 15 min, puis incorporez les coquillettes de blé complet. Poursuivez la cuisson jusqu'à ce que les coquillettes soient cuites (*al dente*, bien sûr !).
- Au moment de servir, ajoutez le pistou… et régalez-vous !

Jour 7

MENU

Déjeuner

- Salade de tomates, copeaux de parmesan, huile d'olive et fleur de sel
- Poulet rôti
- Riz basmati complet et poêlée de brocolis
- Salade de fruits frais

Dîner

- Salade vide-frigo (concombre, tomate, poivron…), sauce fromage blanc à la menthe
- Omelette aux restes (brocolis, courgettes, poireaux…)
- Yaourt brassé nature et compote sans sucre ajouté
- 1 à 2 tranches de pain complet au levain

Poêlée de brocolis

INGRÉDIENTS : *½ brocoli • ½ oignon • 1 c. à c. de sauce soja • graines de sésame • 1 c. à c. d'huile*

- Prélevez les bouquets du brocoli, lavez-les et faites-les cuire à la vapeur jusqu'à ce qu'ils soient mi-cuits.
- Épluchez et émincez ½ oignon et faites-le dorer à la poêle avec 1 c. à c. d'huile. Ajoutez les brocolis, 1 c. à c. de sauce soja et laissez cuire 5 min à feu doux.
- Parsemez de graines de sésame préalablement grillées à sec dans une poêle antiadhésive et servez.

Sauce fromage blanc à la menthe

INGRÉDIENTS : *½ pot de fromage blanc nature (50 g) • 1 c. à c. de jus de citron • 1 c. à c. d'huile de colza • quelques feuilles de menthe • sel • poivre*

- Mélangez ½ pot de fromage blanc nature (50 g) avec 1 c. à c. de jus de citron et 1 c. à c. d'huile de colza.
- Salez, poivrez, et ajoutez quelques feuilles de menthe lavées et ciselées.

MENU 3

Brûler les graisses

Brûler les graisses, c'est forcer votre organisme à puiser dans ses réserves de graisses, sans vous affamer, ni créer de frustrations ! Là aussi, la nutrition à IG bas est la clé. Consommer des aliments à index glycémique bas permet de modérer la mise en stock des graisses, facilitant l'utilisation immédiate du glucose sans bloquer la lipolyse (déstockage des graisses). Mieux : vous mobilisez ainsi les graisses de réserve, vous les « brûlez ». Ces menus sélectionnent donc des aliments à IG < 35, mais ils veillent aussi à sélectionner les bonnes graisses, pour une combinaison brûle-graisses parfaite !

PETIT DÉJEUNER AU CHOIX

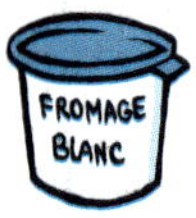

Choix 1
- Café noir
- 150 g de fromage blanc + son d'avoine + fraises
- Des amandes

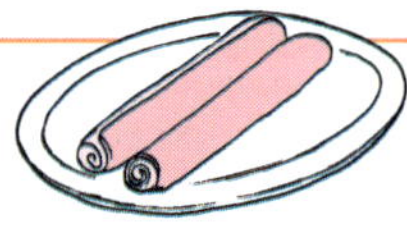

Choix 2
- Thé vert à la menthe
- Jambon dégraissé
- 2 Wasa® fibres + beurre
- 2 kiwis

Choix 3
- Thé aux fruits rouges
- 2 tranches de pain Essène® beurré
- 2 petits- suisses nature
- 1 orange

Jour 1

MENU

Déjeuner

- Petits radis à la croque
- Brochettes de poulet au curry (voir p. 34)
- Orge mondé
- 1 yaourt brassé avec du sirop d'agave et des fraises coupées en morceaux

Dîner

- Salade de concombre, feta et menthe ciselée
- Jambon blanc dégraissé
- Haricots verts sautés à l'ail et assaisonnés avec un peu d'huile de sésame
- Trifle aux fruits rouges

Trifle aux fruits rouges

INGRÉDIENTS : *100 g de mélange de fruits rouges (framboises, fraises, groseilles…) (au rayon surgelé) + 2 c. à s. • jus de citron vert • 1 c. à c. de sirop d'agave • 1 c. à s. de fromage blanc • quelques amandes effilées*

- Commencez par préparer le coulis en mixant 100 g de fruits rouges avec un filet de citron vert et 1 c. à c. de sirop d'agave. Passez le coulis au tamis pour éliminer les graines.
- Prenez une belle coupe à glace et déposez-y 1 c. à s. de coulis. Ajoutez 1 c. à s. de fromage blanc, puis 2 c. à s. de mélange de fruits rouges. Ajoutez le reste de fromage blanc et encore un peu de coulis.
- Décorez avec quelques amandes effilées que vous aurez préalablement grillées à sec dans une poêle antiadhésive.

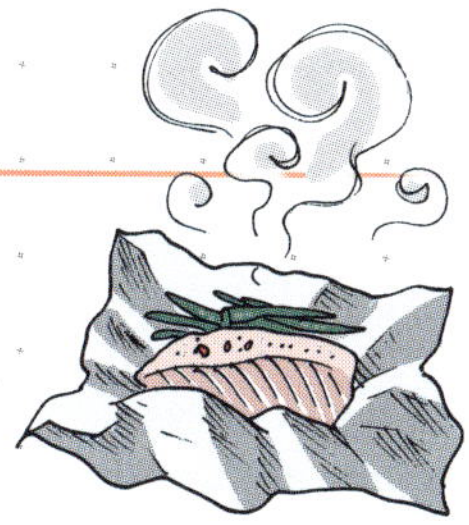

Jour 2

MENU

Déjeuner

- Salade de pois chiches au cumin
- Papillote de saumon au fenouil
- 2 petits-suisses nature
- 1 poire

Dîner

- Melon
- Carpaccio de bœuf aux câpres
- Salade chinoise
- 1 yaourt au soja au coulis de fruits rouges

Papillote de saumon au fenouil

INGRÉDIENTS : *1 pavé de saumon • 1 fenouil • ½ oignon • graines de fenouil • huile de tournesol • sel • poivre du moulin*

- Préchauffez le four à 200 °C (th. 7).
- Épluchez ½ oignon et émincez-le. Lavez et émincez 1 fenouil.
- À l'aide d'un pinceau alimentaire, badigeonnez une poêle avec de l'huile de tournesol et ajoutez l'oignon. Laissez dorer, puis ajoutez le fenouil. Salez, poivrez et laissez cuire à feu doux pendant 5 à 10 min.
- Prenez une feuille de papier sulfurisé. Déposez au centre les légumes, puis 1 pavé de saumon. Parsemez de graines de fenouil et donnez un tour de moulin à poivre.
- Refermez la papillote et enfournez pour 20 min.

Salade chinoise

INGRÉDIENTS : *1 poignée de vermicelles de soja (en vente en magasin asiatique) • quelques feuilles de salade • quelques feuilles de menthe • 1 poignée de germes de soja (haricots mungo) • ¼ de concombre • quelques champignons noirs • huile de colza • vinaigre de vin • sauce de soja • graines de sésame*

- Réhydratez 1 poignée de vermicelles de soja dans de l'eau bouillante pendant 3 min, puis égouttez-les et laissez-les refroidir.
- Pendant ce temps, ciselez finement quelques feuilles de salade et de menthe, rincez des germes de soja (haricots mungo) et taillez ¼ de concombre en bâtonnets. Réhydratez quelques champignons noirs et coupez-les en fines lamelles.
- Préparez l'assaisonnement en mélangeant de l'huile de colza, du vinaigre de vin et un filet de sauce de soja.
- Mélangez la sauce avec la salade, puis décorez de graines de sésame que vous aurez préalablement grillées dans une poêle antiadhésive.

Jour 3

MENU

Déjeuner

- Gaspacho de tomates
- Escalope de veau grillée
- Courgettes sautées
- 2 kiwis
- 1 à 2 tranches de Wasa® fibres

Dîner

- Salade de mâche et quartiers de pamplemousse
- Œufs mollets
- Fondue de poireaux
- 1 yaourt nature

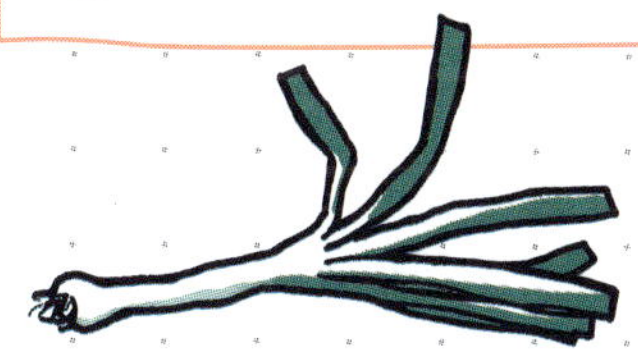

Gaspacho de tomates

INGRÉDIENTS : *1 tomate bien mûre • ¼ de poivron rouge • ¼ d'oignon blanc • 1 petit morceau de concombre • quelques feuilles de basilic • 1 cm de feta (fromage frais de brebis) • 1 c. à c. de vinaigre • 1 c. à c. d'huile d'olive • sel • poivre*

- Épluchez ¼ d'oignon blanc. Pelez et épépinez 1 tomate bien mûre, ¼ de poivron rouge et un petit morceau de concombre. Lavez quelques feuilles de basilic.
- Mettez le tout dans un mixeur avec une lamelle d'1 cm de feta, 1 c. à c. de vinaigre et d'huile d'olive. Salez, poivrez et mixez pendant environ 1 min.
- Ajoutez l'équivalent de 3 ou 4 glaçons et mixez à nouveau.
- Servez dans une coupe à glace et décorez de basilic frais ciselé.

Fondue de poireaux

INGRÉDIENTS : *2 poireaux • 1 c. à s. de crème fraîche légère (15 % de MG maximum) • 1 c. à c. d'huile d'olive • sel • poivre*

- Lavez et coupez les extrémités de 2 poireaux, puis enlevez les parties trop vertes et détaillez les poireaux en rondelles.
- Mettez 1 c. à c. d'huile d'olive dans une poêle et ajoutez les poireaux avec un peu d'eau. Salez, poivrez et laissez cuire à feu doux jusqu'à ce que les poireaux soient fondants.
- Incorporez 1 c. à s. de crème fraîche légère et régalez-vous !

Jour 4

MENU

Déjeuner

- Salade frisée aux noix
- Steak haché à 5 % de MG au gril + moutarde
- Cocotte de lentilles vertes
- Fromage blanc et framboises

Dîner

- Carottes râpées au citron
- Jambon de poulet
- Clafoutis de courgettes, chèvre frais et basilic (p. 33)
- 1 pomme

Cocotte de lentilles vertes

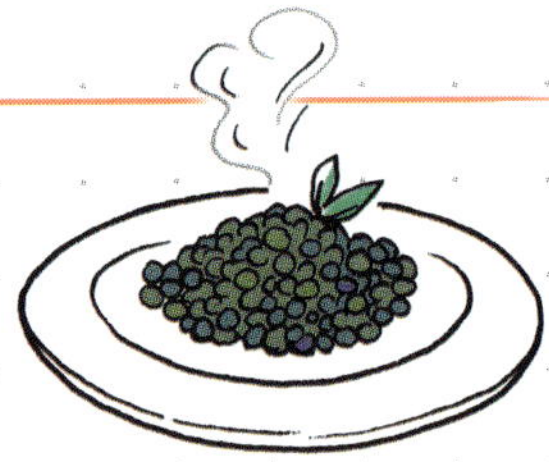

INGRÉDIENTS : *½ verre de lentilles vertes • ½ oignon jaune • 1 carotte • quelques cubes d'épaule cuite • sel • poivre*

- Rincez ½ verre de lentilles à l'eau claire. Épluchez et émincez ½ oignon jaune et 1 carotte.
- Dans un autocuiseur, mettez tous les légumes et ajoutez quelques cubes d'épaule cuite.
- Couvrez d'eau, salez, poivrez et laissez cuire 15 min à partir de la rotation de la soupape.

Jour 5

MENU

Déjeuner

- Asperges vertes sauce mousseline légère
- Filet de cabillaud au court-bouillon
- Risotto d'orge aux champignons
- 1 yaourt nature

Dîner

- Salade composée : tomate, concombre, poivron rouge, oignon blanc, menthe fraîche, sauce vinaigrette
- Rôti de porc froid
- Faisselle de chèvre + compote pomme-rhubarbe

Asperges vertes, sauce mousseline légère

INGRÉDIENTS : *1 petit bocal d'asperges vertes • 1 œuf • ½ c. à c. de moutarde • 2 c. à s. de fromage blanc • ciboulette • sel • poivre*

- Faites cuire 1 œuf 10 min à l'eau bouillante (œuf dur). Prélevez la moitié du jaune d'œuf, écrasez-le et mélangez-le avec ½ c. à c. de moutarde et 2 c. à s. de fromage blanc.
- Salez, poivrez et ajoutez un peu de ciboulette ciselée. Servez avec les asperges.

Risotto d'orge aux champignons

INGRÉDIENTS : *quelques champignons de Paris • 50 g d'orge mondé • ¼ de cube de bouillon de légumes • ½ oignon • thym • laurier • persil frais • 1 c. à c. d'huile végétale • sel • poivre*

- Diluez ¼ de cube de bouillon de légumes dans 25 cl d'eau et portez à ébullition.
- Pelez et hachez ½ oignon. Dans une poêle, faites-le revenir avec 1 c. à c. d'huile végétale, ajoutez 50 g d'orge mondé, ¼ du bouillon chaud, le thym et le laurier. Mélangez et laissez l'orge absorber le bouillon avant d'en ajouter à nouveau. Renouvelez l'opération jusqu'à ce que l'orge soit bien cuite (environ 50 min). Retirez le laurier et le thym.
- Faites réduire des champignons dans une poêle antiadhésive. Mélangez l'orge avec les champignons, assaisonnez et décorez de persil.

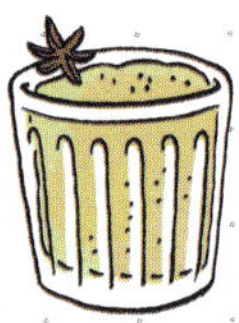

Compote pomme-rhubarbe

INGRÉDIENTS : *1 pomme golden • 1 tige de rhubarbe • 1 c. à c. de fructose cristallisé • 2 ou 3 c. à s. de jus d'orange*

- Pelez et coupez 1 pomme golden en morceaux. Enlevez la première peau d'1 tige de rhubarbe et détaillez-la en petits tronçons.
- Mettez les fruits dans une casserole, ajoutez 1 c. à c. de fructose cristallisé et 2 ou 3 c. à s. de jus d'orange. Faites cuire à feu très doux 20 min en mélangeant.

Jour 6

MENU

Déjeuner

- Taboulé de quinoa (voir p. 32)
- Poulet rôti au thym
- Endives braisées au four
- Carpaccio de fraises

Dîner

- Fonds d'artichauts sauce vinaigrette
- Tartare de noix de Saint-Jacques aux agrumes
- Salade verte de jeunes pousses
- Fromage blanc nature

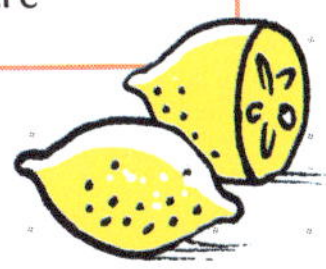

Carpaccio de fraises

INGRÉDIENTS : *1 poignée de fraises • copeaux de chocolat noir*

- Lavez et coupez les fraises en lamelles et disposez-les sur une petite assiette plate.
- À l'aide d'un économe, coupez des copeaux de chocolat noir et parsemez-en les fraises.

Tartare de noix de Saint-Jacques aux agrumes

INGRÉDIENTS : *125 g de noix de Saint-Jacques • ¼ de pamplemousse • ¼ d'orange • ¼ de gousse de vanille • 1 c. à s. de jus de citron vert • 1 c. à s. d'huile d'olive • sel*

- Pelez à vif et détaillez en petits cubes ¼ de pamplemousse et ¼ d'orange.
- Prélevez les graines d'¼ de gousse de vanille et faites mariner pendant 1 h 125 g de noix de Saint-Jacques dans un mélange de jus de citron vert, d'huile d'olive, de sel et de vanille.
- Égouttez les noix de Saint-Jacques et détaillez-les en petits dés. Mélangez-les avec les agrumes, puis assemblez le tartare dans un verre à whisky.

Jour 7

MENU

Déjeuner

- Salade d'endives aux noix
- Foie de veau poêlé
- Aubergines à la poêle en persillade
- 1 yaourt brassé avec des morceaux de pêche
- 1 à 2 tranches de Wasa® fibres

Dîner

- Chou rouge sauce vinaigrette
- Aiguillettes de canard au gril
- Purée de brocoli
- Salade de fruits frais

Aubergines à la poêle en persillade

INGRÉDIENTS : *1 belle aubergine • 1 oignon nouveau • 1 gousse d'ail • quelques branches de basilic et de persil • 1 c. à c. d'huile d'olive • sel • poivre*

- Coupez 1 belle aubergine en deux dans le sens de la longueur et faites-la cuire au four pendant 40 min à 180 °C (th. 6). Laissez refroidir et prélevez la chair cuite avec une cuillère et coupez-la en morceaux de la taille d'une noix.
- Épluchez 1 oignon nouveau et émincez-le. Dans une poêle antiadhésive, mettez 1 c. à c. d'huile d'olive et ajoutez l'oignon. Laissez dorer légèrement, puis ajoutez l'aubergine. Salez, poivrez et laissez cuire 15 min.
- Pendant ce temps, lavez et émincez quelques branches de basilic et de persil. Pelez et hachez 1 gousse d'ail. Ajoutez la persillade et laissez cuire encore quelques minutes.

Purée de brocoli

INGRÉDIENTS : *quelques bouquets de brocoli • crème de soja • sel • poivre*

- Faites cuire au cuit-vapeur quelques bouquets de brocoli.
- Mettez-les ensuite dans un robot mixeur avec un peu de crème de soja. Mixez bien.
- Salez, poivrez et dégustez cette purée bien chaude.

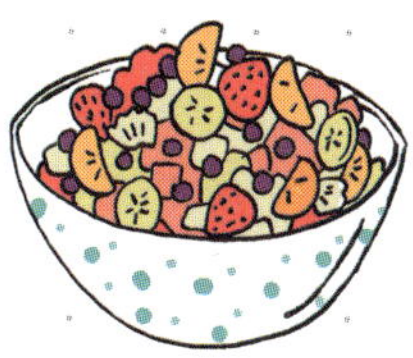

Salade de fruits frais (pour 4 personnes)

INGRÉDIENTS : *fruits de saison (fraises, framboises, pêches, cassis, pommes, poires…) • quelques abricots secs • 1 filet de jus de citron • le jus d'½ orange • sucre de coco ou fructose cristallisé*

- Épluchez et coupez en morceaux des fruits de saison : fraises, framboises, pêches, cassis, pommes, poires… Détaillez en petits cubes quelques abricots secs.
- Mettez le tout dans un saladier et ajoutez un filet de citron, un peu de jus d'orange pressée et du sucre de coco ou du fructose cristallisé.
- Mélangez bien et réservez au frais pendant 1 h minimum.

MENU 4

Manger à IG bas au quotidien

L'alimentation à IG bas n'est pas un régime mais une véritable alimentation que l'on suit sur la durée. Plus de peps, plus de légèreté, un teint plus net et plus éclatant… Elle a des arguments ! Inspirez-vous de ces menus pour installer cette alimentation au quotidien. Le principe : une alimentation équilibrée, privilégiant les aliments à IG moyen (< 50) !

PETIT DÉJEUNER AU CHOIX

Traditionnel

- Thé ou café (avec éventuellement un peu de fructose cristallisé, de sirop d'agave ou de sucre de coco)
- 2 tartines de pain intégral au levain beurrées
- 1 orange
- 1 fromage blanc nature

Muesli

- Thé ou café (avec éventuellement un peu de fructose cristallisé, de sirop d'agave ou de sucre de coco)
- 1 bol de müesli complet sans sucre avec des morceaux de fruits frais et secs (amandes et noisettes concassées, abricots secs en morceaux, fraises, framboises…)
- 1 yaourt nature ou 150 g de fromage blanc

Jour 1

MENU

Déjeuner

- Asperges sauce vinaigrette
- Filet de lieu noir en papillote sur lit de tomates et d'oignons émincés
- Riz basmati complet
- Smoothie à la pêche

Dîner

- Tzatziki
- 2 tranches de jambon de dinde
- Petits pois et jeunes carottes + huile de noisettes
- Ananas frais

Smoothie à la pêche

INGRÉDIENTS : *1 belle pêche (ou 2 petites) • 1 yaourt nature • 1 c. à c. de sucre de coco • 2 glaçons ou 2 c. à s. de glace pilée*

- Pelez et découpez en morceaux 1 belle pêche (ou 2 petites), puis mettez-la dans un mixeur avec 1 yaourt nature et 1 c. à c. de sucre de coco.
- Mixez pendant 30 s, puis ajoutez 2 glaçons ou 2 c. à s. de glace pilée. Mixez à nouveau pendant quelques secondes, puis versez dans un grand verre à orangeade.

Tzatziki

INGRÉDIENTS : *½ concombre • ½ yaourt brassé nature • ½ échalote • feuilles de menthe • sel • poivre du moulin*

- Épluchez et râpez ½ concombre, puis laissez-le dégorger avec un peu de sel pendant 30 min dans une passoire.
- Rincez le concombre, pressez-le pour enlever l'excès d'eau et mettez-le dans un bol.
- Mélangez avec ½ yaourt brassé nature. Ajoutez ½ échalote hachée finement, du poivre du moulin et des feuilles de menthe ciselées.

Jour 2

MENU

Déjeuner

- Chou rouge râpé, sauce vinaigrette
- Couscous au poulet
- Faisselle à 0 % de MG + fruits rouges écrasés

Dîner

- Rillettes de maquereau
- Salade composée : salade frisée, tomate, concombre, oignon blanc émincé, comté, sauce vinaigrette
- Pomme au four à la cannelle
- 1 tranche de pain intégral au levain

Couscous au poulet (pour 4 personnes)

INGRÉDIENTS : *200 g de semoule de couscous complète • 4 cuisses de poulet • 1 carotte • 1 poivron • 2 oignons • 1 navet • 1 courgette • 2 tomates • ½ boîte de pois chiches • 1 c. à s. d'épices à couscous • 2 c. à s. d'huile • sel • poivre*

- Ôtez la peau de 4 cuisses de poulet. Épluchez et coupez en morceaux les légumes.
- Dans une cocotte, faites revenir dans 2 c. à s. d'huile les morceaux de poulet, puis retirez-les. Dans la même cocotte, faites revenir les légumes, puis ajoutez 1 c. à s. d'épices à couscous, du sel et du poivre. Quand les légumes sont bien dorés, intégrez 1 courgette et 2 tomates en cubes. Couvrez d'eau, ajoutez le poulet et laissez mijoter pendant 45 min.
- Au dernier moment, versez les pois chiches dans la cocotte et préparez la semoule.

Rillettes de maquereau

INGRÉDIENTS : *1 filet de maquereau au vin blanc (en conserve) • ½ échalote • jus de citron vert • piment d'Espelette • 20 g de fromage frais (St Môret®) • 1 c. à c. de câpres • menthe*

- Écrasez grossièrement 1 filet de maquereau au vin blanc.
- Épluchez et hachez ½ échalote et mélangez avec le maquereau. Ajoutez un petit filet de citron vert, une petite pincée de piment d'Espelette, 20 g de fromage frais, 1 c. à c. de câpres grossièrement écrasées et de la menthe ciselée. Mélangez et réservez au frais pendant 1 h.

Pomme au four à la cannelle

INGRÉDIENTS : *1 belle pomme golden • 1 c. à c. de fructose • cannelle en poudre*

- Préchauffez votre four à 180 °C (th. 6).
- Lavez la pomme golden, ôtez son trognon sans la couper, puis piquez-la avec une fourchette à différents endroits. Déposez-la dans un plat allant au four et versez un peu d'eau dans le fond.
- Mélangez 1 c. à c. de fructose avec un peu de cannelle et versez au centre de la pomme. Enfournez pour 30 min environ.

Jour 3

MENU

Déjeuner

- Céleri râpé, sauce au yaourt (voir p. 29)
- Steak haché à l'orientale
- Spaghettis cuits *al dente*
- 1 poire

Dîner

- Salade de riz complet, tomate, avocat et gouda au cumin, sauce vinaigrette
- Œufs coque
- Tagliatelles de courgette
- Fraises au sucre de coco

Steak haché à l'orientale

INGRÉDIENTS : *1 steak haché à 5 % de MG (125 g) • ½ échalote • cumin en poudre • cinq-épices • huile • sel*

- Pelez et hachez finement ½ échalote. Mettez 1 steak haché dans un bol et ajoutez l'échalote hachée, 1 pincée de cumin et 1 pincée de cinq-épices. Mélangez bien et reconstituez le steak haché.
- Graissez une poêle antiadhésive avec un pinceau alimentaire et faites cuire le steak pendant 2 à 3 min de chaque côté. Salez en fin de cuisson.

Tagliatelles de courgette

INGRÉDIENTS : *2 petites courgettes très fines • ½ gousse d'ail • 1 c. à s. d'huile d'olive • sel • poivre*

- Lavez et coupez les extrémités de 2 petites courgettes très fines, puis taillez-les en tagliatelles à l'aide d'un économe. Pelez ½ gousse d'ail et hachez-la.
- Dans un wok, faites chauffer 1 c. à s. d'huile d'olive et ajoutez l'ail et les courgettes. Faites cuire à feu vif pendant 5 min en remuant.
- Salez et poivrez en fin de cuisson. Les courgettes doivent rester croquantes.

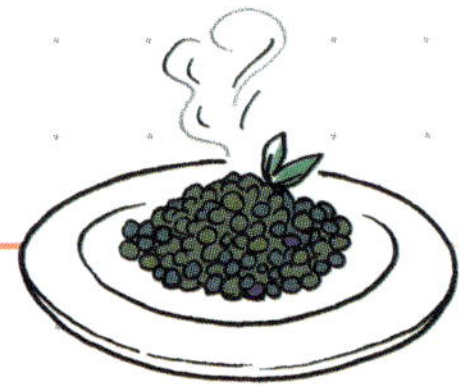

Jour 4

MENU

Déjeuner

- Brochettes de tomate, avocat et crevettes
- Escalope de veau poêlée
- Fenouil braisé (voir p. 45)
- Fromage blanc nature
- 1 tranche de pain intégral au levain

Dîner

- Salade de lentilles à l'échalote
- Rosbif au four
- Haricots verts vapeur + filet d'huile d'olive
- 1 yaourt nature + 1 compote pomme-poire sans sucre ajouté

Brochettes de tomate, avocat et crevettes

INGRÉDIENTS : *1 dizaine de crevettes cuites • 1 dizaine de tomates cerise • ½ avocat • jus de citron • graines de sésame*

- Décortiquez 1 dizaine de crevettes cuites. Lavez et coupez en deux 1 dizaine de tomates cerise.
- Épluchez et coupez en cubes ½ avocat, puis citronnez-le pour éviter qu'il noircisse, et saupoudrez de graines de sésame que vous aurez préalablement grillées dans une poêle antiadhésive.
- Montez les brochettes en alternant tomates, avocat et crevettes. Dégustez sans attendre !

Salade de lentilles à l'échalote (pour 2 personnes)

INGRÉDIENTS : *1 petite boîte de lentilles au naturel • 1 échalote • 1 c. à c. de moutarde • 1 c. à s. de vinaigre • 2 c. à s. d'huile végétale • sel • poivre*

- Rincez 1 petite boîte de lentilles au naturel et versez le contenu dans un saladier.
- Épluchez et émincez 1 échalote et mélangez-la avec les lentilles.
- Préparez ensuite l'assaisonnement : mélangez 1 c. à c. de moutarde avec 1 c. à s. de vinaigre, ajoutez 2 c. à s. d'huile végétale, salez, poivrez et versez sur les lentilles.
- Laissez macérer pendant 30 min.

Jour 5

MENU

Déjeuner

- Salade composée : riz complet, thon, œuf dur, tomate, concombre, poivron, cœurs de palmier, sauce vinaigrette
- 1 tranche de rôti de porc froid
- Fromage blanc nature
- Ananas en carpaccio et fraises au citron vert

Dîner

- Salade de roquette aux noix
- Chili con carne
- Petit-suisse nature
- 1 pomme

Ananas en carpaccio et fraises au citron vert (pour 4 personnes)

INGRÉDIENTS : *1 ananas • 150 g de fraises • le zeste d'1 citron vert bio • 2 c. à s. de fructose en poudre • basilic*

- Épluchez 1 ananas, enlevez les « yeux », puis coupez-le en rondelles très fines avec un couteau bien aiguisé.
- Lavez 150 g de fraises, équeutez-les et coupez-les en deux. Râpez finement le zeste d'un citron vert et mélangez avec 2 c. à s. de fructose en poudre.
- Disposez les tranches d'ananas sur des assiettes, parsemez de fraises, puis arrosez de sucre citronné. Décorez avec des feuilles de basilic ciselées.

Chili con carne (pour 4 personnes)

INGRÉDIENTS : *400 g de bœuf haché à 5 % de MG • 1 grosse boîte de haricots rouges • 2 oignons • 1 poivron rouge • 1 c. à c. de chili en poudre • 2 c. à c. de cumin en poudre • 70 g de concentré de tomate • 1 cube de bouillon de bœuf • 1 c. à s. d'huile de tournesol • sel*

- Épluchez et émincez 2 oignons. Lavez, videz et coupez en morceaux 1 poivron rouge.
- Dans une cocotte, faites revenir les oignons dans 1 c. à s. d'huile de tournesol. Ajoutez 400 g de bœuf haché à 5 % de MG et faites cuire à feu doux en mélangeant.
- Ajoutez les poivrons, 1 c. à c. de chili en poudre, 2 c. à c. de cumin en poudre, 70 g de concentré de tomate, 1 cube de bouillon de bœuf et 30 cl d'eau. Salez et laissez mijoter pendant 30 min.
- Rajoutez un peu d'eau en cours de cuisson si nécessaire. Intégrez 1 grosse boîte de haricots rouges égouttés et poursuivez la cuisson encore 10 min.

Jour 6

MENU

Déjeuner

- Houmous
- 1 tranche grillée de pain intégral au levain
- Cuisse de lapin rôti aux herbes
- Épinards sautés
- Faisselle nature avec des myrtilles écrasées

Dîner

- ½ pamplemousse
- Filet de cabillaud au court-bouillon
- Tomates à la provençale
- 1 yaourt brassé nature

Houmous (pour 4 personnes)

INGRÉDIENTS : *1 petite boîte de pois chiches au naturel • le jus d'1 citron • 30 cl d'huile de sésame • 2 gousses d'ail • menthe • sel*

- Égouttez et rincez 1 petite boîte de pois chiches au naturel. Mixez-les avec le jus d'1 citron jusqu'à l'obtention d'une pâte fine et homogène. Ajoutez 30 cl d'huile de sésame et mixez à nouveau.
- Pelez 2 gousses d'ail, ôtez les germes et hachez-les avant de les intégrer à la purée de pois chiches. Salez à votre convenance et décorez de menthe ciselée.
- Servez avec des tranches de pain intégral grillées.

Tomates à la provençale

INGRÉDIENTS : *2 belles tomates • 1 morceau de pain intégral au levain • quelques brins de persil • 1 gousse d'ail • herbes de Provence • huile d'olive • sel*

- Lavez 2 belles tomates et coupez-les en deux avant de les saler et de les retourner sur un plat pour les faire dégorger pendant 15 min.
- Préchauffez le four à 210 °C (th. 7).
- Faites griller au four un morceau de pain intégral au levain pour le dessécher et émiettez-le afin d'obtenir une chapelure grossière.
- Lavez et hachez quelques brins de persil. Pelez et hachez 1 gousse d'ail. Mélangez l'ail, le persil et la chapelure avec un peu d'herbes de Provence et de sel.
- Garnissez les tomates avec ce mélange, arrosez d'un petit filet d'huile d'olive et enfournez pour 20 min.

Jour 7

MENU

Déjeuner

- Radis à la croque au sel
- Escalope de dinde poêlée
- Quinoa et courgettes sautées
- Yaourt au soja nature + fructose en poudre
- Verrine d'agrumes

Dîner

- Salade verte, tomates cerise et dés de jambon
- Crêpe de blé noir (voir p. 50)
- Compote de pêche

Verrine d'agrumes

INGRÉDIENTS : *½ pamplemousse • ½ orange • 1 c. à s. de jus de citron • 1 c. à s. de sucre de coco • quelques feuilles de menthe*

- Coupez à vif ½ pamplemousse et ½ orange. Détaillez-les en fins quartiers.
- Ajoutez 1 c. à s. de jus de citron et 1 c. à s. de sucre de coco, mélangez et entreposez au réfrigérateur pendant 1 h.
- Servez bien frais, décoré de quelques feuilles de menthe ciselées.

MENU 1

Détox zéro gras

MENU 2

Minceur zéro gras

MENU 3

Équilibre zéro gras

- CHAPITRE 4 -

HEALTHY & ZÉRO GRAS

Si le sucre est une addiction, la graisse n'en est pas moins une ! Sa consommation libère en effet de la dopamine, l'hormone du bonheur. S'il ne s'agit pas d'éliminer les graisses de l'alimentation, privilégier les bonnes graisses promet une silhouette plus fine durablement, un organisme plus fort et résistant, une mémoire et une concentration améliorées, une digestion plus légère et une peau plus nette !

Pas d'abus de graisses totales

Vous devez avant tout contrôler votre consommation de graisses totales (tous les aliments riches en gras, que ce soit les noix de cajou, la margarine allégée, le fromage ou les chips), car tout excès déséquilibre la balance énergétique et favorise la prise de poids à long terme.

Équilibrer les graisses saturées et insaturées

Comme nous consommons généralement trop de graisses saturées (viandes grasses, fromages, produits transformés industriels) par rapport aux graisses insaturées (amandes, avocat, huile d'olive...), l'idée est de rétablir l'équilibre pour que chaque type de graisse puisse assurer ses rôles dans l'organisme. Concrètement, cela passera par une réduction des graisses animales au profit des graisses végétales.

Une question de choix et de dosage

Il s'agira de respecter les règles suivantes :

- privilégier les graisses végétales (huile, purée d'amandes...) aux graisses animales (beurre, crème...) pour limiter votre consommation d'acides gras saturés ;
- consommer suffisamment d'oméga-3 en choisissant les bonnes huiles (colza, noix, cameline...) ;
- réduire les graisses saturées en limitant la charcuterie grasse (rillettes, saucisson...), le fromage (30 à 40 g par jour) et en sélectionnant les morceaux maigres des viandes (blanc de poulet, rosbif, steak haché à 5 % de MG...) ;
- réduire les graisses trans en cuisinant le plus souvent possible vous-même et en évitant au quotidien les aliments transformés (viennoiseries, pâtisseries, quiches, pizzas...) ;
- éviter de cumuler plusieurs aliments riches en graisses (même s'il s'agit de bonnes graisses) : avocat, olives, amandes, saumon... pour éviter les excès qui mènent au stockage ;
- doser la matière grasse de cuisson et d'assaisonnement (avec une cuillère à soupe). Objectif 2 à 3 cuillerées à soupe de gras par jour (1 par repas) !

1 c. à s. d'huile (10 g) =
10 à 12 g de beurre ordinaire / 20 g de beurre allégé à 41 % de MG / 10 g de margarine ordinaire / 15 g de margarine à 65 % de MG / 30 g de crème fraîche / 60 g de crème légère à 15 % de MG / 50 g de crème de soja / 20 g de purée d'oléagineux / 60 g de purée d'avocat (chair d'avocat mixée).

MENU 1

Détox zéro gras

SOS excès alimentaires et orgies de gras ! Vous dormez mal, vous vous sentez lourde et ballonnée, vous êtes fatiguée en permanence, votre peau est grasse et la balance affiche quelques kilos de plus… Vous avez besoin d'une bonne détox zéro gras ! Les menus qui suivent sont pauvres en graisses et riches en composés bénéfiques (antioxydants, oligoéléments…) qui stimulent les organes de l'élimination (fois, intestins, reins). De quoi vous redonner de l'énergie, vous apporter du bien-être et vous désintoxiquer de votre addiction au gras !

PETIT DÉJEUNER AU CHOIX

Choix 1

- Thé vert
- 2 tranches de pain complet au levain + 2 c. à c. de purée d'amandes
- 2 kiwis

Choix 2

- Thé rooibos (rouge)
- 3 c. à s. de flocons de quinoa + 1 yaourt au soja nature + 4 c. à s. de fruits rouges décongelés

Choix 3

- Boisson citron-gingembre (1/4 de citron jaune bio coupé en morceaux et 1 cm de gingembre frais râpé laissés infuser 5 min dans 30 cl d'eau bouillante)
- 3 c. à s. de flocons d'avoine + 1 petit verre de lait végétal sans sucre
- 1 compote sans sucre

Choix 4

- Jus vert (1/2 concombre, 1 pomme, 1 branche de céleri, 1 petite poignée de mâche et quelques brins de persil passés à l'extracteur de jus)
- 1 porridge préparé la veille au soir : 2 c. à s. de flocons d'avoine, 1 c. à s. de graines de chia mélangés et laissés gonfler dans 1 yaourt nature de brebis et 50 ml de lait végétal sans sucre

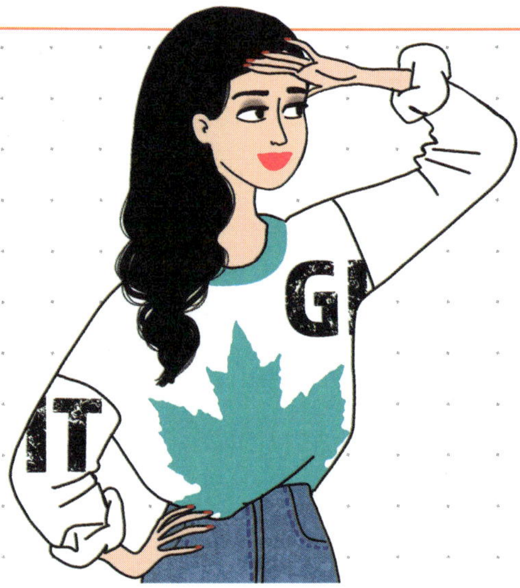

Jour 1

MENU

Déjeuner

- 150 g de salade de riz, tomate, concombre + 1 portion de vinaigrette légère
- 100-120 g de filet de lieu noir cuit au court-bouillon
- Purée de carottes au curcuma
- 1 poire

Dîner

- 1 œuf coque + 50 g de mouillettes de pain complet
- Salade de jeunes pousses d'épinards + 1 portion de vinaigrette légère
- 100 g de fromage blanc de brebis nature

Purée de carottes au curcuma (pour 2 personnes)

INGRÉDIENTS : *500 g de carottes • 1 c. à c. de curcuma en poudre • 100 g d'amande ou d'avoine cuisine • sel*

- Pelez et coupez en morceaux 500 g de carottes, faites-les cuire à l'eau bouillante salée pendant 20 à 25 min, puis égouttez.
- Mixez les carottes avec 1 c. à c. de curcuma en poudre, 2 bonnes pincées de sel et 100 g d'amande cuisine ou d'avoine cuisine.

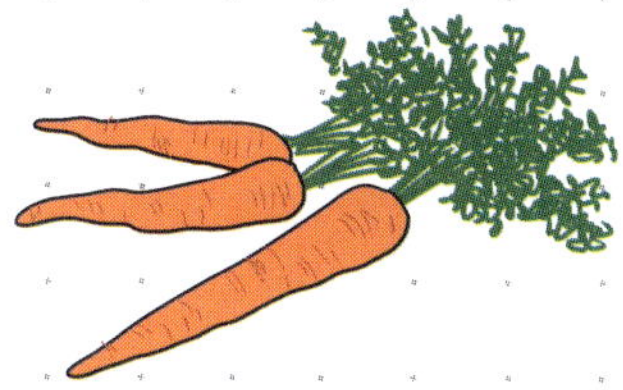

Jour 2

MENU

Déjeuner

- Moules au curry
- Poireaux vapeur
- 100 g de riz basmati semi-complet
- ½ mangue

Dîner

- Salade de carottes et radis noir râpés, ½ avocat coupé en lamelles + 1 portion de vinaigrette légère
- 1 œuf mollet (cuisson à l'eau bouillante pendant 4 min)
- 1 compote sans sucre
- 1 tranche de pain complet au levain

Moules au curry (pour 2 personnes)

INGRÉDIENTS : *300 g de moules décongelées • 150 g de champignons de Paris • 1 échalote • 1 c. à s. d'huile d'olive • 4 c. à s. de crème de soja • sel, poivre*

- Pelez et émincez 1 échalote, puis faites-la revenir à feu moyen avec 1 c. à s. d'huile d'olive. Ajoutez 300 g de moules décongelées et 150 g de champignons de Paris émincés.
- Salez, poivrez et laissez cuire à feu moyen pendant 5 min en mélangeant.
- Ajoutez ensuite 4 c. à s. de crème de soja, mélangez et servez.

Jour 3

MENU

Déjeuner

- 150 g de crevettes roses
- Salade de betterave cuite, fenouil cru, mâche + 1 portion de vinaigrette légère (p. 44)
- ½ mangue
- 1 tranche de pain complet au levain

Dîner

- Velouté de lentilles corail
- Salade de jeunes pousses d'épinards + 1 portion de vinaigrette légère
- 1 yaourt de brebis nature

Velouté de lentilles corail (pour 2 personnes)

INGRÉDIENTS : *100 g de lentilles corail sèches • 1 carotte • ½ oignon • 1 c. à c. de curry en poudre • 100 g de pulpe de tomates fraîches • 5 cl de lait de coco • sel*

- Pelez et coupez 1 carotte en rondelles. Rincez abondamment 100 g de lentilles corail sèches. Pelez et émincez ½ oignon.
- Mettez le tout dans une cocotte, saupoudrez avec 1 c. à c. de curry en poudre et couvrez avec 50 cl d'eau. Laissez cuire pendant 30 min environ.
- Ajoutez ensuite 100 g de pulpe de tomates fraîches, 2 bonnes pincées de sel et 5 cl de lait de coco. Mixez finement.

Jour 4

MENU

Déjeuner

- 100 g de filet de maquereau au cuit-vapeur
- Salsifis ou bien courgettes vapeur
  + 1 c. à s. d'huile d'olive
- 100 g de quinoa
- ¼ d'ananas

Dîner

- Tartare d'avocat, crabe, pamplemousse
- Bol de légumes vapeur
  + 100 g de quinoa
- 1 compote sans sucre

Tartare d'avocat, crabe, pamplemousse (pour 2 personnes)

INGRÉDIENTS : *1 boîte de miettes de crabe • 1 petit-suisse nature • 1 avocat bien mûr • 1 pamplemousse • ½ c. à c. de moutarde • jus de citron*

- Égouttez bien une boîte de miettes de crabe. Mélangez 1 petit-suisse nature avec ½ c. à c. de moutarde, puis mélangez au crabe.
- Pelez et coupez 1 avocat bien mûr en petits cubes, puis ajoutez du jus de citron pour éviter qu'il ne noircisse.
- Pelez 1 pamplemousse à vif et coupez-le en quartiers.
- À l'aide d'un cercle à pâtisserie de 8 cm de diamètre environ, formez les tartares en disposant d'abord l'avocat, puis le crabe et enfin le pamplemousse.

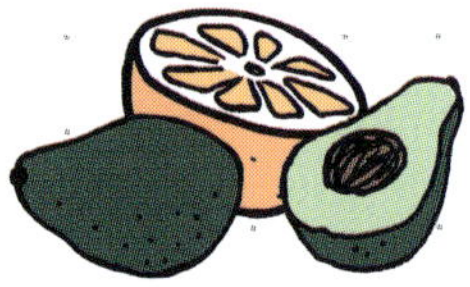

Jour 5

MENU

Déjeuner

- 1 cuisse de poulet sans peau
- Choux de Bruxelles cuits à la vapeur
- 150 g de patate douce cuite au four
  + 1 c. à s. d'huile d'olive
- ¼ d'ananas

Dîner

- ½ pomelo
- Salade de sarrasin aux framboises
  + 1 à 2 portions de vinaigrette légère
- 1 yaourt au soja nature
  + cannelle en poudre

Salade de sarrasin aux framboises (pour 2 personnes)

INGRÉDIENTS : *75 g de sarrasin • ½ oignon rouge • ½ concombre • ½ avocat • 150 g de tomates cerise • 100 g de framboises fraîches • sel*

- Faites cuire 75 g de sarrasin à l'eau bouillante salée pendant 15 min, puis égouttez.
- Épluchez et hachez ½ oignon rouge. Pelez et coupez en morceaux ½ concombre et ½ avocat. Lavez et coupez en deux 150 g de tomates cerise.
- Mélangez tous les ingrédients et ajoutez 100 g de framboises fraîches. Servez bien frais.

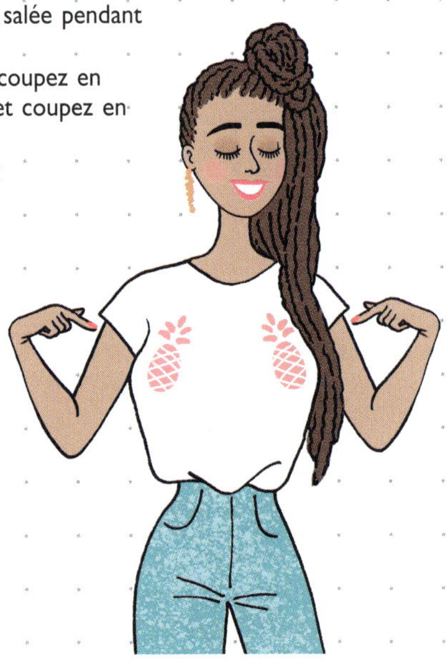

Jour 6

MENU

Déjeuner

- 1 tranche de pain complet au levain + sardines écrasées et menthe fraîche ciselée
- 100 g d'escalope de veau grillée sans MG
- Chou-fleur vapeur + 1 c. à s. d'huile d'olive
- Orange

Dîner

- Soupe détox au chou kale
- Salade de jeunes pousses et quartiers de pomelo + 1 portion de vinaigrette légère
- 1 fromage blanc de brebis nature
- 1 tranche de pain complet au levain

Soupe détox au chou kale (pour 2 personnes)

INGRÉDIENTS : *100 g de feuilles de chou kale • ½ oignon • 1 carotte • 1 branche de céleri • 1 c. à s. d'huile d'olive • sel • poivre*

- Pelez et émincez ½ oignon. Lavez et émincez 100 g de feuilles de chou kale (enlevez les parties dures). Pelez et coupez en rondelles 1 carotte. Lavez 1 branche de céleri.
- Mettez tous les légumes dans une casserole, couvrez avec 1 litre d'eau. Salez et poivrez, puis laissez cuire à feu doux pendant 15 min.
- Ajoutez en fin de cuisson 1 c. à s. d'huile d'olive et mixez.

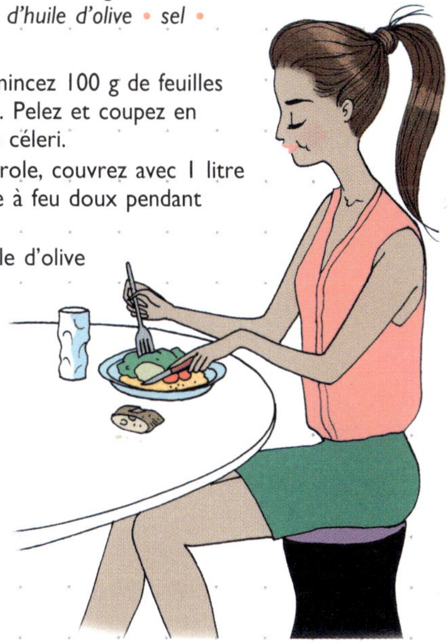

Jour 7

MENU

Déjeuner

- Poulet sauté aux asperges
- 100 g de riz basmati semi-complet
- 1 pomme cuite au four

Dîner

- Salade de lentilles à l'orange
- Aubergines cuites à la vapeur + 1 c. à c. d'huile d'olive
- 1 yaourt au soja nature + 50 g de framboises (décongelées, si besoin)

Poulet sauté aux asperges (pour 2 personnes)

INGRÉDIENTS : *2 escalopes de poulet • ½ botte d'asperges vertes • 2 échalotes • 4 brins de coriandre • 1 c. à s. d'huile d'olive • sel*

- Pelez et émincez 2 échalotes. Pelez et coupez en tronçons de 5 cm ½ botte d'asperges vertes. Détaillez 2 escalopes de poulet en lamelles.
- Faites chauffer 1 c. à s. d'huile d'olive dans une poêle et faites fondre les échalotes à feu doux pendant 5 min. Ajoutez les asperges et poursuivez la cuisson 5 min, puis ajoutez le poulet et continuez la cuisson 10 min.
- Salez et ciselez 4 brins de coriandre, parsemez sur le plat et servez.

Salade de lentilles à l'orange (pour 2 personnes)

INGRÉDIENTS : *250 g de lentilles vertes en conserve • 1 échalote • 2 oranges • 1 c. à s. de vinaigre balsamique • 1 c. à s. d'huile d'olive • sel*

- Rincez 250 g de lentilles vertes en conserve. Pelez et hachez 1 échalote. Pelez 2 oranges et coupez-les à vif.
- Mélangez les ingrédients, puis ajoutez 1 c. à s. de vinaigre balsamique et 1 c. à s. d'huile d'olive. Salez et servez bien frais.

MENU 2

Minceur zéro gras

Mieux contrôler votre consommation de graisses vous aidera à mincir sainement et durablement : les graisses apportent beaucoup d'énergie qui, si elle n'est pas dépensée, est stockée ! Mais cela va bien plus loin : certaines graisses sont plus facilement stockées par l'organisme, et bien sûr il s'agit des graisses dont on a tendance à abuser : les graisses saturées (junk food…) ! Les menus proposés ci-après sont pauvres en graisses et rassasiants ! Inspirez-vous-en pour une phase d'attaque, avant de stabiliser grâce à une alimentation low fat équilibrée (p. 90).

PETIT DÉJEUNER AU CHOIX

Choix 1

- Thé vert
- 30 g de muesli sans sucre
  + 1 fromage blanc nature
  + 1 poignée de fruits rouges décongelés

Choix 2

- 1 tasse de lait
  + cacao sans sucre et plus ou moins 1 petite c. à c. de sucre de coco
- 2 tranches de pain de campagne
  + 2 c. à c. de pâte à tartiner maison (p. 37)

Choix 3

- Café noir
- 50 g de pain de campagne
  + 10 g de beurre
- 1 tranche de jambon blanc ou 1 œuf dur

Choix 4

- Thé citron
- 4 biscottes complètes
  + 40 g de fromage de chèvre à tartiner

Jour 1

MENU

Déjeuner

- 100 g de blanc de dinde grillé
  + moutarde
- Brocoli sauté à l'ail
- 1 yaourt de soja nature
  + ½ banane coupée en rondelles et 1 c. à c. de miel
- 2 tranches de pain complet

Dîner

- ¼ de quiche sans pâte express
- Salade verte
  + 1 portion de vinaigrette légère
- 1 compote sans sucre

Quiche sans pâte express (pour 4 personnes)

INGRÉDIENTS : *reste de légumes cuits (250 g environ) • 50 g de farine d'épeautre complète • 3 œufs • 25 cl de lait demi-écrémé • 50 g de roquefort émietté*

- Préchauffez le four à 180 °C (th. 6).
- Mélangez 50 g de farine d'épeautre complète avec 3 œufs battus. Salez, puis intégrez progressivement 25 cl de lait demi-écrémé.
- Mettez un reste de légumes cuits dans le fond d'un plat antiadhésif allant au four. Versez la pâte par-dessus et ajoutez 50 g de roquefort émietté.
- Enfournez pour 40 min environ.

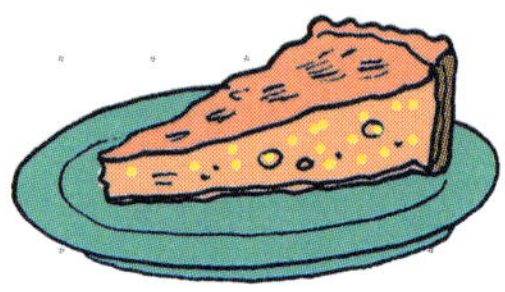

Jour 2

MENU

Déjeuner

- 2 rouleaux de printemps
- Salade d'endives
  + 50 g de miettes de thon
  + 1 portion de vinaigrette légère
- 1 faisselle de chèvre nature
  + 1 c. à c. de miel

Dîner

- Reste de quiche sans pâte express de la veille (1/4)
- Salade de mâche
  + 1 portion de vinaigrette légère
- 1 pomme

Rouleaux de printemps (pour 2 personnes)

INGRÉDIENTS : *4 galettes de riz • 4 feuilles de salade • crudités variées (bâtonnets très fins de concombre, germes de soja, carottes râpées...) • 50 g de vermicelles de riz • quelques feuilles de menthe • 1 à 2 tranches de jambon de poulet en lanières (facultatif) • sauce soja*

- Lavez la salade. Préparez des crudités. Réhydratez 50 g de vermicelles de riz comme indiqué sur le paquet. Lavez quelques feuilles de menthe. Découpez 1 à 2 tranches de jambon de poulet en lanières.
- Réhydratez 1 galette de riz 5 s dans une assiette d'eau tiède, puis déposez-la sur une surface bien propre et humide.
- Placez dans la partie basse une feuille de salade, puis mettez par-dessus un peu de vermicelles de riz, les crudités, de la menthe ciselée (et éventuellement des lanières de jambon de poulet). Roulez en partant du bas, rabattez les bords, puis finissez de rouler.
- Faites de même pour former les autres rouleaux. Servez avec de la sauce soja.

Jour 3

MENU

Déjeuner

- 100 g de salade de lentilles vertes (en conserve)
  + 1 portion de vinaigrette légère
- 100 g de blanc de poulet grillé
- Poêlée de légumes (surgelée)
- 1 yaourt nature
  + cannelle en poudre

Dîner

- 1/4 de pizza maison
- Salade verte
  + 1 portion de vinaigrette légère
- 1 compote sans sucre

Pizza maison (pour 4 personnes)

INGRÉDIENTS : *250 g de farine semi-complète • 1 c. à c. de levure chimique • 250 g de yaourt nature • 4 c. à s. de coulis de tomates ou de pulpe de tomates fraîches • 2 tranches de jambon blanc • 100 g de fromage râpé (gruyère, comté, tomme de brebis...) • origan • sel*

- Préparez la pâte à pizza légère : mélangez 250 g de farine semi-complète avec ½ c. à c. de sel et 1 c. à c. de levure chimique. Ajoutez 250 g de yaourt nature et mélangez jusqu'à l'obtention d'une boule.
- Étalez la pâte (pas besoin de repos) sur une plaque allant au four, recouverte de papier cuisson.
- Nappez-la de coulis de tomates (briquette) ou de pulpe de tomates fraîches (bocal). Saupoudrez d'origan séché, puis ajoutez 2 tranches de jambon blanc coupé en morceaux et le fromage râpé. Faites cuire au four à 180° C pendant 20 min environ.

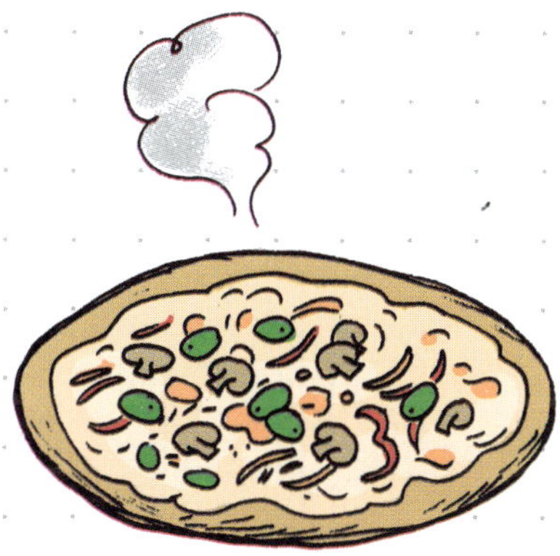

Jour 4

MENU

Déjeuner

- 100 g de macédoine de légumes (en conserve) + 1 portion de mayonnaise ultra légère (voir p. 89)
- 100 g d'escalope de dinde poêlée
- 100 g de spaghettis + ½ c. à s. d'huile d'olive
- ¼ d'ananas

Dîner

- Salad jar
- 1 fromage blanc nature
- 1 tranche de pain complet

Salad jar

INGRÉDIENTS : *1 poignée de salade verte • ½ avocat • 2 à 3 c. à s. de boulgour cuit • 10 tomates cerise • 1/2 poivron • 50 g de tofu aux herbes • vinaigrette légère (p. 44) • 1 c. à s. de graines de courge*

- Prenez 1 grand bocal et mettez-y 1 poignée de salade verte émincée.
- Déposez par-dessus ½ avocat légèrement citronné coupé en lamelles, puis 2 à 3 c. à s. de boulgour cuit, puis 1 dizaine de tomates cerise coupées en deux, puis des lamelles de poivrons, et 50 g de tofu aux herbes coupé en dés.
- Ajoutez 2 portions de vinaigrette légère, 1 c. à s. de graines de courge et refermez votre bocal. Consommez bien frais.

L'ananas

L'ananas possède une enzyme qui facilite la digestion mais, malheureusement, il ne brûle pas les graisses, contrairement à une idée reçue ! C'est quand même un délicieux dessert, très léger avec 50 calories pour 100 g.

Jour 5

MENU

Déjeuner

- Radis à la croque
- 1 steak de soja poêlé
- Purée de patate douce
- 1 banane

Dîner

- 2 œufs à la coque
- 50 g de mouillettes de pain de campagne
- Bol de légumes vapeur
- 1 fromage blanc + 1 c. à s. d'amandes concassées + 1 c. à c. de miel

Purée de patate douce (pour 2 personnes)

INGRÉDIENTS : *350 à 400 g de patate douce • 10 cl de lait de coco • sel • poivre*

- Faites cuire les patates douces à l'eau pendant 15 à 20 min (piquez avec un couteau pour vérifier la cuisson).
- Mixez les patates douces cuites avec le lait de coco et un peu de sel et de poivre.

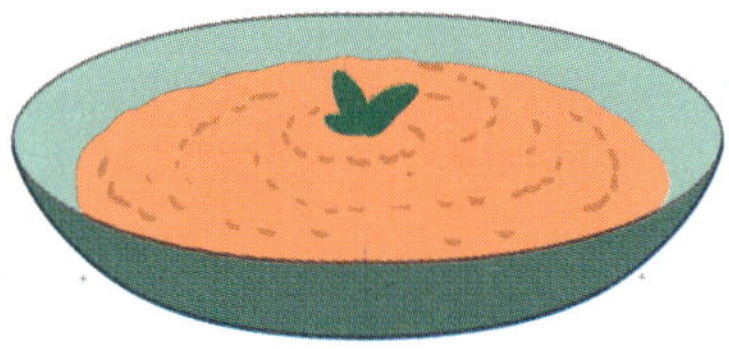

Jour 6

MENU

Déjeuner

- Asperges (conserve) + mayonnaise ultra légère
- 1 steak veggie (10 g de MG max)
- 150 g de patate douce écrasée + 1 noisette de beurre
- ½ mangue

Dîner

- 2 œufs à la coque
- 50 g de mouillettes de pain de campagne
- Bol de légumes vapeur
- 1 fromage blanc
- 1 c. à s. d'amandes concassées
- 1 c. à c. de miel

Mayonnaise ultra légère (pour 4 personnes)

INGRÉDIENTS : *1 c. à c. de moutarde • 150 g de tofu soyeux (magasin bio) • 1 c. à s. d'huile de colza • 1 c. à c. rase de curcuma en poudre • sel*

- Mixez 1 c. à c. de moutarde avec 150 g de tofu soyeux, 1 c. à s. d'huile de colza, 1 c. à c. rase de curcuma en poudre et 2 bonnes pincées de sel.
- Servez bien frais. Cette mayonnaise se conserve 4 jours au réfrigérateur.

La mayonnaise

Souvent élaborée avec de l'huile de tournesol riche en oméga-6, elle apporte 75 % de graisses ! Préparez vous-même une sauce mayonnaise maison avec de l'huile de colza (excellent apport en oméga-3) et coupez-la avec du fromage blanc : le tour est joué !

Jour 7

MENU

Déjeuner

- Salade de pommes de terre (sous vide : 150 g), concombre, tomate cerise + 1 portion de vinaigrette légère
- 1 cuisse de poulet rôti sans peau
- Épinards (surgelés en branches) sautés avec ½ c. à s. d'huile d'olive et 1 gousse d'ail hachée
- 1 ramequin de salade de fruits frais

Dîner

- Soupe de légumes variés
- 2 c. à s. de flocons de pois chiches ou de céréales et 50 g de tofu fumé coupé en dés parsemés dessus
- 1 yaourt nature + 1 compote sans sucre + 1 c. à s. d'amandes concassées

Soupe de légumes variés (pour 6 personnes)

INGRÉDIENTS : *1 sachet de légumes surgelés pour potage • 1 cube de bouillon de légumes bio • 10 cl de crème légère (15 % de MG max) ou de soja • sel*

- Faites cuire dans un autocuiseur 1 sachet de légumes surgelés pour potage dans 1 litre d'eau avec 1 cube de bouillon de légumes bio, pendant 10 min après rotation de la soupape.
- Ajoutez 10 cl de crème légère ou de soja et mixez. Ajustez la quantité de sel et d'eau souhaitée et servez.
- Variante : n'ajoutez pas de crème et ne mixez pas la soupe. Pour en faire une soupe complète, servez-la avec des dés de jambon ou de tofu fumé, des croûtons de pain ou des flocons de céréales, un peu de fromage râpé ou des graines de courge…

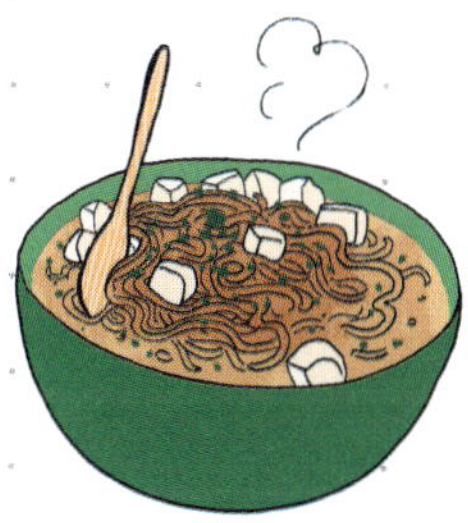

MENU 3

Équilibre zéro gras

Les menus zéro gras fondés sur l'équilibre alimentaire vous permettent d'alléger vos repas sans vous priver, et d'entretenir une silhouette fine toute l'année ! Le principe ? Un seul aliment gras par repas, de bonnes graisses (pas de graisses industrielles), de la gourmandise... Objectif quotidien : 2 à 3 cuillerées à soupe de gras par jour !

PETIT DÉJEUNER AU CHOIX

Choix 1

- Thé vert à la menthe
- 4 biscottes complètes + 10 g de beurre
- 1 fromage blanc

Choix 2

- Café noir
- 30 g de muesli sans sucre ajouté
- 1 yaourt nature, morceaux de fruits frais et 1 c. à c. de miel

Choix 3

- Café noir
- 3 pancakes healthy (p. 36) + 1 compote sans sucre

Choix 4

- Thé citron
- 2 tranches de pain de seigle + 1 noix de beurre et 1 tranche de jambon blanc

Jour 1

MENU

Déjeuner

- Wok de crevettes à l'ail
- Courgettes vapeur et 150 g de riz basmati
- 1 pomme
- Café noir ou infusion
- 10 g de chocolat noir à 70 % de cacao

Dîner

- Omelette (2 œufs) aux pommes de terre (100 g) et champignons
- Salade de mesclun + vinaigrette
- 1 fromage blanc nature + cannelle en poudre + 1 c. à c. de sucre de coco

Wok de crevettes à l'ail (pour 2 personnes)

INGRÉDIENTS : *250 à 300 g de crevettes décortiquées crues surgelées • 2 gousses d'ail • 1 c. à s. d'huile d'olive • 1 c. à s. de sauce soja*

- Décongelez 250 à 300 g de crevettes décortiquées crues. Pelez et hachez 2 gousses d'ail.
- Faites chauffer 1 c. à s. d'huile d'olive dans un wok, puis ajoutez l'ail et laissez rissoler pendant 1 à 2 min. Ajoutez les crevettes et faites cuire en mélangeant sans arrêt pendant 2 à 3 min.
- Versez 1 c. à s. de sauce soja, mélangez et servez.

Jour 2

MENU

Déjeuner

- Salade de concombre à la menthe
  + sauce au yaourt (voir recette p. 29)
- 1 steak de soja poêlé
- Écrasé de patate douce
- 2 kiwis

Dîner

- 1 part de pizza maison (voir p. 87)
- Salade de crudités variées (mâche, carottes râpées, tomates...)
  + 1 portion de vinaigrette légère
- 1 yaourt brassé nature
- 1 compote sans sucre

Écrasé de patate douce (pour 2 personnes)

INGRÉDIENTS : *400 g de patates douces • 1 c. à s. d'huile d'olive • sel fin • fleur de sel*

- Pelez et coupez en gros cubes 400 g de patates douces. Faites cuire à l'eau bouillante salée pendant environ 15 min, puis égouttez.
- Écrasez grossièrement à la fourchette avec 1 c. à s. d'huile d'olive et 2 pincées de fleur de sel.

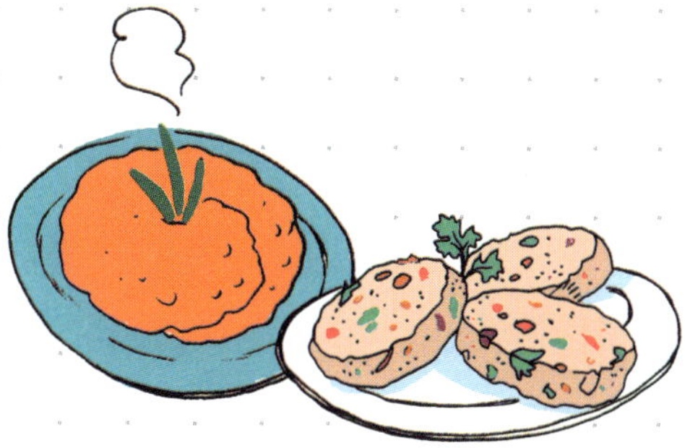

Jour 3

MENU

Déjeuner

- Couscous de légumes et pois chiches
- 100 g de semoule de couscous complète
- ¼ d'ananas

Dîner

- 1 tranche de jambon blanc
- Purée de légumes surgelée
- 30 g de crottin de chèvre
- 1 tranche de pain de campagne au levain
- 1 compote sans sucre

Couscous de légumes et pois chiches (pour 2 personnes)

INGRÉDIENTS : *2 carottes • 1 courgette • 2 navets • 4 c. à s. de pois chiches en conserve • 1 c. à s. d'huile d'olive • 2 c. à c. de ras-el-hanout*

- Pelez 2 carottes, 1 courgette, 2 navets et coupez-les en cubes.
- Faites revenir les légumes dans une cocotte avec 1 c. à s. d'huile d'olive, puis ajoutez 2 c. à c. de ras-el-hanout, mélangez et ajoutez 1 verre d'eau.
- Laissez cuire 20 min environ en mélangeant régulièrement. Servez avec la semoule et les pois chiches réchauffés.

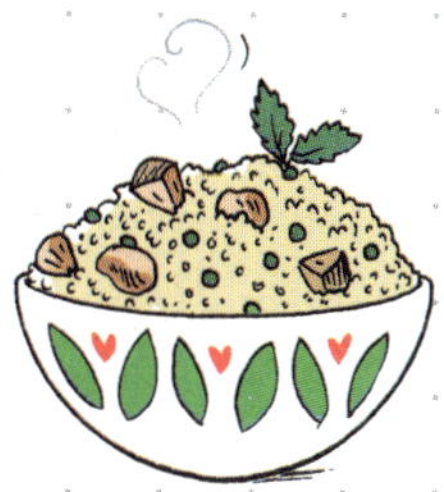

Jour 4

MENU

Déjeuner

- Salade de haricots verts + 1 portion de vinaigrette légère
- Steak de seitan poêlé
- 30 g de camembert
- 1 tranche de pain de campagne au levain
- 2 clémentines (ou autre fruit frais de saison)

Dîner

- Spaghettis à la carbonara légers
- Salade de mâche et radis émincés + 1 portion de vinaigrette légère (voir p. 44)
- 1 yaourt nature + cannelle en poudre

Spaghettis à la carbonara légers (pour 2 personnes)

INGRÉDIENTS : *100 g de spaghettis semi-complets • 100 g d'allumettes de bacon fumé • 100 g de petits champignons de Paris • 4 cl de crème légère • ½ boîte de pois chiches*

- Faites cuire *al dente* 100 g de spaghettis semi-complets et égouttez.
- Faites chauffer 100 g d'allumettes de bacon fumé dans une poêle antiadhésive avec 100 g de petits champignons de Paris émincés, ½ boîte de pois chiches égouttés et poursuivez la cuisson pendant 5 min.
- Intégrez les spaghettis et 4 cl de crème légère. Mélangez et servez.

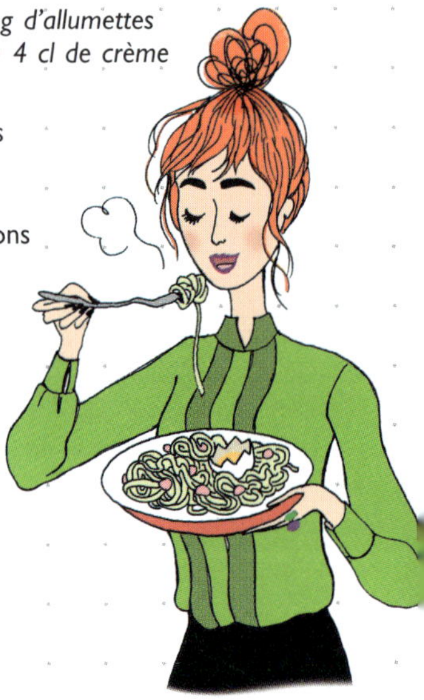

Jour 5

MENU

Déjeuner

- Escalope de porc grillée aux herbes de Provence
- Endives braisées
- 150 g de tagliatelles ou autres pâtes
- 2 kiwis

Dîner

- Fondue à la cancoillotte + 50 g de dés de pain de campagne grillés
- Salade verte, tomates cerise et carottes râpées + 1 portion de vinaigrette légère
- 1 compote sans sucre

Fondue à la cancoillotte (pour 2 personnes)

INGRÉDIENTS : *300 g de cancoillotte • 1 gousse d'ail • ½ verre de vin blanc sec • ½ petit verre à liqueur de kirsch • pain de campagne • poivre*

- Frottez le fond et les bords d'un poêlon en fonte avec 1 gousse d'ail coupée en deux. Versez 300 g de cancoillotte et faites chauffer à feu doux pendant 5 min tout en remuant pour éviter que ça accroche.
- Poivrez, ajoutez ½ verre de vin blanc sec, ½ petit verre à liqueur de kirsch et posez au centre de la table.
- Servez avec des dés de pain de campagne grillés.

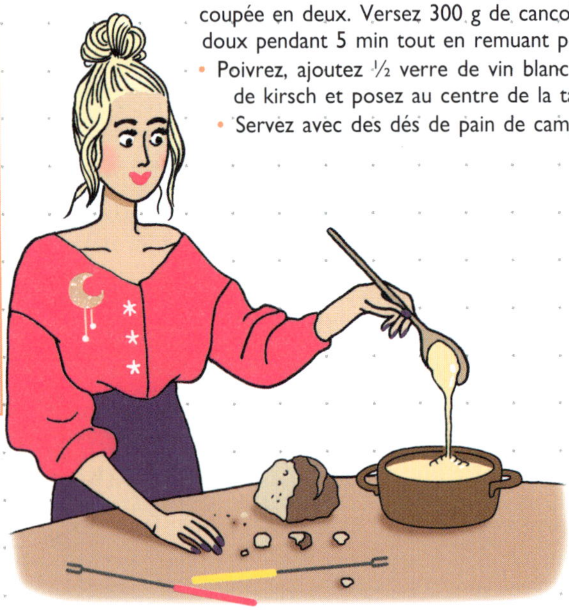

Jour 6

MENU

Déjeuner

- 100 g d'escalope de veau grillée
- Céleri braisé ou bien fenouil braisé (voir p. 45)
- 150 g de boulgour complet
- 200 g de fraises au citron (ou une pomme ou une orange)

Dîner

- Wrap au poulet
- Salade verte + 1 portion de vinaigrette légère
- ½ mangue

Wraps au poulet (pour 2 personnes)

INGRÉDIENTS : *2 galettes de blé complet du commerce • 100 g de blanc de poulet • 1 oignon • 1 poivron rouge • ½ c. à c. de paprika en poudre • ½ c. à c. de cumin en poudre • ½ avocat • 40 g de fromage râpé • sel*

- Faites griller sans matière grasse 100 g de blanc de poulet coupé en lanières et réservez.
- Faites revenir 1 oignon et 1 poivron rouge, puis laissez cuire à feu doux pendant 30 min. Salez et saupoudrez avec ½ c. à c. de paprika et de cumin.
- Prenez 2 galettes de blé complet et mettez-y des lanières de blanc de poulet et les légumes. Coupez ½ avocat en lanières et ajoutez-le également, avec 40 g de fromage râpé.
- Fermez les wraps et servez.

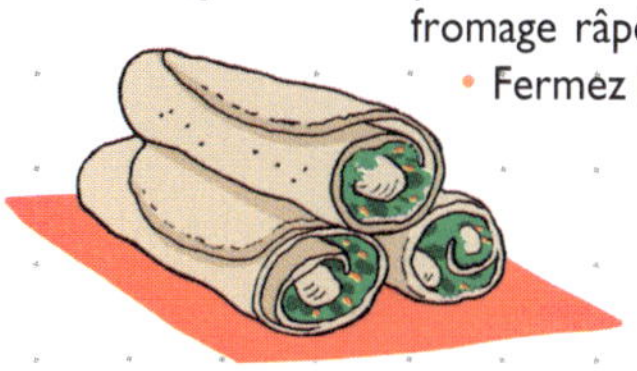

Jour 7

MENU

Déjeuner

- 100 g de rosbif + moutarde
- 100 g de spaghettis semi-complet
- Fenouil braisé (voir p. 45)
- 1 part de clafoutis aux myrtilles

Dîner

- 1 œuf mollet
- Poêlée de légumes du commerce
- 100 g de quinoa
- 1 fromage blanc nature + ¼ de grenade égrenée

Clafoutis aux myrtilles (pour 6 personnes)

INGRÉDIENTS : *200 g de myrtilles surgelées ou fraîches selon la saison • 120 g de farine complète de blé (T110) • 60 g de sucre de coco • 1 pincée de sel • 3 œufs • 35 cl de lait de vache ou végétal (sans sucre ajouté)*

- Préchauffez le four à 180 °C (th. 6).
- Mélangez 120 g de farine complète de blé (T110) avec 60 g de sucre de coco et 1 pincée de sel. Ajoutez 3 œufs battus et mélangez.
- Faites chauffer 35 cl de lait de vache ou végétal (sans sucre ajouté) et intégrez-le petit à petit en mélangeant bien.
- Versez dans un moule antiadhésif et ajoutez 200 g de myrtilles surgelées ou fraîches selon la saison.
- Enfournez pour 45 min.

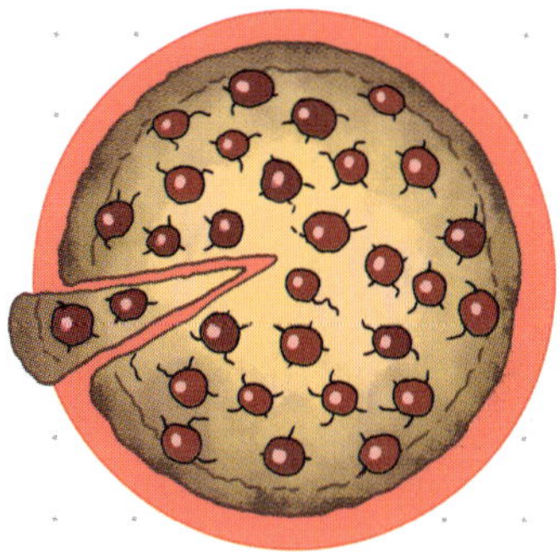

MENU 1

Week-end doudou & healthy

- Chapitre 5 -

Healthy & comfort food

Qui dit que plaisir et healthy food sont incompatibles ? Que la healthy food doit forcément être frustrante et terne ? Non seulement manger sain peut être très gourmand, mais cela n'interdit pas quelques écarts. C'est même recommandé dans le cadre d'une alimentation quotidienne équilibrée !

En mode comfort food

La comfort food désigne les plats conviviaux, souvent gras ou sucrés, que l'on associe aux bons moments de la vie, comme les fondues, les raclettes, les brunchs… Ils réchauffent le cœur surtout parce qu'ils sont associés au plaisir et à de bons souvenirs. Réconfortez-vous aussi en mode healthy : préparez des plats gourmands mais sains… et partagez-les entre amis ou en famille ! Si ce repas n'est pas équilibré, il constituera votre cheat meal !

Le principe du cheat meal

Le cheat meal, c'est le « repas triche », autrement dit le repas plaisir. Cela permet de faire une petite parenthèse, de se faire du bien et de limiter les frustrations. Cela ne nuit pas à l'équilibre de la nutrition ni à un objectif de perte de poids dans la mesure où il n'est pas quotidien. La bonne fréquence du cheat meal : 1 fois par semaine.

Les règles :

- Un cheat meal, ce n'est pas un cheat day ! Un « repas libre » suffit pour se faire plaisir, deux repas consécutifs, c'est déjà un gros écart !
- Un cheat meal, ce n'est pas non plus un repas où « tout est permis » et au cours duquel vous ingurgitez une quantité astronomique de nourriture.
- Un cheat meal se programme : ce n'est pas un écart à la volée qui risque de se transformer en dérapage incontrôlé. Prévoyez-le, organisez-le… C'est comme ça que vous l'apprécierez !

Le cheat meal a aussi un bienfait très intéressant sur la perte de poids. Quand on suit un programme, l'organisme finit par s'y habituer, et la perte de poids ralentit, et peut même stagner. Faire des cheat meals permet de casser la routine, de faire comprendre au corps qu'il n'est pas en période de restriction et qu'il n'a pas besoin de se mettre en mode « économie d'énergie ». Le cheat meal relance le métabolisme pour permettre au corps de continuer à déstocker.

Que manger au cheat meal ? Ce qui vous fait plaisir ! Vous pouvez manger des frites ou le dessert de vos rêves si cela vous frustre trop… Pensez simplement à apprécier ce repas à sa juste valeur, et à arrêter de manger quand vous n'avez plus faim. Il est toutefois possible de se faire très plaisir avec des repas sains, bien sûr !

L'idée anti-blues du lundi

L'origine de la déprime du dimanche ? La perspective de reprendre le travail sans avoir profité suffisamment du week-end. Pour lutter contre ce coup de blues, programmez des activités de détente à vivre en pleine conscience. Et offrez-vous un « slunch » : un repas-plaisir du dimanche, qui vous permettra de clore le week-end sur un moment agréable !

MENU 1

Week-end doudou & healthy

Pause ! Durant 2 jours, chouchoutez votre corps et faites-vous plaisir avec des recettes 100 % comfort food… healthy ! Rien que des recettes gourmandes, réconfortantes mais équilibrées, élaborées à base d'aliments sains. La seule chose à faire ? Éteindre son ordinateur, son téléphone, respirer profondément et déguster, lentement, dans le silence. Cette pause équilibrée et gourmande est un moment cocooning qui fait du bien au corps et à l'esprit !

Petit déjeuner doudou

MENU

- ▸ Chia pudding à la framboise
- ▸ Thé

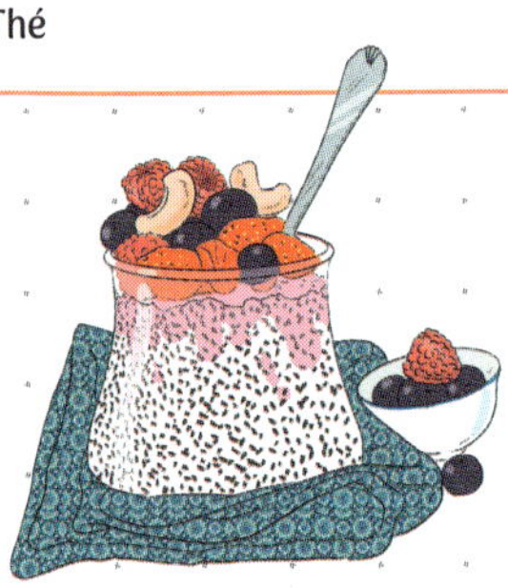

Chia pudding à la framboise

INGRÉDIENTS : ***pour le coulis framboises :*** *1 grosse poignée de framboises fraîches ou congelées.* ***Pour le chia pudding rose :*** *15 cl de lait végétal (coco, riz, avoine, amande, soja…) • 1 c. à s. de sirop d'agave • 1 poignée de framboises fraîches ou congelées • 25 g de graines de chia.* ***Pour le chia pudding blanc :*** *15 cl de lait végétal (coco, riz, avoine, amande, soja…) • 1 c. à s. de sirop d'agave • 25 g de graines de chia*

- Préparez le coulis : mixez les framboises et réservez.
- Pour le pudding de chia rose : mixez les framboises avec le lait végétal et le sirop d'agave. Versez le mélange sur les graines de chia, mélangez, puis laissez reposer.
- Préparez de la même manière le pudding de chia blanc. Attendez 10 min pour les deux préparations et mélangez de nouveau.
- Montez votre pudding : versez du coulis de framboises dans le fond d'un bol (ou d'un verre, d'une verrine…). Versez du chia pudding rose. Versez ensuite du chia pudding blanc. Mettez au frais toute la nuit.
- Au moment de déguster, vous pouvez décorer de framboises entières, de graines, de noix… Appliquez-vous ! Plus c'est beau, meilleur c'est !

Déjeuner doudou

MENU

- ▸ Buddha bowl vegan
- ▸ 1 fruit de saison
- ▸ 1 tisane digestive (tilleul, anis, verveine, gingembre, fenouil, artichaut…)

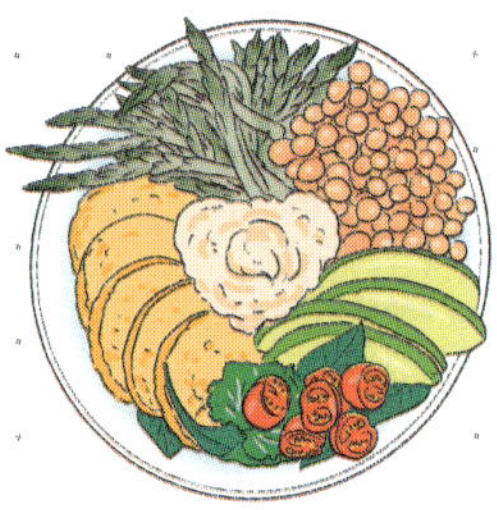

Buddha bowl vegan

INGRÉDIENTS : *½ tasse de quinoa rincé • ¾ de tasse de pois chiches cuits • ½ poivron rouge • le jus d'½ citron • ½ avocat • 1 petite poignée de jeunes pousses de saison • huile d'olive • vinaigre balsamique • 1 pincée de sel • 1 pincée de curcuma • 1 pincée d'origan • herbes fraîches au choix*

- Faites cuire le quinoa dans une casserole avec 1 tasse d'eau. Portez à ébullition et laissez cuire à feu doux jusqu'à évaporation de l'eau.
- Dans un bol, mélangez les pois chiches avec 1 c. à s. d'huile d'olive, le sel, le curcuma et l'origan. Faites cuire 15 à 20 min à 180 °C – th. 6 (remuez si nécessaire !) jusqu'à la cuisson désirée et laissez refroidir.
- Retirez les graines du demi-poivron rouge. Mixez le poivron avec 2 c. à s. d'huile d'olive, le jus de citron, des herbes ciselées et du vinaigre balsamique. Mettez le tout à cuire à feu doux jusqu'à consistance souhaitée. Goûtez et ajustez les assaisonnements selon vos préférences.
- Enfin, assemblez votre buddha bowl dans un bol ou une assiette creuse. Disposez le quinoa au fond. Découpez et disposez l'avocat, les pois chiches ainsi que les jeunes pousses de salade. Arrosez le quinoa de sauce au poivron rouge et décorez votre bowl de graines (sésame, courge, gomasio…) !

Dîner doudou

MENU

- Riz sacré et patate douce au four
- 1 fruit de saison
- 1 carré de chocolat noir (pour le plaisir)

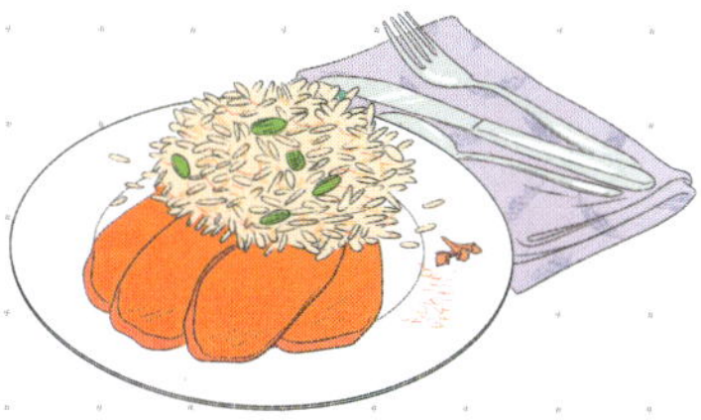

Riz sacré et patate douce au four

INGRÉDIENTS : *1 petite patate douce • ½ tasse de riz basmati (préférez le semi-complet) • 3 clous de girofle • 1 bâton de cannelle • 4 filaments de safran • 3 gousses de cardamome concassées • ½ c. à s. de pistaches • 2 c. à s. de sucre en poudre • ½ c. à s. d'amandes effilées • ½ c. à s. de raisins secs • huile d'olive • jus de citron • 1½ c. à s. de ghee (beurre clarifié) • sel*

- Préchauffez votre four à 180 °C (th. 6).
- Brossez la patate douce sous l'eau et coupez-la en deux dans la longueur. Déposez les deux moitiés dans un plat allant au four. Dans un bol, mélangez de l'huile d'olive et un peu de jus de citron. Versez la préparation sur la patate douce et enfournez pour 45 min.
- Préparez le riz sacré : faites cuire le riz à feu doux et ajoutez dans l'eau de cuisson les clous de girofle, la cannelle et du sel.
- Dans une poêle à feu doux, faites infuser le safran dans 1 c. à s. d'eau et ajoutez ensuite les graines de cardamome concassées, les pistaches et le sucre. Quand le sucre est dissous, ajoutez le ghee, les raisins et les amandes et remuez jusqu'à caramélisation des amandes. Versez le tout sur le riz cuit et mélangez.
- Dans l'assiette, dressez le riz et la patate !

Brunch

MENU

- Pancakes vegan à la banane
- Granola maison

Pancakes vegan à la banane (pour 5 pancakes)

INGRÉDIENTS : *1 banane bien mûre • 16 cl de lait végétal • 130 g de farine (petit épeautre, épeautre, coco, riz ou blé) • 1 c. à s. de sucre (coco, rapadura, brun) • huile végétale*

- Écrasez la banane à la fourchette, ajoutez le lait végétal et mélangez. S'il reste des grumeaux, ce n'est pas grave. C'est meilleur !
- À part, mélangez la farine et le sucre, puis amalgamez au mélange banane-lait.
- Faites cuire chaque pancake à feu doux dans une petite poêle huilée jusqu'à ce qu'il se décolle légèrement et retournez-le à l'aide d'une spatule.
- Servez nature ou avec du sirop d'érable, d'agave, du miel ou des fruits !

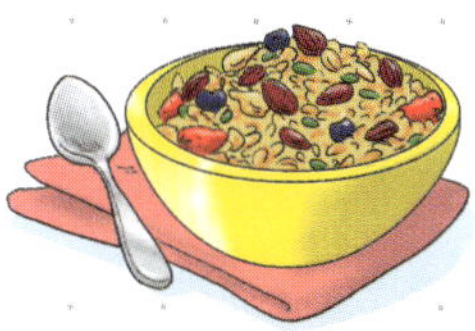

Granola maison

INGRÉDIENTS : *300 g de flocons d'avoine • 120 g de fruits à coque • noix et graines (noix, amandes, courge, lin, noisettes, pécan…) • 1 c. à s. de cannelle moulue • 1 c. à s. de purée d'oléagineux • 100 g de sucre liquide (miel, agave, érable…) • 100 g de compote de pommes sans sucre ajouté • 1 c. à s. d'huile végétale*

- Préchauffez votre four à 180 °C (th. 6).
- Mélangez les flocons d'avoine, les fruits à coque, les graines et la cannelle. Dans une casserole à feu doux, mélangez le sucre liquide, la compote de pommes et l'huile jusqu'à ce que le mélange devienne liquide. Versez celui-ci sur le mélange de flocons d'avoine et mélangez bien le tout.
- Étalez la préparation sur une plaque de cuisson et enfournez pour 20 min environ. Mélangez plusieurs fois la préparation pendant la cuisson pour que ça dore uniformément (et pour éviter que ça brûle) !
- Dès que votre granola est doré, il est prêt ! Attendez juste qu'il refroidisse avant de le transférer dans un bocal en verre et le déposer sur votre table dominicale.

Brunch (suite)

MENU

Banana boat (pour 2 tartines)

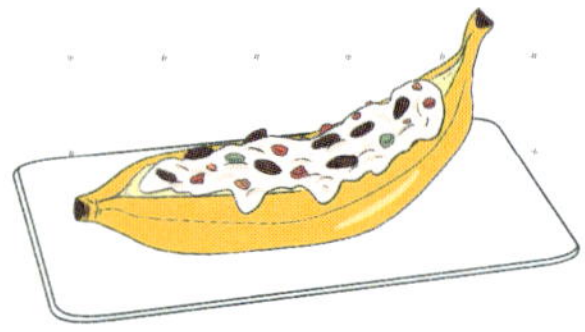

INGRÉDIENTS : *1 banane • 1 c. à s. de beurre de cacahuètes ou de yaourt nature végétal • fruits secs et noix au choix (amandes, noisettes, cajou…)*

- Épluchez la banane et coupez-la en deux dans la longueur.
- Étalez un peu de beurre de cacahuètes ou du yaourt nature directement sur la face interne et parsemez de quelques fruits secs et noix concassées.
- Pour les gourmandes, que diriez-vous de quelques pépites de chocolat ?

Verrine de betterave colorée, vegan et gluten free (pour 6 verrines)

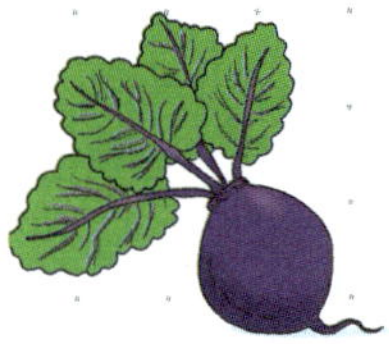

INGRÉDIENTS : *240 g de tofu soyeux • 160 g de betterave cuite • ½ gousse d'ail • 1 petit bouquet de ciboulette • quelques noix concassées, jeunes pousses pour la déco*

- Mixez tous les ingrédients et versez la préparation dans des verrines. Mettez au frais.
- Au moment de servir, parsemez de quelques noix concassées, de jeunes pousses ou de ciboulette.
- En plus d'être bonne, cette recette est hyper légère, enjoy !

Tartines à l'avocat (pour 2 tartines)

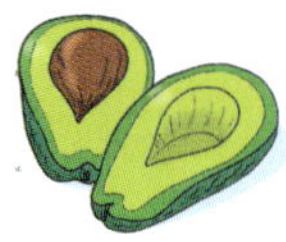

INGRÉDIENTS : *1 avocat bien mûr • quelques gouttes de citron • 2 tranches de pain aux céréales*

- Pelez et mixez l'avocat et ajoutez quelques gouttes de citron. Goûtez au fur et à mesure pour doser le citron selon votre goût.
- Grillez le pain aux céréales et tartinez d'avocat.
- Vous pouvez concasser quelques noix de cajou et les déposer sur vos tartines. Effet garanti !

Houmous

INGRÉDIENTS : *1 boîte de pois chiches déjà cuits (240 g) • 2 gousses d'ail • 2 c. à s. de tahin • le jus d'½ citron • huile d'olive • épices : cumin • paprika… • 1 poignée de persil*

- Mixez tous les ingrédients et ajoutez l'huile d'olive et les épices au fur et à mesure à votre convenance. C'est déjà prêt ! Servez sur des tartines avec de l'oignon confit et des graines de sésame par-dessus.

Oignons confits (pour 1 pot)

INGRÉDIENTS : *6 gros oignons • 100 g de sucre en poudre • 4 c. à s. de vinaigre balsamique • 1 c. à s. d'huile d'olive*

- Épluchez les oignons et émincez-les finement. Faites-les revenir à feu doux dans l'huile d'olive jusqu'à ce qu'ils deviennent translucides.
- Versez le sucre et le vinaigre. Laissez cuire à feu doux et mélangez jusqu'à l'évaporation du vinaigre, environ 20 min.
- Servez en tartines sur du houmous.

Dîner

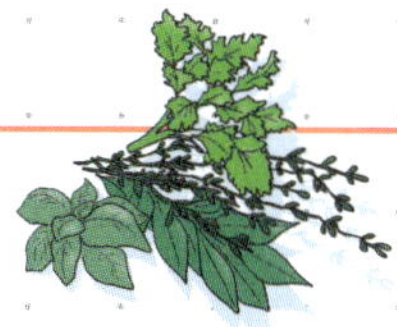

MENU

- Rolls so veggie
- Un fruit de saison

Rolls so veggie

INGRÉDIENTS

Pour la sauce cacahuètes-coco : *1 gousse d'ail • 1 c. à s. de gingembre frais râpé ou en poudre • 1 c. à s. d'huile de sésame • 2 c. à s. de lait de coco • 2 c. à s. de tamari • 1 c. à c. sirop d'agave • ¼ de tasse de beurre de cacahuètes • 3 c. à s. de jus de citron (vert de préférence !)*

Pour les rolls veggie *(à voir selon votre faim !) feuilles de riz (1 feuille = 1 rouleau de printemps) • vermicelles de riz • 1 carotte • 1 avocat • salade de saison • 1 poignée de cacahuètes à concasser • Must : menthe • concombre • chou rouge • betterave râpée • fleurs comestibles • laissez-vous tenter par vos envies !*

- Pelez et pressez l'ail. Mélangez le tout dans un bol avec un fouet jusqu'à obtenir une sauce crémeuse. Ajoutez un peu d'eau pour diluer si besoin. Pour la déco, vous pouvez parsemer votre sauce de quelques graines de sésame.
- Faites cuire les vermicelles dans une casserole d'eau bouillante. Rincez-les (ce n'est pas grave s'ils collent). Réservez-les.
- Lavez et rincez les légumes, râpez-les assez épais pour garder le croquant. Coupez l'avocat en lamelles.
- Remplissez une assiette creuse d'eau tiède pour ramollir les feuilles de riz : passez-les une par une dans l'eau. Manipulez les feuilles de riz avec délicatesse (elles se déchirent facilement !).
- Sur 1 feuille de riz à plat, déposez au centre un peu de salade, des vermicelles de riz, puis des carottes râpées, 1 lamelle d'avocat et quelques cacahuètes concassées avant de refermer : repliez les côtés sur votre garniture, puis roulez serré.
- Vous n'avez plus qu'à répéter l'opération pour les autres rouleaux !

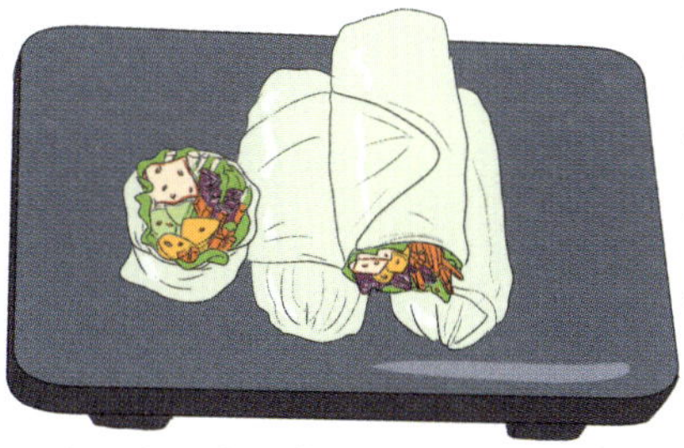

PARTIE 2

HEALTHY GREEN FOOD

MENU 1

Veggie food de printemps

MENU 2

Veggie food d'été

MENU 3

Veggie food d'automne

MENU 4

Veggie food d'hiver

- Chapitre 1 -

Veggie food

Que vous choisissiez de manger veggie dans un souci du bien-être animal, pour votre santé, pour réduire votre empreinte carbone, et que vous supprimiez les œufs et les produits laitiers en plus de la viande et du poisson, la veggie food va vous régaler, améliorer votre transit, votre digestion, tout en respectant l'équilibre nutritionnel à chaque repas !

Go sur les protéines végétales

Les acides aminés sont les éléments de base des protéines. Il en existe un grand nombre, mais 20 seulement sont utilisés par notre organisme. Parmi eux, 11 peuvent être fabriqués par le corps humain suite à la digestion des protéines que nous mangeons. Les 9 autres ne sont pas synthétisables par l'organisme, ils sont dits « essentiels », et doivent être apportés par l'alimentation. Lorsqu'on ne mange pas de viande, on peut obtenir ces acides aminés grâce aux protéines végétales.

Le soja et le quinoa contiennent tous les acides aminés essentiels.

Les protéines des céréales (blé, riz, orge, maïs…) sont insuffisantes quant à l'apport de lysine (l'un des acides aminés essentiels), mais intéressantes pour leur apport en méthionine (un autre acide aminé essentiel). Les légumineuses, elles, contiennent des protéines riches en lysine mais pauvres en méthionine. Il est donc judicieux d'associer céréales et légumineuses au cours d'un repas ou au cours de la journée. Cette association est même ancestrale ! En Inde, on consomme traditionnellement du riz avec des lentilles. Dans les pays du Maghreb, on mélange des pois chiches à la semoule de blé. En Amérique du Sud, on associe les haricots rouges et le maïs.

Zéro carence

En calcium

On a longtemps pensé qu'il fallait consommer des produits laitiers en grande quantité afin de combler les pertes en calcium de l'organisme. Mais il a aujourd'hui été démontré qu'une alimentation riche en fruits et légumes préviendrait les risques de fractures.

En fer

Le fer contenu dans les aliments d'origine animale est mieux absorbé par l'organisme. Mais une alimentation végétarienne équilibrée et variée peut facilement satisfaire nos besoins en fer. Quelques aliments riches en fer : les graines de courge et de sésame, le son de blé ou encore le cacao, le quinoa, l'amarante, les lentilles et les légumes feuilles (épinards, les bettes…).

En vitamine B12 ?

La vitamine B12 est une vitamine que l'on ne trouve QUE dans les aliments d'origine animale. En consommant des œufs et des laitages, vous ne risquez pas de carences. Par contre, les végétaliens doivent nécessairement prendre un complément médicamenteux ou utiliser des produits enrichis en vitamine B12 plusieurs fois par jour (comme certains laits végétaux au soja ou certaines céréales pour le petit déjeuner).

MENU 1

Veggie food de printemps

Manger des fruits et légumes de saison, c'est bon pour le corps, car c'est à ce moment qu'ils possèdent le plus de vitamines et minéraux. Mieux : les fruits et légumes de saison répondent aux besoins du corps à ce moment précis de l'année. Carottes, avocats, kiwis, concombre, haricots verts, bananes et tomates… En route pour le printemps, une période attendue pour varier les aliments! Place aux légumes nouveaux et à la légèreté!

Jour 1

MENU

Petit déjeuner

- Thé ou café
- Pain
- Fromage
- 1 verre de jus de fruits

Déjeuner

- Salade orange : carottes râpées, poivrons orange, mimolette, penne rigate, vinaigrette,
- 1 poignée de cerises

Dîner

- Salade verte légèrement assaisonnée
- Spaghettis à la bolognaise veggie
- 1 coupelle de fruits rouges

Spaghettis à la bolognaise veggie

INGRÉDIENTS : *100 g de spaghettis • 30 g de protéines de soja • ½ oignon haché • ½ gousse d'ail • 1 tomate pelée • quelques champignons • sauge • basilic • persil • 1 c. à s. d'huile d'olive • sel*

- Réhydratez les protéines de soja dans 2 fois leur volume de bouillon de légumes chaud.
- Faites revenir ½ oignon haché et ½ gousse d'ail hachée avec 1 c. à s. d'huile d'olive. Ajoutez 1 tomate pelée mixée et des champignons émincés.
- Ajoutez de la sauge, du basilic et du persil haché et les protéines de soja réhydratées. Laissez mijoter 10 min.
- Faites cuire les spaghettis dans un grand volume d'eau bouillante salée. Servez les pâtes accompagnées de la sauce.

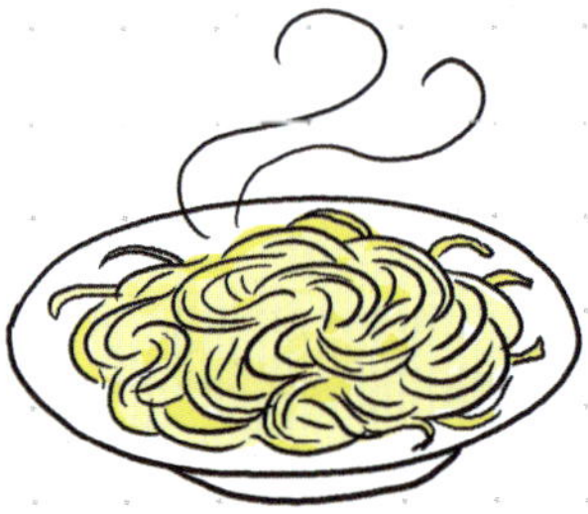

Jour 2

MENU

Petit déjeuner

- Thé ou café
- 1 yaourt nature et des céréales
- 1 poignée d'oléagineux
- 2 kiwis

Déjeuner

- Wrap printanier
- 1 banane

Wrap printanier

INGRÉDIENTS : *2 tortillas de blé • 1 tomate • ½ poivron • ¼ d'oignon rouge • cheddar • feuilles de laitue • 1 c. à s. de crème fraîche (à 15 % de MG) • ½ gousse d'ail • cumin en poudre • persil*

- Épluchez 1 tomate et ½ poivron et coupez-les en fines lanières. Émincez ¼ d'oignon rouge, coupez finement du cheddar et émincez des feuilles de laitue.
- Préparez la sauce : mélangez de la crème fraîche (à 15 %), ½ gousse d'ail hachée, une pincée de cumin en poudre et du persil haché.
- Garnissez 2 tortillas avec tous les ingrédients et assaisonnez de sauce. À déguster frais!

Jour 2 (suite)

MENU

Dîner

- Tomates farcies au tofu
- Riz complet et sa noisette de beurre
- 1 nectarine

Tomates farcies au tofu

INGRÉDIENTS : *2 tomates • 100 g de tofu • 1 échalote • 1 gousse d'ail • ¼ d'aubergine • sauce soja • basilic • bouillon de légumes • huile d'olive*

- Préchauffez le four à 180 °C (th. 6).
- Lavez 2 tomates, coupez-en les chapeaux et évidez-les.
- Faites suer 1 échalote avec de l'huile d'olive, ajoutez ¼ d'aubergine coupée en tout petits dés et 1 gousse d'ail hachée. Laissez cuire quelques minutes. Ajoutez un filet de sauce soja, du basilic ciselé et le tofu coupé en petits dés.
- Garnissez les tomates évidées avec le mélange et ajoutez les chapeaux. Placez les tomates farcies dans un grand plat, dans un fond de bouillon de légumes, et faites cuire au four 30 min.

Jour 3

MENU

Petit déjeuner

- Thé ou café
- Porridge aux cranberries

Déjeuner

- Salade tropicale au seitan
- Pain
- Thé vert à la menthe

Dîner

- Gaspacho
- Pain
- 1 compote aux pêches et abricots

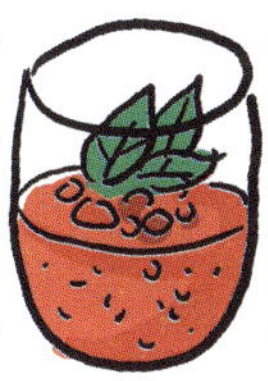

Porridge aux cranberries

INGRÉDIENTS : *50 g de flocons d'avoine • 1 verre de lait végétal • 1 c. à c. de sucre de canne • 1 c. à s. de cranberries • quelques cerneaux de noix*

- Faites chauffer 1 verre de lait et 1 verre d'eau, puis ajoutez les flocons d'avoine.
- Incorporez 1 c. à c. de sucre de canne et laissez cuire 5 min.
- Intégrez 1 c. à s. de cranberries (c'est-à-dire des canneberges) et quelques cerneaux de noix concassés.
- Servez chaud.

Salade tropicale au seitan

INGRÉDIENTS : *80 g de seitan • ¼ de papaye • 1 carotte • ½ oignon • 1 tomate • 1 poignée de haricots verts cuits • 2 c. à c. de sauce soja • 1 c. à s. d'huile d'olive • 1 c. à s. de sauce nuoc-mâm • purée de piment • cacahuètes non salées • poivre*

- Coupez ¼ de papaye et 1 carotte en fine julienne. Coupez aussi ½ oignon et 1 tomate en tranches fines. Mélangez tous les ingrédients. Ajoutez une poignée de haricots verts cuits.
- Dans une poêle, faites sauter le seitan coupé en cubes pendant quelques minutes à feu vif. Poivrez, puis déglacez la poêle avec 1 c. à c. de sauce soja. Ajoutez les dés de seitan sautés aux légumes.
- Préparez la sauce : mélangez 1 c. à s. d'huile d'olive, 1 c. à s. de sauce soja, 1 c. à s. de sauce nuoc-mâm et une pointe de purée de piment.
- Arrosez la salade de sauce, puis saupoudrez avec des cacahuètes concassées.

Gaspacho

INGRÉDIENTS : *2 verre de jus de tomates • 1 oignon • persil • ½ concombre • 1 tomate • 1 c. à s. d'huile d'olive • Tabasco® • 1 c. à s. de vinaigre de vin • poivre*

- Placez dans un saladier 1 oignon haché avec du persil, ½ concombre épépiné et 1 tomate. Ajoutez 1 c. à s. d'huile d'olive et 1 verre de jus de tomate.
- Mélangez parallèlement un autre verre de jus de tomate avec une pointe de Tabasco®, du poivre et 1 c. à s. de vinaigre de vin.
- Mixez les deux préparations et réservez le tout au réfrigérateur plusieurs heures avant de servir.
- Accompagnez votre gaspacho de poivrons coupés en petits dés, d'emmental râpé et de croûtons.

Jour 4

MENU

Petit déjeuner

- Thé ou café
- Pain beurré
- 1 fromage blanc sucré à la cassonade
- 1 verre de jus de fruits

Déjeuner

- 1 steak de soja grillé
- Duo de riz et tomates provençales
- Ananas

Dîner

- Omelette à la ratatouille
- Haricots verts
- Fruit

Omelette à la ratatouille

INGRÉDIENTS : *200 g de millet cuit • 2 œufs • 2 c. à s. de ratatouille cuisinée • quelques câpres • basilic • huile • sel*

- Faites cuire le millet dans 2 fois son volume d'eau bouillante salée.
- Battez 2 œufs en omelette. Ajoutez le millet cuit, 2 c. à s. de ratatouille cuisinée, quelques câpres et du basilic haché.
- Faites chauffer de l'huile dans une poêle et faites saisir l'omelette. Baissez le feu, couvrez et laissez cuire à feu doux pendant 10 min.

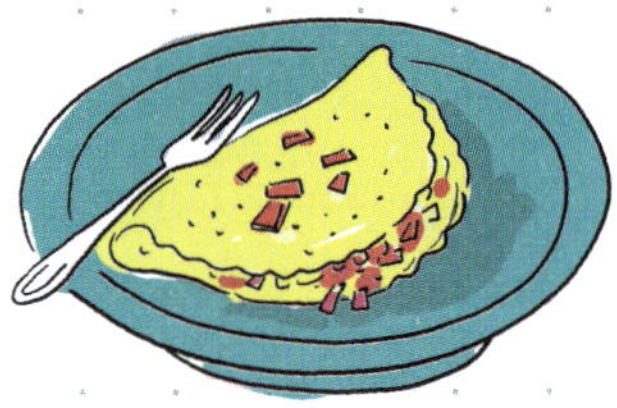

Jour 5

MENU

Petit déjeuner

- Thé ou café
- 1 croissant
- 1 laitage
- 1 verre de jus de fruits

Déjeuner

- Salade corse
- Fruit

Dîner

- Crudités légèrement assaisonnées
- Galettes au curry
- Semoule de blé Khorasan®
- Salade de fruits frais

Salade corse

INGRÉDIENTS : *quelques feuilles de salade verte • 1 tomate • 1 pomme de terre cuite vapeur • 30 g de tomme de brebis • 1 c. à s. d'huile d'olive • 1 c. à s. de vinaigre • sel • poivre*

- Préparez la vinaigrette en mélangeant l'huile d'olive, le vinaigre, du sel et du poivre dans un bol.
- Lavez la salade et essorez-la, disposez-la dans une assiette.
- Ajoutez la tomate et la pomme de terre pelée coupées en petits morceaux.
- Parsemez de copeaux de fromage de brebis et arrosez de vinaigrette.

Galettes au curry

INGRÉDIENTS : *1 œuf • 2 carottes • 1 gousse d'ail • 1 c. à s. de farine de pois chiches • 1 c. à s. d'arrow-root • 2 c. à s. de crème de soja, 1 c. à s. de pâte de curry • ciboulette ciselée • huile d'olive • sel*

- Mélangez 1 œuf, 2 carottes râpées, 1 gousse d'ail hachée, 1 pincée de sel, 1 c. à s. de farine de pois chiches et 1 c. à s. d'arrow-root.
- Façonnez des galettes aplaties et faites-les cuire à la poêle avec de l'huile d'olive.
- Servez les galettes avec la sauce obtenue en mélangeant 2 c. à s. de crème de soja avec 1 c. à s. de pâte de curry et de la ciboulette ciselée.

Jour 6

MENU

Petit déjeuner

- Thé ou café
- Toasts beurrés
- 1 œuf à la coque
- 1 verre de jus de fruits

Déjeuner

- Brochette de tempeh à la sauce coco
- Duo de riz et légumes
- 1 nectarine

Dîner

- Crudités assaisonnées
- Duo de pois chiches et de courgettes sautées
- Pain
- Fromage
- 1 pomme golden

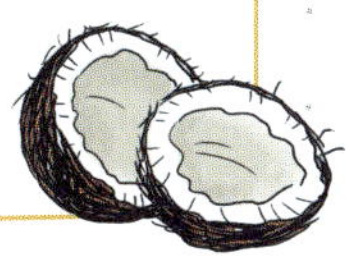

Brochette de tempeh à la sauce coco

INGRÉDIENTS : *80 g de tempeh • ½ poivron ½ gousse d'ail • 1 petit morceau de racine fraîche de gingembre (1 cm) • 30 g de lait de coco • 1 c. à s. de tahin • 1 c. à c. de sauce soja • 1 pincée de piment de Cayenne • huile de pépins de raisin*

- Préparez la sauce : hachez ½ gousse d'ail avec 1 petit morceau de racine fraîche de gingembre (1 cm).
- Dans une casserole, faites chauffer à feu doux 30 g de lait de coco. Ajoutez 1 c. à s. de tahin, 1 c. à c. de sauce soja, 1 pincée de piment de Cayenne, l'ail et le gingembre. Réservez au chaud.
- Faites rissoler des cubes de tempeh à la poêle avec de l'huile de pépins de raisin. Ajoutez des morceaux de poivron et laissez cuire quelques minutes.
- Présentez le tempeh en brochette avec les poivrons. Servez avec la sauce.

Jour 7

MENU

Petit déjeuner

- Lait demi-écrémé
- Céréales
- 1 poignée d'oléagineux
- ½ pamplemousse

Déjeuner

- Melon
- Gratin de blé aux légumes
- Salade de fruits

Dîner

- Salade verte assaisonnée
- Pain perdu aux légumes
- 1 poire

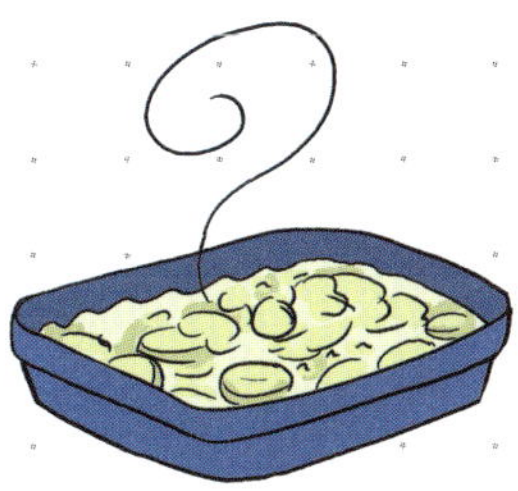

Gratin de blé aux légumes

INGRÉDIENTS : *100 g de blé cru • ½ courgette • ½ poivron • ail en poudre • huile d'olive • bouillon de légumes • emmental râpé • poivre*

- Préchauffez le four à 210 °C (th. 7).
- Faites sauter dans une poêle, avec de l'huile d'olive, ½ courgette et ½ poivron coupés en dés. Assaisonnez d'ail en poudre et de poivre. Baissez le feu et laissez cuire 5 min.
- Placez le blé cru dans un plat à gratin. Ajoutez les légumes revenus et mélangez. Mouillez à hauteur avec un bouillon de légumes et recouvrez avec de l'emmental râpé.
- Passez au four chaud pendant 30 min.

Pain perdu aux légumes

INGRÉDIENTS : *2 tranches de pain rassis • 1 tomate • ¼ de concombre • mimolette • huile d'olive • sel • poivre*

- Plongez 1 tomate dans de l'eau bouillante pendant quelques minutes, puis épluchez-la et coupez-la en petits cubes. Coupez ensuite ¼ de concombre en petits dés et mélangez-les aux morceaux de tomate.
- Râpez la mimolette. Grillez le pain et badigeonnez-le d'huile d'olive.
- Disposez les tartines sur une plaque allant au four, recouvrez du mélange de légumes et de mimolette. Salez, poivrez et faites cuire au gril pendant 8 min.
- Servez chaud.

MENU 2

Veggie food d'été

Le soleil, la mer, la chaleur, les vacances… L'été est le moment idéal pour déguster des salades variées, boire des jus frais et se régaler avec des produits veggie gorgés de soleil ! Devenir végétarien ne vous empêchera pas de profiter des petits plaisirs de la vie !

Jour 1

MENU

Petit déjeuner

- Café ou thé
- Pain
  + margarine
- 1 laitage agrémenté de morceaux de fruits frais (pommes, fraises, raisins…)

Déjeuner

- Salade grecque
- Pain
- Melon

Dîner

- Salade verte légèrement assaisonnée
- Hamburger au steak de lentilles corail
- Salade de fraises

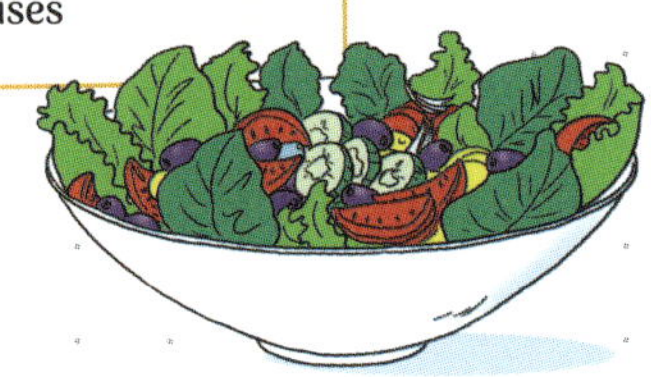

Salade grecque

INGRÉDIENTS : *1 poignée de roquette • 1 tomate • ½ concombre • 30 g de feta (fromage de brebis) • 1 c. à s. d'huile d'olive • 1 c. à s. de jus de citron • olives (facultatif pour ne pas surcharger en lipides) • sel • poivre*

- Préparez la vinaigrette en mélangeant l'huile d'olive, le jus de citron, du sel et du poivre dans un bol.
- Lavez la roquette et essorez-la, disposez-la dans une assiette.
- Ajoutez la tomate et le concombre coupés en gros morceaux.
- Arrosez de vinaigrette et déposez sur le dessus le bloc de feta.

Hamburger au steak de lentilles corail

INGRÉDIENTS : *60 g de lentilles corail • ½ oignon • ½ poivron rouge • 1 œuf (facultatif) • 2 rondelles d'oignon rouge • 2 rondelles de tomate • 2 feuilles de salade • paprika • curry • huile • sel • poivre*

- Placez 60 g de lentilles corail, rincées à l'eau, dans 2 fois leur volume d'eau et laissez cuire 15 min à feu moyen. Égouttez.
- Faites revenir avec un peu d'huile de l'oignon et du poivron rouge coupés en petits dés. Mélangez les légumes aux lentilles corail et assaisonnez avec du paprika, du curry, du sel et du poivre.
- Façonnez 1 steak de lentilles (en ajoutant un peu d'œuf si le mélange s'effrite). Faites revenir avec un peu d'huile le steak de lentilles 3 min sur chaque face.
- Composez votre hamburger avec le steak de lentilles, des rondelles d'oignon rouge, de tomate et des feuilles de salade émincées.
- Vous pourrez agrémenter votre burger avec du ketchup assaisonné de gingembre, d'ail en poudre et de sauce soja.

Jour 2

MENU

Petit déjeuner

- Lait de vache
- Flocons d'avoine
- Oléagineux
- Fruit

Déjeuner

- Salade du chef : poivrons, maïs, 1 œuf dur, sauce : 1 c. à s. de crème fraîche (15 % de MG), citron, poivre et persil
- 1 banane

Dîner

- Tomates farcies au petit épeautre
- 1 compote pomme-cannelle

Tomates farcies au petit épeautre

INGRÉDIENTS : *75 g de petit épeautre • 2 grosses tomates • 1 oignon • 1 gousse d'ail • 1 c. à s. d'huile • basilic • emmental râpé • sel • poivre*

- Faites tremper 75 g de petit épeautre dans un grand volume d'eau froide pendant 1 nuit. Égouttez et faites cuire l'épeautre dans 3 fois son volume d'eau bouillante pendant 20 min.
- Préchauffez le four à 200 °C (th. 6/7). Videz 2 grosses tomates. Hachez 1 oignon et 1 gousse d'ail et faites-les revenir avec 1 c. à s. d'huile. Ajoutez le petit épeautre cuit, du basilic et la chair des tomates, salez et poivrez.
- Farcissez les tomates avec le mélange épeautre/légumes, recouvrez avec de l'emmental râpé et faites cuire au four pendant 30 min.
- Servez chaud et dégustez !

Comment remplacer la crème ?

La crème fraîche peut être remplacée par de la crème de soja. Elle contient la même teneur en graisses, mais moins d'acides gras saturés (les mauvais…) et pas de cholestérol. Quant au goût, il est assez neutre. Pensez donc à assaisonner vos repas en jouant avec des épices et des aromates !

Jour 3

MENU

Petit déjeuner

- 1 bol de lait à la framboise
- Toasts à la margarine et à la cassonade

Déjeuner

- Tomates cerises à la croque
- Sandwich à l'orientale : pain, pousses d'épinards émincées, houmous
- 1 fruit

Dîner

- Éventail de tomates mozzarella : tomates coupées en fines lamelles, mozzarella en dés, un filet d'huile d'olive
- Duo de coquillettes et de poivrons sautés
- 1 abricot

Lait à la framboise

INGRÉDIENTS : *1 bol de lait de vache ou de soja • 1 tasse de framboises surgelées • ½ mangue bien mûre • 1 c. à c. de miel • noix de coco râpée*

- Mixez 1 bol de lait de vache ou de soja avec 1 tasse de framboises surgelées, la chair d'1 demi-mangue bien mûre et 1 c. à c. de miel.
- Servez frais, agrémenté de noix de coco râpée.

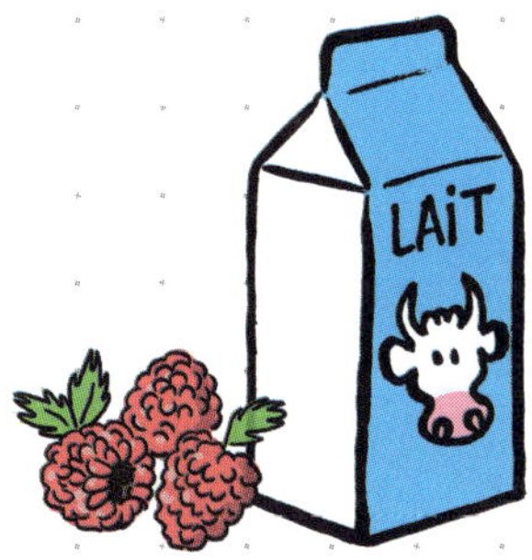

Jour 4

MENU

Petit déjeuner

- 1 bol de lait
- Muesli
- Oléagineux (amandes, noisettes, noix de cajou...)
- 1 verre de jus d'orange

Déjeuner

- Légumes sautés au tofu
- Riz complet en accompagnement
- Ananas

Dîner

- Salade verte au melon : feuilles de mesclun, billes de melon, un filet d'huile d'olive
- Omelette forestière
- Pain ou pommes de terre
- Thé à la menthe

Légumes sautés au tofu

INGRÉDIENTS : *100 g de tofu fumé • quelques fleurettes de brocoli • 1 carotte • lamelles de poivrons de différentes couleurs • 1 tomate • 1 oignon • ½ gousse d'ail • 1 c. à s. de sauce soja • 1 c. à c. de graines de sésame • cumin en poudre • coriandre en poudre • 1 pincée de sucre • 1 pincée de piment en poudre • huile de sésame*

- Faites précuire à la vapeur pendant 8 min du brocoli et des carottes coupées en lamelles.
- Dans une poêle, faites revenir dans 1 c. à s. de sauce soja 1 oignon émincé, 1 c. à c. de graines de sésame, de l'ail, du cumin et de la coriandre en poudre.
- Versez 100 g de tofu fumé coupé en cubes et laissez chauffer quelques minutes. Ajoutez des lamelles de poivrons de différentes couleurs et 1 tomate concassée, 1 pincée de sucre et 1 pincée de piment en poudre.
- Laissez cuire 3 min. Incorporez les légumes vapeur, puis servez chaud agrémenté d'un filet d'huile de sésame.

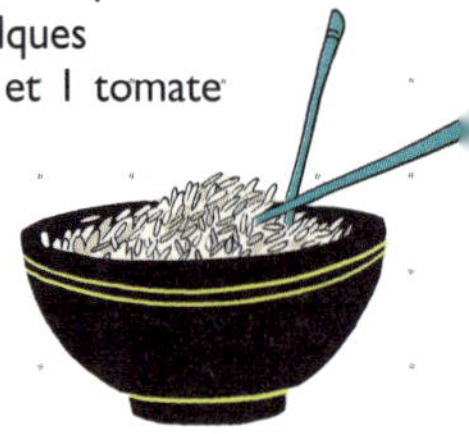

Omelette forestière

INGRÉDIENTS : *2 œufs • 1 c. à s. de crème fraîche ou de soja • 100 g de champignons • persil • huile d'olive • sel • poivre*

- Dans un bol, battez 2 œufs en omelette avec 1 c. à s. de crème fraîche ou de soja, du sel et du poivre.
- Dans une poêle, faites revenir 100 g de champignons émincés dans un peu d'huile d'olive, puis versez les œufs battus et laissez cuire quelques minutes.
- Servez l'omelette parsemée de persil frais ciselé.

Jour 5

MENU

Petit déjeuner

- Thé ou café
- Pain aux céréales tartiné à la purée d'amande
- Yaourt aux dés de banane et noix de coco

Déjeuner

- Salade piémontaise
- 1 saucisse de soja
- 1 grappe de raisin

Dîner

- Méli-mélo de concombre et de gouda en vinaigrette
- Duo de riz et courgettes sautées
- Oreillons de pêche au coulis de fraises

Salade piémontaise (sans œufs)

INGRÉDIENTS : *1 tomate • 2 pommes de terre cuites à la vapeur • quelques cornichons • 1 c. à s. de mayonnaise • 1 c. à s. de jus de citron • 1 c. à c. de vinaigre • 1 pointe de moutarde • sel • poivre*

- Préparez la sauce dans un grand bol : mélangez 1 c. à s. de mayonnaise, 1 c. à s. de jus de citron, 1 c. à c. de vinaigre, 1 pointe de moutarde, du sel et du poivre.
- Coupez la tomate et les pommes de terre pelées en gros morceaux. Taillez les cornichons en rondelles.
- Mélangez bien le tout dans la sauce et servez.

Oreillons de pêche au coulis de fraises

INGRÉDIENTS : *1 pêche • 50 g de fraises • feuilles de menthe*

- Faites pocher 1 pêche dans une casserole d'eau bouillante pendant 2 min.
- Retirez la peau, dénoyautez la pêche, puis dressez sur une assiette les moitiés de pêche.
- Passez 50 g de fraises au mixeur. Nappez-en les oreillons de pêche.
- Servez-les frais, décorés de feuilles de menthe.

Jour 6

MENU

Petit déjeuner

- Thé ou café
- 1 croissant
- 1 laitage
- 1 verre de jus de fruits

Déjeuner

- Salade de maïs : salade verte, grains de maïs, un filet d'huile d'olive
- Lasagnes jardinière
- Fruit

Dîner

- Poêlée de quinoa aux poivrons : quinoa, poivrons sautés avec de l'huile et des petits oignons, 30 g de seitan
- Salade de fruits

Lasagnes jardinière

INGRÉDIENTS : *4 feuilles de lasagne précuites du commerce • 150 g de coulis de tomates • 1 c. à s. de crème de soja • 1 oignon • 100 g de champignons • 20 g de parmesan râpé • 20 g d'emmental râpé • 1 c. à c. d'huile • origan • basilic • ail • cumin • poivre*

- Préchauffez le four à 180 °C (th. 6).
- Faites revenir 1 oignon et 100 g de champignons légèrement mixés avec 1 c. à c. d'huile. Ajoutez de l'origan, du basilic et de l'ail.
- Mélangez 150 g de coulis de tomates, 1 c. à s. de crème de soja, du cumin et du poivre.
- Dans un plat à four, alternez 4 feuilles de lasagne précuites du commerce avec la préparation de légumes et le coulis de tomates. Recouvrir d'un mélange de 20 g de parmesan et 20 g d'emmental râpés.
- Passez au four chaud pendant 15 min.

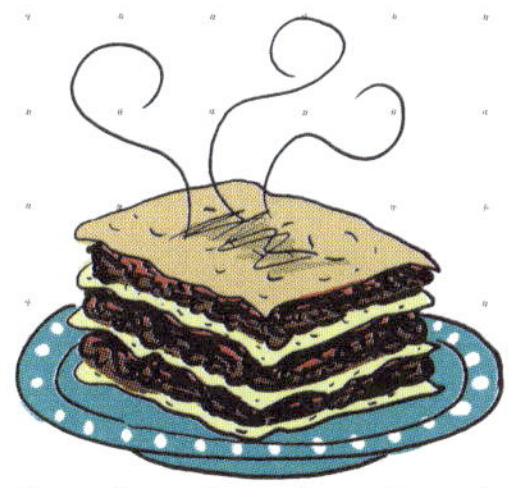

Jour 7

MENU

Petit déjeuner

- Thé ou café
- Pain
- Fromage
- Oléagineux
- Fruit

Déjeuner

- Crudités légèrement assaisonnées
- Brochettes de halloumi et légumes au barbecue
- Pommes de terre au barbecue et crème de soja aux herbes
- Brochette de fruits (et ses boules de glace... pour les calories plaisir)

Dîner

- Salade aigre-douce
- 1 yaourt nature sucré au miel

Brochettes de halloumi et légumes au barbecue

INGRÉDIENTS : *60 g de halloumi • 1 courgette • 1 poivron • ½ aubergine • huile • herbes aromatiques*

- Pelez 1 courgette de façon qu'elle soit rayée, puis coupez-la en grosses tranches. Coupez 1 poivron en gros carrés et ½ aubergine en tranches.
- Faites mariner les morceaux de légumes dans un mélange d'huile, d'eau et d'herbes aromatiques.
- Réalisez les brochettes en alternant des dés de légumes avec des morceaux de halloumi (60 g) et faites cuire au barbecue pendant 15 min, en retournant régulièrement.
- Servez chaud.

Salade aigre-douce

INGRÉDIENTS : *cresson ou mâche • ¼ de melon • 2 pommes de terre • 1 œuf dur • 1 c. à s. d'huile • 1 c. à s. de jus de citron • 1 pointe de moutarde à l'ancienne • sel • poivre*

- Faites cuire les pommes de terre à la vapeur.
- Préparez la sauce dans un grand bol : mélangez 1 c. à s. d'huile, 1 c. à s. de jus de citron, 1 pointe de moutarde à l'ancienne, du sel et du poivre.
- Coupez le melon et les pommes de terre pelées en dés. Taillez l'œuf dur en rondelles.
- Réunissez le tout dans un bol avec le cresson ou la mâche et arrosez de sauce.

MENU 3

Veggie food d'automne

Voilà l'automne : la rentrée, le soleil qui se couche un peu plus tôt, les feuilles des arbres qui se teintent de rouge et d'orangé, la cueillette des champignons qui commence… Et avec tout cela, encore un peu de changement dans l'assiette ! Les courges, les poires et les champignons font leur apparition. Alors, on en profite : en smoothie, en gratin, en burger… En automne, on se régale !

Jour 1

MENU

Petit déjeuner

- Thé ou café
- Pain au maïs beurré
- Smoothie à la poire

Déjeuner

- Endives en vinaigrette
- Omelette aux poivrons
- Quinoa
- 1 poignée de raisins

Dîner

- Salade de mâche à l'huile d'olive
- Steak libanais à la sauce sésame
- 2 mandarines

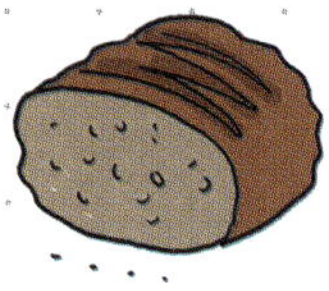

Smoothie à la poire

INGRÉDIENTS : *1 poire • 1 verre de lait • 1 c. à c. de miel*

- Épluchez 1 poire et coupez-la en morceaux.
- Mixez les morceaux de fruit avec 1 verre de lait et 1 c. à c. de miel.
- Servez très frais !

Omelette aux poivrons

INGRÉDIENTS : *2 œufs • dés de poivron • lamelles d'oignon • 1 c. à c. d'huile • sel • poivre*

- Faites sauter des dés de poivron et des lamelles d'oignon avec 1 c. à c. d'huile.
- Battez 2 œufs en omelette, salez et poivrez.
- Ajoutez les œufs battus aux légumes sautés, baissez le feu, couvrez et laissez cuire 8 à 10 min.

Steak libanais à la sauce sésame

INGRÉDIENTS : *100 g de fèves cuites • 80 g de pois chiches appertisés • 25 g de farine de pois chiches • ½ oignon • brins de coriandre • cumin en poudre • graines de sésame • huile de sésame • 1 yaourt de brebis • 1 c. à c. de sauce soja • sel*

- Mixez 100 g de fèves cuites, 80 g de pois chiches appertisés, 25 g de farine de pois chiche, ½ oignon émincé, des brins de coriandre, une pointe de cumin en poudre et du sel.
- Façonnez 1 steak et saupoudrez-le de graines de sésame. Faites chauffer votre steak dans une poêle avec de l'huile de sésame, 3 min de chaque côté, à feu vif.
- Pour la sauce : battez 1 yaourt de brebis avec 1 c. à s. de sésame, 1 c. à c. rase de cumin en poudre et 1 c. à c. de sauce soja.

Jour 2

MENU

Petit déjeuner

- Thé vert
- Pain
- Fromage
- 1 petite poignée d'oléagineux
- 3 figues sèches

Déjeuner

- Salade multicolore
- 1 pomme jonagold

Dîner

- Steak de soja grillé
- Duo de pâtes et champignons à la crème
- Poire sauce chocolat

Salade multicolore

INGRÉDIENTS : *1 200 g de haricots rouges, blancs et noirs cuits • 1 tomate • ½ poivron jaune • 1 œuf dur • 1 grosse c. à s. de crème fraîche • 1 c. à s. de vinaigre balsamique • 1 pincée de poivre • 2 gouttes de Tabasco® • coriandre*

- Mélangez des haricots rouges, blancs et noirs. Détaillez 1 tomate et ½ poivron jaune en cubes. Faites cuire 1 œuf dur. Mélangez tous les ingrédients.
- Préparez la sauce : mélangez 1 grosse c. à s. de crème fraîche, 1 c. à s. de vinaigre balsamique, 1 pincée de poivre et 2 gouttes de Tabasco®.
- Servez la salade recouverte de sauce et décorée de coriandre ciselée.

Poire sauce chocolat

INGRÉDIENTS : *1 petite poire • 2 carrés de chocolat noir • 1 c. à c. de crème fraîche (15 % de MG)*

- Faites pocher 1 petite poire entière. Laissez fondre 2 carrés de chocolat noir au bain-marie, puis ajoutez 1 c. à c. de crème fraîche (15 %). Mélangez le tout.
- Dressez la poire sur une assiette de service et nappez-la de sauce au chocolat.

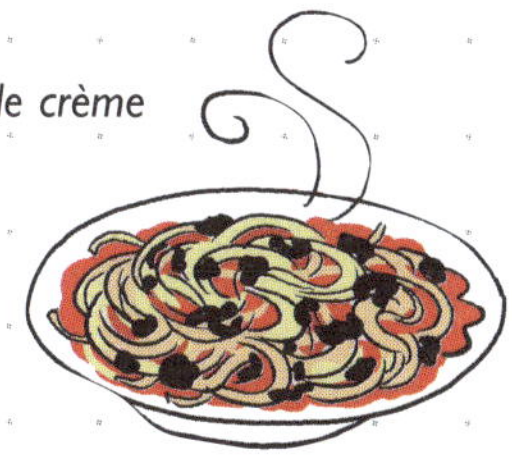

Jour 3

MENU

Petit déjeuner

- Thé ou café
- Céréales
- 1 yaourt sucré à la cassonade
- Oléagineux
- 1 verre de jus de fruits

Déjeuner

- Sandwich aux pommes caramélisées
- 1 banane

Dîner

- Duo de quinoa et de légumes poêlés
- Crème à l'œuf
- 1 pomme royal gala

Sandwich aux pommes caramélisées

INGRÉDIENTS : *2 tranches de pain complet • 1 pomme • beurre • sucre • feuilles de salade • 1 tranche de cheddar • poivre*

- Dans une poêle, faites fondre une noisette de beurre. Ajoutez 1 pomme coupée en fines lamelles, saupoudrez de sucre et laissez caraméliser.
- Tapissez le pain avec les pommes caramélisées, ajoutez des feuilles de salade, du cheddar et du poivre.
- Faites griller votre sandwich dans un gril à panini, à la poêle ou au four.

Crème à l'œuf

INGRÉDIENTS : *1 verre de lait • 1 c. à s. de crème liquide • 1 c. à c. d'extrait de vanille • 1 œuf • 25 g de sucre*

- Faites bouillir 1 verre de lait et 1 c. à s. de crème liquide avec 1 c. à c. d'extrait de vanille.
- Mélangez 1 œuf avec 25 g de sucre, puis incorporez le lait.
- Faites cuire la crème au four, à 120 °C (th. 4) pendant 30 min.
- Servez froid.

Jour 4

MENU

Petit déjeuner

- Lait au chocolat
- Tartines de pain complet beurrées
- 1 poignée de raisins blancs

Déjeuner

- Salade parisienne : feuilles de salade (variété sucrine), champignons de Paris crus émincés, riz rouge, fromage, vinaigrette
- 1 fruit

Dîner

- Salade verte légèrement assaisonnée
- Gratin de courge et pommes de terre
- 2 prunes

Gratin de courge et pommes de terre

INGRÉDIENTS : *1 morceau de potimarron • 2 pommes de terre • ½ oignon • ½ gousse d'ail • 1 c. à s. de farine • 100 g de tofu soyeux • ½ verre de lait de soja • noix de muscade en poudre • margarine • chapelure*

- Préchauffez le four à 180 °C (th. 6).
- Faites précuire à la vapeur du potimarron et des pommes de terre coupés en cubes. Hachez finement de l'oignon et de l'ail.
- Faites revenir ce mélange dans une casserole avec une noisette de margarine. Ajoutez 1 c. à s. de farine et remuez. Ajoutez 100 g de tofu soyeux délayé avec un demi-verre de lait de soja et 1 pincée de noix de muscade en poudre. Portez à ébullition à feu moyen en remuant énergiquement.
- Disposez les légumes dans un plat à gratin et recouvrez de la béchamel. Saupoudrez votre gratin de chapelure et passez au four 20 min. Servez chaud.

Jour 5

MENU

Petit déjeuner

- Ricorée au lait
- Baguette aux graines de pavot beurrée
- 1 petite poignée d'oléagineux
- 1 pomme

Déjeuner

- Duo de mesclun et avocat légèrement assaisonné
- Soupe méditerranéenne
- Pain
- Fruit

Dîner

- Salade d'endives
- Hot-dog à la saucisse de soja et au ketchup
- Brochette de fruits

Soupe méditerranéenne

INGRÉDIENTS : *pois cassés (selon le grammage de vos besoins nutritionnels en protéines) • ¼ d'oignon • ½ carotte • ½ branche de céleri • ½ gousse d'ail • bouillon de légumes*

- Épluchez et coupez en petits dés l'oignon, la carotte et la branche de céleri. Hachez ½ gousse d'ail.
- Faites revenir le tout pendant quelques minutes dans une casserole. Ajoutez les pois cassés (selon le grammage de vos besoins nutritionnels en protéines) et 3 fois le même volume de bouillon de légumes.
- Couvrez et laissez mijoter 40 min en remuant de temps en temps.
- Mixez et servez chaud.

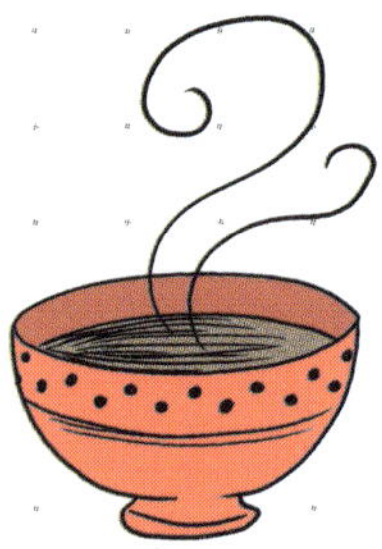

Jour 6

MENU

Petit déjeuner

- Thé ou café
- Pain beurré
- 1 fromage blanc mélangé à de la compote

Déjeuner

- Salade verte légèrement assaisonnée
- Veggie burger d'automne
- 1 pomme pink lady

Dîner

- Soupe de légumes
- 2 œufs à la coque
- Toasts beurrés
- Ananas rôti

Veggie burger d'automne

INGRÉDIENTS : *1 bun • 1 gros champignon de Paris • ½ carotte • ½ panais • ¼ de gousse d'ail • 1 c. à s. de tofu soyeux • moutarde • curcuma • vinaigre de cidre • 1 tranche de cheddar • huile d'olive • poivre*

- Faites cuire 1 gros champignon de Paris entier dans une poêle avec un filet d'huile d'olive. Faites de même avec de fines rondelles de carotte et de panais.
- Préparez la sauce : mixez ¼ de gousse d'ail, 1 c. à s. de tofu soyeux, 1 pointe de moutarde, 1 pincée de curcuma, quelques gouttes de vinaigre de cidre et d'huile d'olive, du sel et du poivre.
- Préparez votre veggie burger en plaçant sur le pain les légumes poêlés, le cheddar et la sauce.
- Faites griller au four quelques minutes et servez chaud.

Ananas rôti

INGRÉDIENTS : *¼ d'ananas • 25 g de sucre • 1 morceau de gingembre frais • les graines d'½ gousse de vanille*

- Préchauffez votre four à 180 °C (th. 6).
- Dans une casserole, faites fondre 25 g de sucre avec quelques gouttes d'eau, du gingembre frais haché et des graines de gousse de vanille, de façon à faire un caramel. Dès qu'il prend, passez votre caramel sous un filet d'eau froide pour l'« éteindre » et pour qu'il garde une consistance liquide.
- Placez ¼ d'ananas épluché dans un plat à four et recouvrez-le de caramel. Passez au four pendant 30 min, en l'arrosant de temps en temps.
- Laissez refroidir et servez l'ananas rôti froid.

Jour 7

MENU

Petit déjeuner

- Thé ou café
- Pain à l'épeautre tartiné au beurre d'arachide
- 1 faisselle sucrée avec 1 c. à c. de confiture
- 1 verre de jus de fruits

Déjeuner

- Steak de soja grillé
- Brochettes de champignons
- Pommes de terre en papier d'aluminium au four, à la crème et aux herbes
- Compote pommes-cannelle

Dîner

- Salade verte légèrement assaisonnée
- Gratin d'automne au tofu
- 1 coupelle de raisins noirs et blancs

Brochettes de champignons

INGRÉDIENTS : *10 champignons (de Paris, ou bien des morilles, des pleurotes ou des chanterelles) • huile d'olive • 1 gousse d'ail • coriandre • persil*

- Coupez les pieds de 10 champignons, lavez-les et essuyez-les. Faites-les mariner dans un mélange d'huile d'olive, d'ail émincé, de coriandre et de persil haché.
- Préchauffez votre four à 180 °C (th. 6).
- Enfilez les champignons sur des piques à brochettes et faites cuire ces dernières au four, pendant quelques minutes, en badigeonnant les champignons de temps en temps avec la marinade.
- Servez chaud.

Gratin d'automne au tofu

INGRÉDIENTS : *1 morceau de potimarron • 2 pommes de terre • 1 cube de tofu ferme • ½ oignon • bouillon de légumes • 1 c. à s. de crème de soja • cannelle en poudre • comté râpé • huile d'olive • sel • poivre.*

- Préchauffez le four à 210 °C (th. 7).
- Faites précuire à la vapeur du potimarron et des pommes de terre coupés en cubes.
- Faites sauter le tofu ferme coupé en lanières dans une poêle avec un filet d'huile d'olive et des lamelles d'oignon.
- Écrasez les cubes de potimarron et de pommes de terre en purée en y ajoutant un peu de bouillon de légumes, 1 c. à s. de crème de soja, une pointe de cannelle, du sel et du poivre.
- Disposez le tofu et les oignons dans un ramequin adapté à la cuisson au four, puis ajoutez la purée de légumes. Recouvrez de comté râpé et faites gratiner au four pendant 10 à 15 min.

MENU 4

Veggie food d'hiver

La saison hivernale pointe déjà le bout de son nez ! Mais pas de déprime dans l'assiette, on s'amuse en revisitant les classiques et on adopte une alimentation riche, variée et réconfortante. De quoi vous réchauffer et amener de la gaieté à ces journées d'hiver !

Jour 1

MENU

Petit déjeuner

- Thé ou café
- Tartines beurrées à la margarine
- 1 yaourt nature agrémenté de morceaux de fruits frais

Déjeuner

- Chili sin carne
- Riz basmati
- 2 clémentines

Dîner

- Soupe de légumes
- Tartines de pain beurrées
- Fromage
- Fruit

Chili sin carne

INGRÉDIENTS : *15 g de protéines de soja à réhydrater • 100 g de haricots rouges cuits • ½ boîte de concassée de tomates • ½ poivron rouge • ½ oignon • 1 gousse d'ail • mélange d'épices à chili • piment • paprika • origan • cumin en poudre • huile d'olive*

- Dans une poêle, faites revenir de l'oignon et de l'ail haché avec de l'huile d'olive. Ajoutez du poivron émincé et laissez cuire quelques minutes.
- Mélangez le tout avec des protéines de soja réhydratées, 1 demi-boîte de concassée de tomates et des haricots rouges déjà cuits.
- Épicez le plat avec un mélange d'épices à chili tout prêt du commerce ou en ajoutant à la préparation du piment, du paprika, de l'origan et du cumin.

Soupe de légumes

INGRÉDIENTS : *1 carotte • 1 poireau • 1 petite pomme de terre • ½ oignon • herbes aromatiques • 1 c. à c. de crème fraîche • persil • sel*

- Faites revenir, avec une noisette de beurre, l'oignon émincé. Laissez brunir.
- Ajoutez des carottes en dés, des poireaux émincés et une petite pomme de terre coupée en morceaux, puis couvrez les légumes d'eau. Assaisonnez de sel et d'herbes aromatiques, puis faites mijoter 15 min.
- Incorporez 1 c. à c. de crème fraîche, mixez et servez votre soupe décorée de persil haché.

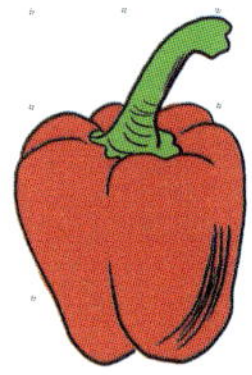

Jour 2

MENU

Petit déjeuner

- Thé
- Muffins anglais
  + beurre
- Fromage
- 1 verre de jus de fruits

Déjeuner

- Salade vitaminée : feuilles d'endive émincées, kiwi, pamplemousse rose, maïs, fromage de chèvre, vinaigrette : huile d'olive, vinaigre balsamique, persil, sel et poivre
- 1 yaourt nature sucré au miel

Dîner

- Soupe de lentilles corail au lait de coco
- Pain beurré
- 1 orange

Muffins anglais

INGRÉDIENTS : *½ c. à c. de levure de boulanger déshydratée • 1 pincée de sucre • ½ verre de lait tiède • 50 g de farine • beurre • sel*

- Laissez reposer ½ c. à c. de levure de boulanger déshydratée et 1 pincée de sucre dans ½ verre de lait tiède.
- Mélangez 50 g de farine, du sel, 1 noix de beurre fondu, la levure et le lait, puis pétrissez jusqu'à obtenir une pâte lisse.
- Laissez la pâte gonfler pendant 1 h, puis étalez-la sur 1 cm d'épaisseur. Découpez des cercles de 6 à 8 cm de diamètre et laissez reposer encore 1 h.
- Déposez les muffins dans une poêle sur feu doux, sans matière grasse, et faites cuire 5 min de chaque côté.

Soupe de lentilles corail au lait de coco

INGRÉDIENTS : *200 g de lentilles corail cuites • ½ verre de lait de coco • curry en poudre • poivre*

- Faites cuire des lentilles corail pendant 20 min.
- Ajoutez un demi-verre de lait de coco, une pointe de curry et du poivre.
- Mixez le tout et servez chaud.

Jour 3

MENU

Petit déjeuner

- Thé ou café
- 1 bol de lait demi-écrémé
- Céréales nature
- Oléagineux
- 2 clémentines

Déjeuner

- Salade verte légèrement assaisonnée
- Coquillettes à l'italienne
- 1 fruit

Dîner

- 1 bol de soupe de légumes
- 1 œuf à la coque
  + tartines de pain beurré, coupées en mouillettes
- 1 yaourt agrémenté de morceaux de poire fraîche et de miel

Coquillettes à l'italienne

INGRÉDIENTS : *200 g de coquillettes cuites • 80 g de seitan • 2 carottes • 1 petite boîte de concentré de tomate • basilic • curry en poudre • ½ c. à c. de sucre • ½ oignon • huile d'olive • sel*

- Faites réhydrater 1 petite boîte de concentré de tomates avec de l'eau, du basilic haché, 1 pointe de curry et ½ c. à c. de sucre.
- Dans une poêle, faites revenir avec de l'huile d'olive de l'oignon émincé. Ajoutez des carottes coupées en petits dés, et laissez cuire 5 min.
- Mélangez ensuite du seitan mixé, et laissez cuire encore 5 min. Ajoutez la sauce tomate et laissez mijoter 10 min.
- Faites cuire les coquillettes dans un grand volume d'eau bouillante salée. Servez les pâtes recouvertes de sauce.

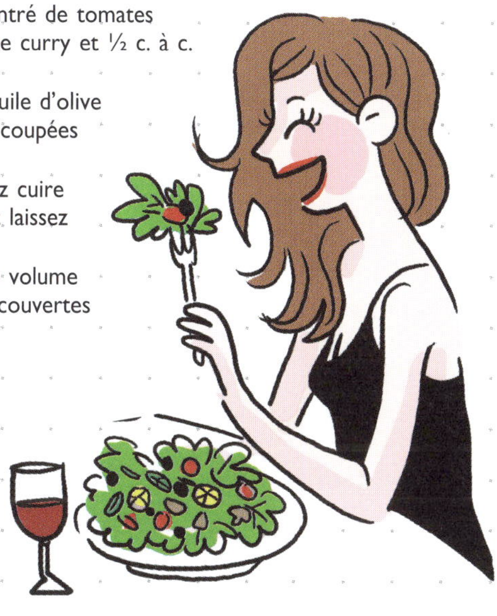

Jour 4

MENU

Petit déjeuner

- Thé ou café
- Pain
- Fromage
- 1 petite poignée d'oléagineux
- 2 clémentines

Déjeuner

- Salade de chou rouge aux noix et tofu
- Pain
- Fruit

Dîner

- Salade verte légèrement assaisonnée
- Toasts au crottin de Chavignol pané
- 1 pomme pink lady

Salade de chou rouge aux noix et tofu

INGRÉDIENTS : *100 g de tofu • 1 poignée de chou rouge râpé • ½ orange • 1 petit oignon • sauce soja • quelques cerneaux de noix • persil • huile d'olive • 1 c. à c. de vinaigre balsamique • sel • poivre*

- Faites mariner du tofu dans de la sauce soja pendant 1 h, puis faites-le revenir à la poêle avec un peu d'huile. Laissez refroidir.
- Râpez du chou rouge avec 1 petit oignon.
- Dans un saladier, mélangez 1 c. à c. de vinaigre balsamique, 1 c. à s. d'huile d'olive, du sel et du poivre.
- Ajoutez le chou et l'oignon râpé, le tofu, ainsi que des quartiers d'orange coupés finement. Mélangez le tout.
- Ajoutez quelques cerneaux de noix concassés et servez la salade décorée de persil.

Toasts au crottin de Chavignol pané

INGRÉDIENTS : *2 tranches de pain complet • 2 tranches de crottin de Chavignol • 1 œuf • flocons d'avoine. 1 gousse d'ail • salade verte*

- Coupez 2 tranches de crottin de Chavignol. Faites-les tremper dans de l'œuf battu, puis dans des flocons d'avoine. Faites dorer dans une poêle les crottins de Chavignol.
- Toastez des tranches de pain complet, frottez-les avec 1 gousse d'ail, puis disposez les crottins de Chavignol panés dessus.
- Servez chaud, accompagné de la salade verte.

Jour 5

MENU

Petit déjeuner

- Smoothie au thé vert et kiwis
- Tartines de pain au froment beurré
- 1 yaourt au soja sucré à la cassonade

Déjeuner

- Endives en salade
- Omelette aux poireaux
- Pommes de terre
- 1 banane

Dîner

- 1 bol de soupe
- Veggie burger d'hiver
- Dés d'ananas

Smoothie au thé vert et kiwis

INGRÉDIENTS : *1 sachet de thé vert • 2 kiwis • le jus d'1 citron*

- Faites infuser le thé vert et laissez-le refroidir.
- Mixez 2 kiwis épluchés, le thé vert et le jus d'un citron.
- Passez le mélange au chinois pour enlever les pépins et servez bien frais.

Veggie burger d'hiver

INGRÉDIENTS : *1 bun • 150 g de potimarron • ½ oignon • ½ gousse d"ail • graines de sésame • 40 g de comté râpé • 1 grosse c. à s. de chapelure • persil • salade • huile d'olive • sel et poivre*

- Coupez 150 g de potimarron en fines lamelles et mélangez-les à de l'oignon et de l'ail émincés, de l'huile d'olive, des graines de sésame grillées, du sel et du poivre. Étalez le tout sur une plaque et faites cuire 30 min au four préchauffé à 180 °C (th. 6) en retournant à mi-cuisson.
- Mélangez les légumes avec 40 g de comté râpé et une grosse c. à s. de chapelure mélangée à du persil haché.
- Façonnez une galette et repassez au four 10 min.
- Montez votre veggie burger avec du pain et de la salade émincée.

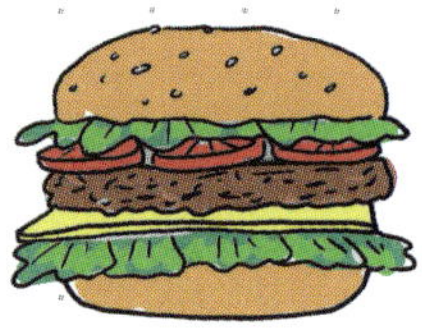

Jour 6

MENU

Petit déjeuner

- Thé ou café
- Tartines beurrées de pain à l'épeautre
- 1 laitage sucré
- 1 banane

Déjeuner

- Crudités légèrement assaisonnées
- Vermicelles à la forestière
- 1 compote pomme-poire

Dîner

- Soupe poireau et pomme de terre
- Pain
- Fromage
- Fruit

Vermicelles à la forestière

INGRÉDIENTS : *50 g de vermicelles • quelques champignons • 15 g de seitan • 1 échalote • 1 grosse c. à s. de crème fraîche (15 % de MG) • persil • huile d'olive • sel*

- Faites cuire des pâtes vermicelles dans un grand volume d'eau bouillante salée.
- Préparez la sauce : faites revenir 1 échalote en morceaux avec de l'huile d'olive. Ajoutez des champignons émincés et du seitan grossièrement mixé, puis laissez cuire quelques minutes.
- Coupez le feu et incorporez 1 grosse c. à s. de crème fraîche à 15 % de MG.
- Servez les pâtes recouvertes de sauce et de persil haché.

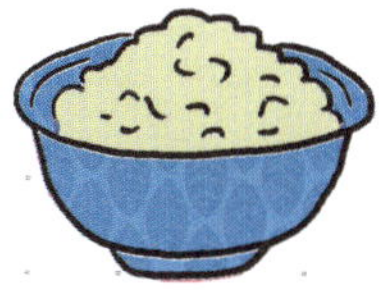

Soupe poireau et pomme de terre

INGRÉDIENTS : *1 poireau • 1 petite pomme de terre • ½ oignon • 1 petit verre de lait • 1 c. à c. de crème fraîche • beurre • poivre • noix de muscade*

- Émincez finement 1 poireau et ½ oignon. Faites fondre, dans une casserole, 1 noisette de beurre. Ajoutez l'émincé de poireau et d'oignon et laissez étuver 5 min.
- Ajoutez 1 petite pomme de terre en morceaux et assaisonnez de poivre et de noix de muscade.
- Versez 1 petit verre de lait et 1 bol d'eau. Laissez cuire à feu doux pendant 20 min.
- Incorporez 1 c. à c. de crème fraîche, mixez et servez chaud.

Jour 7

MENU

Petit déjeuner

- Thé ou café
- 1 croissant
- 1 laitage
- 1 verre de jus de fruits

Déjeuner

- Salade verte légèrement assaisonnée
- Riz cantonais aux fruits secs
- 1 yaourt nature à la vanille

Dîner

- 1 bol de soupe de légumes
- Crêpes aux poireaux
- 1 fruit

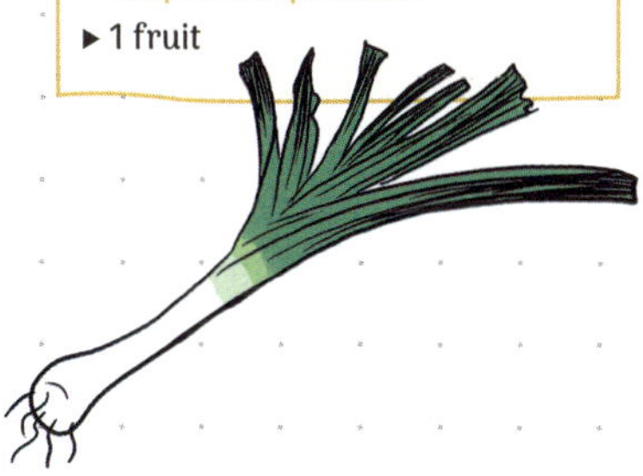

Riz cantonais aux fruits secs

INGRÉDIENTS : *50 g de petits pois surgelés • 100 g de riz basmati • 1 petite poignée de cacahuètes non salées • ½ oignon • quelques raisins secs • quelques abricots secs • ½ boîte de tomates concassées • 1 c. à c. de pâte de curry • persil plat • huile d'olive • sel*

- Faites cuire des petits pois surgelés à la vapeur et du riz basmati dans un grand volume d'eau bouillante.
- Dans une poêle chauffée, faites griller, sans matière grasse, 1 petite poignée de cacahuètes non salées. Réservez.
- Puis, laissez cuire quelques minutes de l'oignon haché dans de l'huile d'olive. Ajoutez quelques raisins secs, quelques abricots secs en morceaux, 1 demi-boîte de tomates concassées et 1 c. à c. de pâte de curry. Mélangez et laissez cuire 5 min à petit feu.
- Intégrez le riz, les petits pois et les cacahuètes grillées. Servez le riz chaud, décoré de persil plat ciselé.

Crêpes aux poireaux

INGRÉDIENTS : *1 poireau • 1 œuf • 50 g de farine • 1 pointe de sel • 1 verre de lait • 1 noisette de beurre • farine • ½ verre de vin blanc • emmental râpé • sel • poivre*

- Préparez de la pâte à crêpes avec 1 œuf, 50 g de farine, une pointe de sel et 1 verre de lait. Laissez-la reposer 1 h.
- Faites fondre dans une poêle 1 noisette de beurre. Ajoutez 1 poireau émincé et laissez cuire quelques minutes. Saupoudrez de farine et remuez. Versez 1 demi-verre de vin blanc sur le mélange et laissez cuire à feu doux quelques minutes.
- Salez, poivrez et assaisonnez de noix de muscade. Ajoutez de l'eau (si nécessaire) et laissez cuire 10 min.
- Préparez les crêpes et fourrez-les avec la préparation de poireaux et de l'emmental râpé. Servez chaud.

MENU 1

Cure détox ressourçante 1 jour

MENU 2

Cure détox purifiante 3 jours

MENU 3

Cure détox régénérante 7 jours

MENU 4

Monodiète ayurvédique

- Chapitre 2 -

Food détox

La détox consiste à évacuer les toxines de votre corps en stimulant vos organes épurateurs. À la clé, plus de légèreté, une meilleure digestion, plus d'énergie, une plus belle peau... Bref, un reset total!

Opération nettoyage

Le corps sait se nettoyer seul. Le problème est qu'il peut se trouver débordé parfois. Dans ce cas, nous pouvons lui donner un coup de pouce en facilitant la digestion grâce à une alimentation plus légère, plus simple, et en boostant l'épuration du foie, des reins et de la vésicule biliaire grâce à des aliments et des plantes spécifiques.

L'alimentation hypotoxique

L'alimentation hypotoxique est celle qui générera le minimum de toxines dans le corps : il s'agit donc à la fois d'écarter les aliments susceptibles de l'encrasser, et de favoriser ceux qui sont bénéfiques à la santé en suivant la règle des 3 V :

V comme végétal

Les légumes sont les stars de la détox! Faites le plein de légumes verts, les plus diurétiques, drainants et digestes de tous les aliments... La consommation de fruits et de légumes frais (bio si possible) va représenter au minimum la moitié de votre assiette.

V comme vivant

Pendant une vraie détox, on consomme des aliments frais, de saison, dans l'idéal issus de l'agriculture biologique, pour profiter d'un maximum de vitamines. On utilise des méthodes de cuisson douces (vapeur douce, étouffée, four à basse température, wok, papillote) qui préservent au maximum les vertus nutritionnelles des aliments. Les aliments crus sont parfaits au début des repas, car leur apport enzymatique facilite la digestion du bol alimentaire.

V comme varié

Mangez de tout avec plaisir, car chaque aliment apporte des oligoéléments, minéraux, fibres, vitamines et enzymes différents.

Les aliments à éviter lors d'une détox

Ils sont peu digestes ou demandent beaucoup de travail à l'organisme.

Stop!

- La viande rouge, le porc, les abats et la charcuterie
- Le sucre
- L'alcool
- Les acides gras saturés

On se calme sur :

- Les graisses
- Les œufs
- Les produits laitiers
- Les aliments contenant du gluten
- Les excitants (café, thé, soda et cacao)
- Le sel

MENU 1

Cure détox ressourçante 1 jour

Une journée seulement dans votre planning pour mettre votre corps au repos? Nulle raison de culpabiliser, au contraire! Pour le corps, une journée de repos est déjà très bénéfique : il a ainsi le temps de se ressourcer, de se régénérer et d'utiliser l'énergie retrouvée afin d'optimiser la santé. Le tout sans effort disproportionné !

Jour 1

MENU

Réveil

- 1 grand verre d'eau tiède avec 1 goutte d'huile essentielle de citron

Petit déjeuner

- 1 thé vert au jasmin
- 2 ou 3 fruits frais variés en fonction de votre appétit : banane, poire, pêche et/ou abricot bien mûrs selon la saison

Déjeuner

- 1 soupe de légumes (poireaux, courgettes, choux divers, orties)
- 1 assiette de légumes verts cuits (haricots verts, salade cuite, fenouil) arrosés d'1 c. à c. d'huile d'olive

En-cas

- 1 infusion de gingembre ou de menthe
  OU 1 tasse de chicorée

Dîner

- 1 bouillon de légumes (eau de cuisson de vos légumes du déjeuner)
- 1 salade composée : salade verte, germes de soja blanchis, concombre, radis en lamelles, fenouil émincé et persil, le tout assaisonné avec du jus de citron, de la moutarde et une huile riche en oméga-3 (comme l'huile de colza, de noix ou de cameline)
  OU 1 salade d'endive
- 1 tisane (fenouil, anis...)

Infusion de gingembre

INGRÉDIENTS : *2 cm de racine de gingembre • 50 cl d'eau*

- Épluchez le gingembre et hachez-le en tranches.
- Faites bouillir l'eau dans une casserole, ajoutez le gigembre et laissez à frémissement durant 20 min. Coupez le feu et filtrez. C'est prêt!

Salade d'endive

INGRÉDIENTS : *2 endives • 1 petite poignée de raisins noirs et blancs • quelques cerneaux de noix • quelques quartiers d'orange • huile de colza ou de cameline*

- Réhydratez les raisins.
- Retirez le pied des endives, lavez-les et découpez-les en tranches larges. Disposez les endives dans une assiette, parsemez de raisins, des noix.
- Pelez les quartiers d'orange à vif et ajoutez-les à la salade. Assaisonnez avec un filet d'huile.

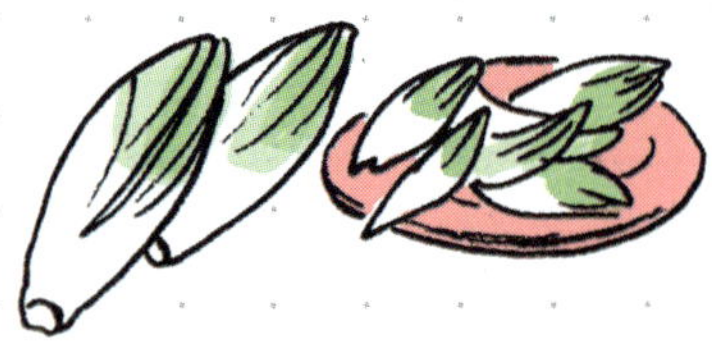

MENU 2

Cure détox purifiante 3 jours

Une cure de 3 jours est l'occasion d'expérimenter une nouvelle manière de se nourrir, tout en aidant le corps à se détoxifier. L'organisme va s'approvisionner en nombreux nutriments de qualité. Durant cette période, le système digestif va se renforcer : l'organisme sera mieux armé lorsqu'il sera confronté aux excès de la vie quotidienne. Mais surtout, une détox de 3 jours peut effectuer un vrai nettoyage du corps en profondeur.

Jour 1

MENU

Réveil

- 1 jus de pomme-gingembre (si vous n'avez pas d'extracteur de jus, vous pouvez ajouter de la poudre de gingembre à un jus de pommes)

Petit déjeuner

- Smoothie bowl

En-cas

- 5 ou 6 dattes
- 1 infusion de basilic et de menthe frais

Déjeuner

- 1 assiette de crudités variées
- Endives braisées au tofu fumé et assaisonnées de cumin
- 2 tranches de pain sans gluten (en magasin bio) ou 2 galettes de riz soufflé
- 1 compote de pommes avec de la cannelle
- 1 infusion au basilic et à la menthe

En-cas

- 2 pommes
- 1 infusion au basilic

Dîner

- 1 salade verte assaisonnée du jus d'½ citron + 1 c. à s. d'huile de pépins de courge + 1 c. à c. de graines de tournesol
- Légumes mi-cuits (carottes, orties ou fenouil, céleri) assaisonnés avec du gomasio (un délicieux mélange de sésame grillé et de sel)
- 2 bananes cuites au four
- 1 infusion au basilic

Smoothie bowl

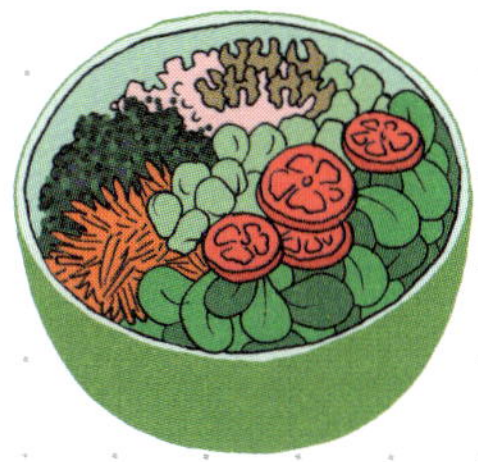

INGRÉDIENTS : *350 g de fraises ou 3 tranches d'ananas • 1 banane mûre • 1 yaourt au soja • 1 c. à c. d'huile de germe de blé • 1 c. à s. de pollen (au rayon surgelé des magasins bio) • 1 c. à s. de pignons de pin*

- Coupez les fruits en morceaux.
- Épluchez et écrasez 1 banane dans un bol avec 1 yaourt au soja, 1 c. à c. d'huile de germe de blé et 1 c. à s. de pollen.
- Disposez les fruits coupés dans le bol et parsemez d'1 c. à s. de pignons de pin préalablement grillés à sec.

Assiette de crudités variées

INGRÉDIENTS : *carottes râpées, endives, fenouil ciselé, céleri râpé, chou rouge râpé, radis, par exemple • 1 c. à c. d'huile d'olive • 1 c. à c. de tamari • 1 c. à c. de graines de sésame • persil • 1 c. à s. de lécithine (elle se présente en poudre et s'achète en magasin bio)*

- Préparez la sauce en mélangeant dans un bol : 1 c. à c. d'huile d'olive, 1 c. à c. de tamari, 1 c. à c. de graines sésame préalablement grillées, des aromates et du persil frais haché. Ajoutez 1 c. à s. de lécithine.
- Préparez les crudités et disposez-les dans l'assiette, arrosez de sauce.

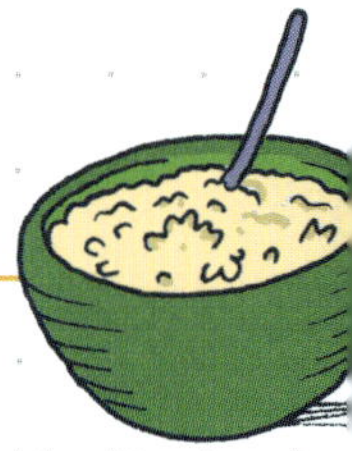

Jour 2

MENU

Réveil

- 1 jus de carottes agrémenté de quelques feuilles de persil et de gouttes de citron

Petit déjeuner

- Porridge détox
- 1 tasse de thé vert

En-cas

- 1 infusion de marjolaine ou d'anis
- 1 pomme ou 2 kiwis

Déjeuner

- ½ avocat accompagné de sauce sésame et basilic
- 1 salade de chou-fleur cru
- 1 tranche de pain sans gluten grillé
- 1 compote de pommes ou de poires non sucrée

En-cas

- 1 grappe de raisin ou ½ melon
- 1 infusion de marjolaine ou d'anis

Dîner

- 1 soupe exotique au potimarron
- 2 œufs pochés ou à la coque
- 2 ou 3 tranches d'ananas frais bien mûr
- 1 infusion de marjolaine ou d'anis

Porridge détox

INGRÉDIENTS : *4 c. à s. de flocons de riz ou de quinoa • 30 cl de lait d'amande ou de coco • 1 c. à c. d'huile de germe de blé • 1 c. à c. de sirop d'agave*

- Faites cuire quelques minutes 4 c. à s. de flocons de riz ou de quinoa dans du lait d'amande ou de coco.
- Ajoutez 1 c. à c. d'huile de germe de blé et 1 c. à c. de sirop d'agave, mélangez et dégustez.

Salade de chou-fleur cru

INGRÉDIENTS : *quelques bouquets de chou-fleur • 1 morceau de radis noir râpé • 2 c. à s. de lentilles roses cuites • algues en paillettes • 1 c. à s. de graines germées • 2 c. à s. d'huile de noix • sel • poivre*

- Lavez et émincez le chou-fleur cru, disposez-le dans une assiette ou un bol.
- Ajoutez du radis noir râpé, 2 c. à s. de lentilles roses cuites, 2 c. à s. d'huile de noix, du sel, du poivre et mélangez bien.
- Saupoudrez d'algues en paillettes et d'1 c. à s. de graines germées.

Soupe exotique au potimarron (pour 2 personnes)

INGRÉDIENTS : *1 belle tranche de potimarron • 1 petite boîte de lait de coco • 1 cm de gingembre frais • bouillon de légumes • 2 c. à s. de feuilles de coriandre*

- Faites cuire ensemble 1 belle tranche de potimarron avec 1 petite boîte de lait de coco et 1 cm de gingembre frais recouverts de bouillon de légumes, puis mixez. Servez avec de la coriandre.

Jour 3

MENU

Réveil

- 1 grand verre d'eau tiède

Petit déjeuner

- Fruits choisis en fonction de la saison : 2 pêches et 2 pommes, ou 2 belles grappes de raisin

En-cas

- 1 infusion de réglisse et de badiane (en cas d'hypertension, vous ne prendrez que de la badiane)

Déjeuner

- 1 salade de pissenlit et/ou de mâche
- 4 à 6 noix ou noisettes

Salade de pissenlit et/ou de mâche

INGRÉDIENTS : *1 poignée de pissenlit et/ou de mâche • 1 petit navet • ½ petit bulbe fenouil • ½ avocat • 100 g de pois chiches cuits • persil • estragon • 1 c. à c. d'huile oméga-3 (de colza ou de noix, ou un mélange tout prêt en magasin bio) • 1 c. à c. d'huile de germe de blé • gomasio • jus de citron*

- Lavez et essorez le pissenlit et/ou la mâche, disposez la salade dans une assiette ou un bol.
- Ajoutez 100 g de pois chiches cuits, du navet râpé, du fenouil émincé, ½ avocat coupé en lamelles, du persil et de l'estragon hachés.
- Assaisonnez avec 1 c. à c. d'huile oméga-3, 1 c. à c. d'huile de germe de blé, du gomasio et du jus de citron.

Jour 3 (suite)

MENU

En-cas

- 1 mangue
- 1 infusion réglisse-badiane

Dîner

- Gaspacho (voir p. 105)
- Courgettes sautées au quinoa et au curry
- Petits gâteaux à la farine de châtaigne (tout faits en magasin bio)

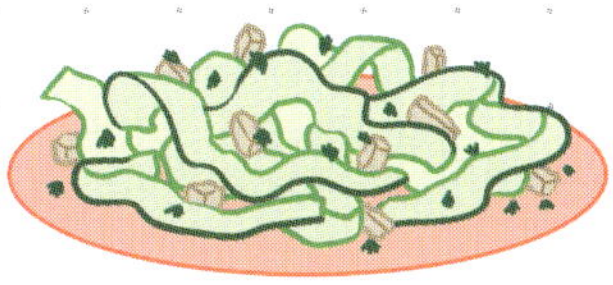

Courgettes sautées au quinoa et au curry

INGRÉDIENTS : *1 courgette • 1 bol de quinoa cuit • 1 gousse d'ail • 1 échalote • ½ c. à c. de curry*

- Dans une poêle, faites revenir 1 courgette coupée en rondelles avec 1 gousse d'ail et 1 échalote dans un peu d'huile d'olive, environ 10 min.
- Ajoutez 1 bol de quinoa déjà cuit et ½ c. à c. de curry, mélangez bien et servez chaud.

Et après ?

À la fin de cette cure détox, vous pourrez réintégrer en douceur les céréales contenant du gluten, puis, le jour suivant, les produits laitiers, et enfin les protéines animales. Conservez aussi longtemps que possible quelques aliments détox au quotidien, quel que soit votre mode alimentaire. Vous renforcerez ainsi votre système détoxifiant, qui sera alors en mesure de réagir les jours d'excès alimentaire.

MENU 3

Cure détox régénérante 7 jours

Éliminer ses toxines et purifier son corps en mangeant des plats alléchants, c'est possible! La cure d'une semaine permet d'essayer de nouvelles combinaisons de repas et de saveurs, tout en se détoxifiant. Résultat? Un esprit plus alerte, un regain de vitalité, un sommeil réparateur et une silhouette affinée, en douceur. Prête à vous lancer dans une détox profonde?

Jour 1

MENU

Petit déjeuner

- 1 jus de citron tiède à jeun
- 2 tranches de pain complet tartinées de purée d'amandes blanches
- 1 yaourt de soja
- 1 thé vert

Déjeuner

- 1 salade de pissenlit, de chicorée ou d'endive avec des graines germées comme l'alfalfa
- Quinoa aux légumes

Goûter

- Tisane détox à volonté (au romarin ou à la fleur d'oranger)
- 1 fruit de saison

Dîner

- 1 salade de fonds d'artichauts
- Champignons sautés au tofu
- 1 poire pochée à l'eau (avec un peu d'eau de fleur d'oranger)
- 1 tisane au fenouil ou à l'anis

Quinoa aux légumes (pour 2 personnes)

INGRÉDIENTS : *60 g de quinoa • 50 g de carotte • 50 g de navet • 50 g de courgette • 50 g de poivron rouge • 1 c. à s. d'échalote hachée • 1 c. à s. de ciboulette ciselée • 1 c. à s. de coriandre ciselée (+ quelques feuilles pour la décoration) • ½ c. à c. de sauce soja • ½ c. à s. d'huile d'olive • sel*

- Faites sauter le quinoa à sec afin qu'il ait un léger goût grillé avant de le faire cuire doucement à l'eau salée, juste recouvert, 10 min environ.
- Faites revenir 2 ou 3 min dans l'huile d'olive les légumes coupés en dés, ainsi que l'échalote (ils doivent être cuits à l'extérieur et presque crus à l'intérieur, façon wok), ajoutez le quinoa.
- Au moment de servir, parsemez de fines herbes et de sauce soja, mélangez bien. Versez dans des ramequins, ajoutez quelques feuilles de coriandre et servez.

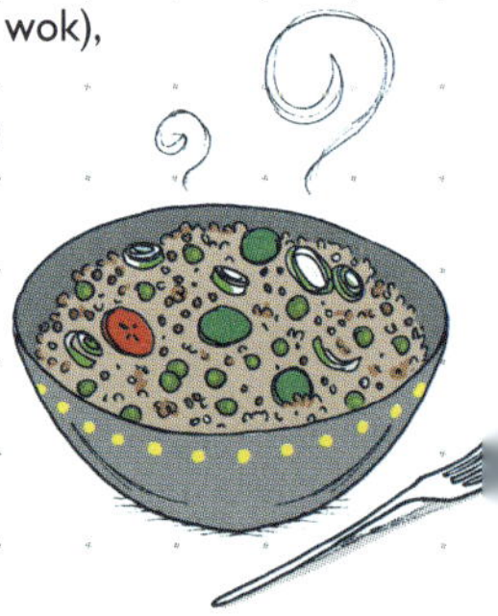

Jour 2

MENU

Petit déjeuner

- 1 bol de muesli (sans gluten) avec 1 yaourt de soja
- 1 tisane de romarin

Déjeuner

- 1 salade de concombre à la feta et aux raisins secs
- 1 morceau de poulet grillé
- 1 petit bol de riz complet

Goûter

- Tisane détox à volonté (au romarin ou à la fleur d'oranger)
- 1 fruit de saison

Dîner

- 1 salade de pissenlit, de mâche ou d'endive (voir p. 124)
- Pommes de terre à la méridionale
- 1 smoothie Paris-Tropiques

Pommes de terre à la méridionale
(pour 2 personnes)

INGRÉDIENTS : *4 pommes de terre nouvelles • 2 petits oignons • 1 bulbe de fenouil • 2 petites courgettes • 2 c. à s. de jus de citron • 4 gousses d'ail • 2 brins de romarin • basilic et coriandre frais hachés • 4 c. à s. d'huile d'olive*

- Faites bouillir les pommes de terre pendant 5 min.
- Mettez l'huile d'olive à chauffer dans une poêle et faites revenir les oignons, le fenouil coupé en fines lamelles et le romarin.
- Égouttez les pommes de terre et grillez-les à la poêle. Ajoutez l'ail et les courgettes coupées en rondelles. Laissez cuire pendant 10 min, le temps que les pommes de terre soient bien dorées.
- Enlevez du feu, ajoutez le filet de citron, le basilic et la coriandre. Ôtez les brins de romarin et servez aussitôt.

Smoothie Paris-Tropiques

INGRÉDIENTS : *½ mangue ou 1 banane • 1 poignée de pousses d'épinards • 4 feuilles de basilic • 20 cl d'eau de coco*

- Mettez tous les ingrédients dans le blender, mixez, c'est prêt !

Jour 3

MENU

Petit déjeuner

- Quelques tartines de pain sans gluten (ou des galettes de riz soufflé) avec de la confiture peu sucrée
- 1 compote de pommes sans sucres
- 1 tisane détox au romarin ou à la fleur d'oranger

Déjeuner

- 1 salade verte aux graines germées
- 1 filet de poisson vapeur au gomasio et carottes Vichy

Goûter

- Tisane détox à volonté
- 1 fruit

Dîner

- 1 salade d'endives aux pommes, noix et fines herbes
- Poivrons farcis

Poivrons farcis (pour 2 personnes)

INGRÉDIENTS : *2 poivrons rouges • 1 fromage de chèvre à pâte molle • 2 bols chinois de riz complet ou mi-complet déjà cuit • 1 laitue • 2 gousses d'ail émincées • basilic haché • graines de sésame fraîches ou grillées • huile d'olive*

- Coupez les poivrons dans le sens de la longueur. Épépinez-les et placez-les sur la grille du four à 180 °C (th. 6) pendant 10 min pour les attendrir.
- Pendant ce temps, mélangez le fromage, le basilic, l'ail et le riz dans un saladier.
- Remplissez les poivrons de ce mélange et arrosez d'huile d'olive. Mettez au four et laissez cuire encore 20 min.
- Saupoudrez de graines de sésame et servez avec la salade.

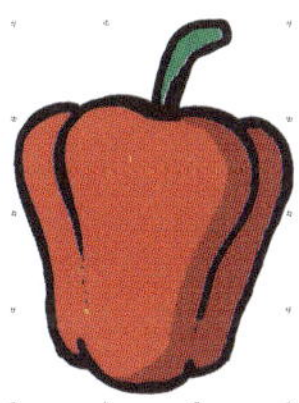

Jour 4

MENU

Petit déjeuner

- 1 bol de porridge de flocons d'avoine au lait d'amande agrémenté d'1 banane coupée en rondelles
- 1 thé vert ou 1 tisane au choix

Déjeuner

- 1 ou 2 artichauts à la vinaigrette
- 1 morceau de fromage de chèvre ou de brebis
- 1 tranche de pain complet grillé

Goûter

- Tisane détox à volonté
- 1 fruit

Dîner

- Soupe d'ortie
- Salade de pois chiches et de boulgour
- 1 mangue bien mûre

Salade de pois chiches et de boulgour

(pour 2 personnes)

INGRÉDIENTS : *50 g de pois chiches cuits • 150 g de boulgour fin • bouillon de légumes • 2 c. à s. de persil haché • 10 radis • 2 carottes nouvelles • gomasio • 2 c. à s. d'huile d'olive • 2 c. à c. d'huile de sésame et 1 c. à c. de vinaigre de cidre*

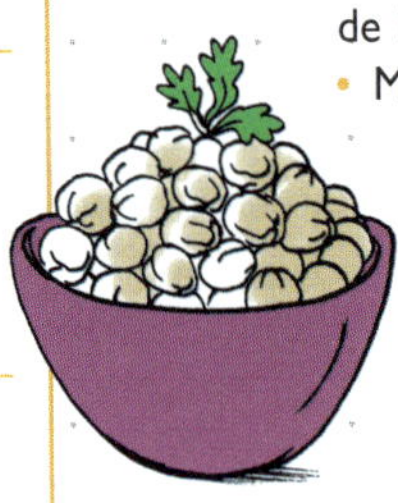

- Faites gonfler le boulgour dans 2 fois son volume de bouillon de légumes très chaud.
- Mélangez avec les pois chiches préalablement rincés. Ajoutez 2 c. à s. de persil haché, les radis émincés, les carottes nouvelles râpées.
- Assaisonnez avec du gomasio, 2 c. à s. d'huile d'olive, 2 c. à c. d'huile de sésame et 1 c. à c. de vinaigre de cidre. Servez avec une salade verte.

Jour 5

MENU

Petit déjeuner

- 1 ou 2 tartines de pain aux céréales avec de la confiture peu sucrée
- 1 yaourt de soja
- 1 tasse de thé vert

Déjeuner

- Poireaux à la vinaigrette
- 1 brochette à l'ananas et crevettes
- 1 compote de pommes parsemée d'1 c. à c. de gingembre confit haché

Goûter

- Tisane détox de romarin ou de fleur d'oranger à volonté
- 1 fruit

Dîner

- Carottes râpées
- Gratin de chou-fleur
- 1 smoothie « coup de frais »

Brochettes aux ananas et crevettes

(pour 2 personnes)

INGRÉDIENTS : *500 g de grosses crevettes roses • ½ ananas • ½ mangue • 1 petite laitue feuille de chêne • 1 c. à s. de vinaigre de Xérès • 3 c. à s. d'huile d'olive • graines de carvi • sel • poivre*

- Coupez l'ananas en dés de 2 cm de côté. Décortiquez les crevettes.
- Préparez les brochettes en alternant morceaux d'ananas et crevettes. Passez-les au gril ou faites-les cuire à la poêle pendant 3 ou 4 min.
- Faites une vinaigrette et assaisonnez la salade.
- Pelez la mangue et coupez-la en fines lamelles que vous ajouterez à la salade. Disposez celle-ci sur les assiettes et déposez par-dessus les brochettes. Servez aussitôt.

Smoothie « coup de frais »

INGRÉDIENTS : *1 banane • 1 poignée de myrtilles (fraîches ou surgelées) • 1 poignée de mâche • 4 feuilles de menthe • 30 cl d'eau de coco*

- Mettez tous les ingrédients dans le blender, mixez, c'est prêt !

Jour 6

MENU

Petit déjeuner

- 1 smoothie tout vert
- 1 tisane détox au romarin ou à la fleur d'oranger

Déjeuner

- 1 salade de chou blanc
- Lotte aux noix avec sa purée de céleri

Goûter

- Tisane détox au romarin ou à la fleur d'oranger à volonté
- 1 fruit

Dîner

- Asperges
- 1 ou 2 œufs à la coque
- 1 pomme au four
- 1 tisane au choix

Smoothie tout vert

INGRÉDIENTS : *1 pomme • 1 fenouil • 1 branche de persil • ½ concombre • 1 pincée de cannelle en poudre*

- Mettez tous les ingrédients dans le blender, mixez, c'est prêt !

Lotte aux noix (pour 2 personnes)

INGRÉDIENTS : *1 beau morceau de lotte • 4 c. à s. de noix pilées • 60 cl de bouillon de légumes • 1 poivron rouge • 1 botte de petits oignons • 10 gousses d'ail • persil • jus de citron • 4 c. à s. d'huile d'olive (ou de noix) • poivre*

- Faites frire les oignons et l'ail dans l'huile d'olive (ou de noix) jusqu'à ce qu'ils deviennent translucides, poivrez.
- Ajoutez les morceaux de poisson et les dés de poivron rouge. Laissez cuire 5 min, puis versez les morceaux de noix et le bouillon. Laissez mijoter 5 min.
- Saupoudrez le plat de persil haché et arrosez de jus de citron avant de servir.

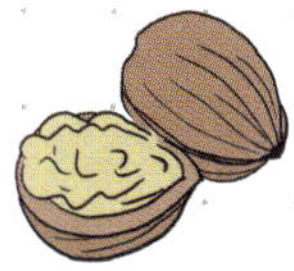

Jour 7

MENU

Petit déjeuner

- Crème Budwig
- 1 thé vert

Déjeuner

- 1 avocat au crabe
- 1 plat de poisson grillé sur un lit de fenouil

Goûter

- Granité au romarin ou à la fleur d'oranger
- 1 fruit

Dîner

- 1 jus de carotte-gingembre
- Sardines à l'huile et au citron, accompagnées d'1 salade de radis noir râpé
- 1 tranche de pain complet grillé

Crème Budwig

INGRÉDIENTS : *1 c. à c. de graines de lin (ou de tournesol ou de courge) • 2 c. à c. de sarrasin ou de quinoa (ou bien 4 c. à s. de graines germées de tournesol, cresson, luzerne, fenouil ou bien fenugrec, nettement plus digestes) • 1 banane • 1 yaourt de soja non sucré (ou 1 yaourt de type K-Philus®) • 1 c. à c. d'amandes et/ou de noisettes hachées • 1 pomme • poire ou pêche bien mûre) • 2 c. à c. de pollen frais (facultatif) • quelques gouttes de jus de citron • ½ c. à c. d'huile de colza • cannelle • anis vert • cardamome ou vanille*

- Dans un moulin à café, moulinez les graines de lin, avec le sarrasin. Écrasez 1 banane à la fourchette.
- Mélangez le tout avec 1 yaourt de soja non sucré, les amandes et/ou noisettes hachées, le fruit cru coupé en morceaux, et éventuellement 2 c. à c. de pollen frais.
- Ajoutez quelques gouttes de jus de citron et ½ c. à c. d'huile de colza.
- On peut ajouter pour le goût un peu de poudre de cannelle, d'anis vert, de cardamome ou de vanille…

Granité au romarin ou à la fleur d'oranger

INGRÉDIENT : *1 c. à s. de romarin séché ou 1 c. à s. d'eau de fleur d'oranger*

- Préparez une tisane au romarin ou à l'eau de fleur d'oranger.
- Disposez la tisane refroidie dans un grand plat rectangulaire au congélateur.
- Laissez le liquide geler en cassant régulièrement la surface avec une fourchette. Consommez-la ensuite comme un sorbet.

MENU 4

Monodiète ayurvédique

La monodiète consiste à ne manger qu'un seul aliment ou plat pendant minimum 3 jours, sans limitation de quantité. Cela facilite la digestion, pousse votre organisme à éliminer, renouvelle la flore intestinale (3 jours est la durée de vie maximale des cellules intestinales) et soutient le travail d'élimination des déchets des autres organes (foie, vésicule biliaire, reins...). Le kitchari, plat indien, mélange de céréales, légumes et légumineuses, est à la fois complet et détox grâce à l'action de ses épices.

Jour 1

MENU

Petit déjeuner

- Porridge d'avoine cuit dans du lait au mélange quatre-épices, raisins secs et graines de lin, garni d'un peu de ghee et de miel
- Tisane détox matin aux épices

Déjeuner

On arrête les viandes, les poissons, les œufs et l'alcool

- Pâtes complètes aux légumes, avec du fromage frais et un filet d'huile d'olive

Goûter

- Tisane détox journée

Dîner

- Asperges blanchies, marrons revenus à la poêle avec des abricots secs, boulgour de riz, sauce au yaourt de chèvre ou de soja
- 1 c. à c. rase de triphala dans un fond d'eau chaude avant le coucher

Tisane détox matin aux épices

INGRÉDIENTS : *1 tasse d'eau filtrée • 1 c. à c. de thym séché • 1 c. à c. de curcuma • 1 pincée de poivre noir • le jus d'½ citron jaune • 1 c. à c. de miel*

- Dans une petite casserole, portez à ébullition 1 tasse d'eau filtrée, avec 1 c. à c. de thym séché, 1 c. à c. de curcuma et 1 pincée de poivre noir.
- Coupez le feu et laissez infuser 10 min.
- Filtrez, ajoutez le jus d'½ citron jaune et 1 c. à c. de miel. *Hello morning !*

Tisane détox journée

INGRÉDIENTS : *1 c. à s. de pissenlits • 1 c. à s. de bardane • 1 c. à s. de chardon-marie • 1 c. à s. d'armoise • 1 c. à s. d'orties*

- Mettez 1 c. à s. de pissenlits, 1 c. à s. de bardane, 1 c. à s. de chardon-marie, 1 c. à s. d'armoise et 1 c. à s. d'orties dans une casserole avec 1 l d'eau.
- Portez à ébullition, puis coupez le feu et laissez infuser pendant 10 min avant de filtrer.

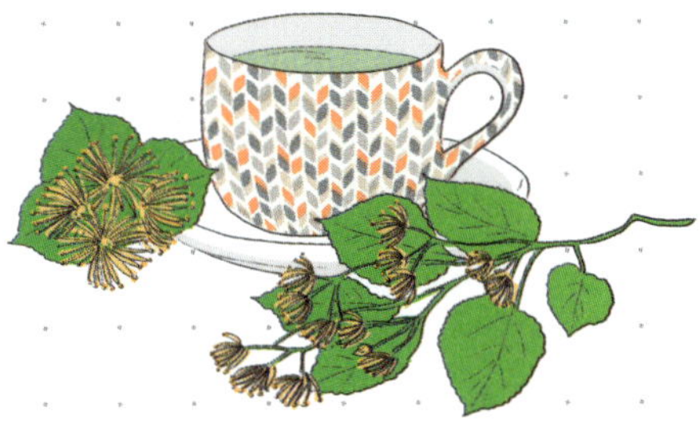

Jour 2

MENU

Petit déjeuner

- Compote de pommes maison aux épices
- Tisane détox matin aux épices

Déjeuner

On arrête le blé, les laitages, le café & le thé

- Grand plat avec pain pita toasté et houmous, salade, légumes rôtis (aubergines, courgettes) et tomates séchées

Goûter

- Tisane détox journée

Dîner

- Laitue à l'huile d'olive et au citron
- Soupe de pois cassés et de pommes garnie de gomasio (sésame grillé avec du sel)
- 1 tranche de pain de seigle
- 1 c. à c. rase de triphala dans un fond d'eau chaude avant le coucher

Compote de pommes maison aux épices

INGRÉDIENTS : *2 pommes • 1 poignée de raisins secs • épices (cannelle en poudre, gingembre en poudre, graines de lin, clou de girofle en poudre) • 1 c. à c. de ghee*

- Pelez et coupez les pommes en morceaux.
- Mettez-les à cuire dans une casserole sur feu moyen avec 1 poignée de raisins secs, 1 c. à c. de ghee et les épices de votre choix.
- Laissez compoter environ 15 min, puis laissez refroidir avant de déguster.

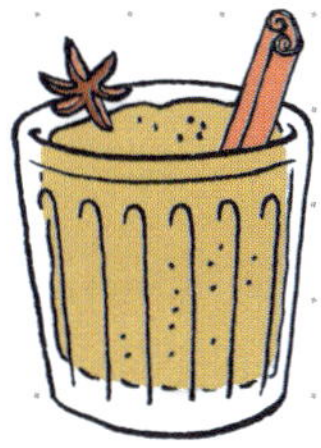

Jour 3

MENU

Petit déjeuner

- Tisane détox matin aux épices

Déjeuner

On arrête les sucres, les fruits (frais et secs) & les oléagineux

- Blettes au macis, un mélange riz et lentilles corail, avec 1 c. à c. de ghee (beurre clarifié, en magasin bio)

Goûter

- Tisane détox journée

Dîner

- Soupe carotte-gingembre
- Pain de sarrasin grillé
- 1 c. à c. rase de triphala dans un fond d'eau chaude avant le coucher

Blettes au macis (pour 2 personnes)

INGRÉDIENTS : *1 grand bouquet de blettes • 100 g de riz basmati • 60 g de lentilles corail • 1 c. à s. de ghee (beurre clarifié, en magasin bio) • 1 c. à c. de macis (épice) • 1 c. à c. de sauge séchée • ½ c. à c. de sel • 1 pincée de poivre*

- Lavez les blettes et coupez les feuilles entières en petits tronçons.
- Dans une poêle, faites chauffer le ghee, le macis et la sauge pendant 2 min, jusqu'à ce que les épices libèrent leur parfum.
- Ajoutez les blettes, les lentilles corail et couvrez d'eau.
- Portez à ébullition, puis revenez à feu moyen et laissez cuire pendant 20 min. Salez, poivrez à la fin de la cuisson.
- En parallèle, préparez le riz basmati selon les indications du paquet.
- Dans chaque bol, servez du riz et garnissez du mélange doux et onctueux de blettes et lentilles. Agrémentez d'un peu de ghee.

Jours 4, 5 et 6

MENU

Petit déjeuner

- Tisane détox matin aux épices

Déjeuner

- Kitchari
- 1 infusion CCF (cumin, coriandre, fenouil) avec 1 c. à c. de miel ou un peu de citron vert frais

Goûter

- Tisane détox journée

Dîner

- Kitchari toujours !
- 1 c. à c. rase de triphala dans un fond d'eau chaude avant le coucher

Kitchari (pour 2 personnes)

INGRÉDIENTS : *½ tasse de moong dal (des haricots mungo cassés) • 1 tasse de riz basmati semi-complet • ¼ de c. à c. de graines de moutarde noire • ½ c. à c. de graines de cumin • ½ c. à c. de curcuma en poudre • 1,5 c. à c. de coriandre en poudre • ½ c. à c. de fenouil en poudre • 1 pincée de hing (asafoetida) • 1 c. à c. de gingembre frais râpé • 1 c. à c. de sel minéral naturel • 2 tasses de légumes au choix • en privilégiant les plus digestes (asperges, carottes, céleri, haricots verts, courge d'été, patates douces, courge d'hiver, courgettes…) • coriandre fraîche • ghee • 1 citron vert*

- La veille (ou au moins 4 h à l'avance), mettez à tremper ½ tasse de moong dal. Le jour même, mélangez-les à 1 tasse de riz basmati semi-complet et rincez le mélange au moins deux fois, jusqu'à ce que l'eau soit claire.
- Dans une casserole, faites chauffer 2 c. à s. de ghee à feu moyen et faites sauter ¼ de c. à c. de graines de moutarde noire et ½ c. à c. de graines de cumin jusqu'à ce que les premières commencent à éclater. Ajoutez toutes les épices, mélangez brièvement, jusqu'à ce que l'arôme s'en dégage.
- Incorporez le mélange de riz et de moong dal et faites sauter le tout pendant quelques instants, en remuant constamment. Versez 6 tasses d'eau et augmentez le feu. Lorsque la soupe arrive à ébullition, incorporez 1 c. à c. de sel minéral naturel. Réduisez le feu, couvrez et laissez mijoter pendant environ 40 min.
- Pendant ce temps, découpez l'équivalent de 2 tasses de légumes en petits morceaux. Ajoutez-les dans la casserole à peu près à mi-cuisson (ou plus tôt si vous avez préparé des patates douces ou de la courge d'hiver), et portez à nouveau à ébullition. Puis baissez le feu et laissez mijoter jusqu'à ce que le riz, les moong dal et les légumes soient entièrement cuits.
- Retirez du feu et servez garni de coriandre fraîche, de ghee ou de citron vert.

Ma tisane CCF (pour 1 litre)

INGRÉDIENTS : *1 c. à s. de graines de cumin • 1 c. à s. de graines de coriandre • 1 c. à s. de graines de fenouil*

- Dans une casserole avec 1 l d'eau, mettez 1 c. à s. de chacune des 3 épices suivantes en graines : cumin, coriandre et fenouil.
- Portez à ébullition, puis baissez le feu et laissez cuire à feu doux pendant 10 min encore.
- Filtrez et savourez.

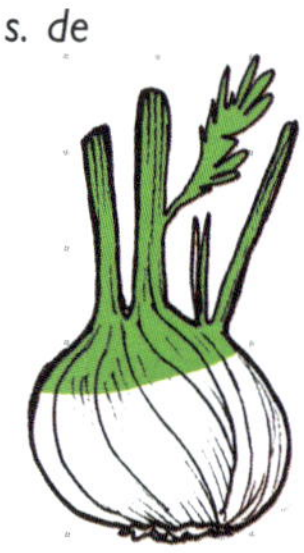

Rituels détox pendant la monodiète

Au réveil

- Réveillez-vous tôt pour profiter de l'aurore et de son énergie.
- Grattez-vous la langue avec un gratte-langue pour soutenir l'élimination des toxines. Vous avez déjà remarqué le film blanchâtre qui recouvre votre langue le matin ? Ce sont en fait des toxines remontées dans l'œsophage pendant la nuit. En plus, gratter la langue stimule, masse et nettoie vos organes, car en ayurveda votre langue est une carte de vos organes, comme en réflexologie !
- Buvez une tisane thym-curcuma-poivre-citron jaune-miel. Ne prenez pas votre petit déjeuner tout de suite, attendez bien 30 min pour avoir le temps de lancer votre système digestif et si possible d'aller à la selle. Profitez-en pour faire du yoga, de la méditation ou des exercices de respiration !
- Prenez votre petit déjeuner entre 7 et 8 heures.

L'après-midi

- Faites des exercices doux : marche, tai chi, yoga, yoga nidra… Le but : vous connecter à vous-même. Bougez en douceur car votre organisme carbure déjà !
- Choisissez des activités reposantes : lecture, écriture, tricot, coloriage de mandalas, activités créatives… Prenez aussi le temps de vous reposer !
- Faites votre détox mentale : écrivez pour mieux comprendre vos émotions et les digérer. Quelles émotions font surface durant cette détox (tristesse, mélancolie, frustration…) ? Quoi, pourquoi, comment ? Méditez dessus pour vous en détacher. Là encore, il s'agit seulement de les observer sans les juger. Cela permet de mettre une distance. J'observe ma tristesse, mais je ne suis pas la tristesse, je peux juste l'expérimenter. Peu à peu, vous arriverez à faire ce tri et à vous en détacher.
- Transpirez tous les jours ! Hammam ou bains chauds (20 min) ou marche tonique !

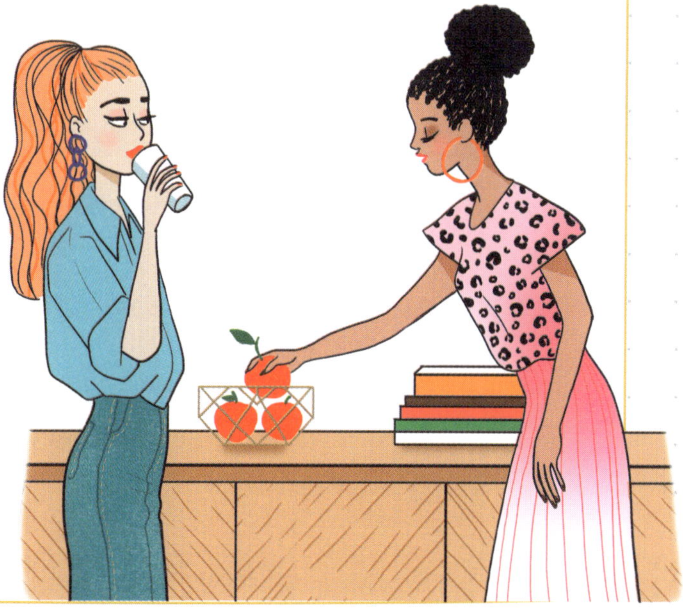

Jour 7

MENU

Petit déjeuner

- Tisane détox matin aux épices
- Salade de fruits frais
- Amandes grillées

Déjeuner

On reprend les fruits & oléagineux

- Poêlée de chou, carotte et patate douce au curcuma et poivre

Goûter

- Tisane détox journée

Dîner

- Soupe de légumes saupoudrée de graines de sésame

Poêlée de chou, carotte et patate douce au curcuma et poivre

INGRÉDIENTS : *¼ d'un petit chou • 1 carotte • ½ patate douce • 1 c. à s. de curcuma en poudre • huile • d'olive • sel • poivre*

- Lavez et émincez le chou. Épluchez la carotte et la patate douce, coupez-les en cubes.
- Faites revenir les légumes ensemble dans de l'huile d'olive, environ 15 min, à feu moyen.
- Incorporez le curcuma en poudre, salez, poivez et servez chaud.

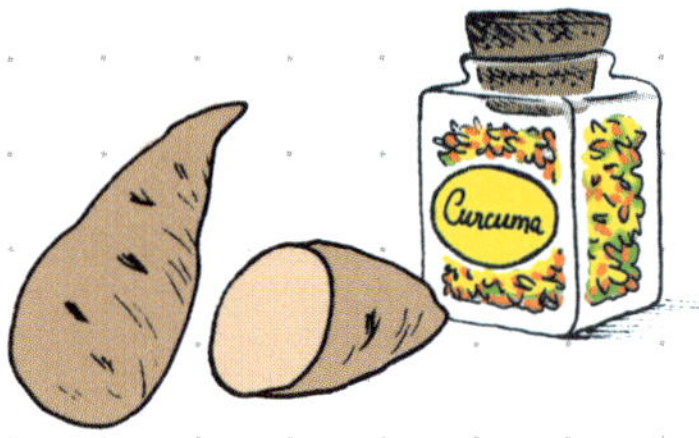

Jour 8

MENU

Petit déjeuner

- Salade de fruits
- Thé vert sencha

Déjeuner

On reprend le blé, les autres céréales, les légumineuses et la caféine/théine

- Pâtes aux légumes grillés et huile d'olive

Goûter

- Tisane au choix

Dîner

- Soupe de légumes
- Pain grillé et houmous

Reprendre mollo

Surtout prenez votre temps ! Ne vous jetez pas dans un dîner avec des amis. Savourez chaque nouvel aliment que vous réintégrez. Côté lifestyle, reprenez le quotidien en douceur, tout en restant attentive à votre corps, à votre bien-être. Faites attention à vos envies, soyez à l'écoute de votre corps.

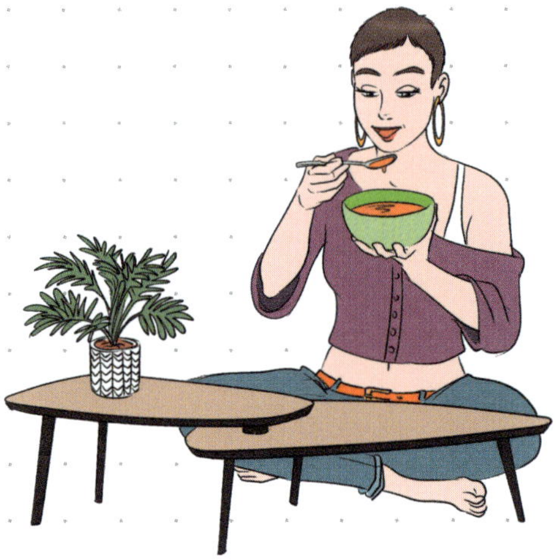

Jour 9

MENU

Petit déjeuner

- Compote de fruits
- Lait chaud

Déjeuner

On reprend les laitages, les viandes & les poissons en douceur

- Poisson avec des légumes et du riz

Goûter

- Tisane au choix

Dîner

- Pommes de terre et légumes au four, sauce yaourt chèvre ou soja

Et après ?

Appliquez certaines méthodes détox au quotidien ! Décidez d'une alimentation, d'activités et d'une routine qui vous conviennent mieux. Peut-être que vous mangerez moins de viande ou de laitages, que vous boirez moins de café, que vous adopterez l'écriture dans un journal chaque jour… Demandez-vous si vous avez digéré les émotions apparues durant la cure et comment utiliser l'énergie et la vitalité retrouvées grâce à la détox pour continuer à vous faire du bien !

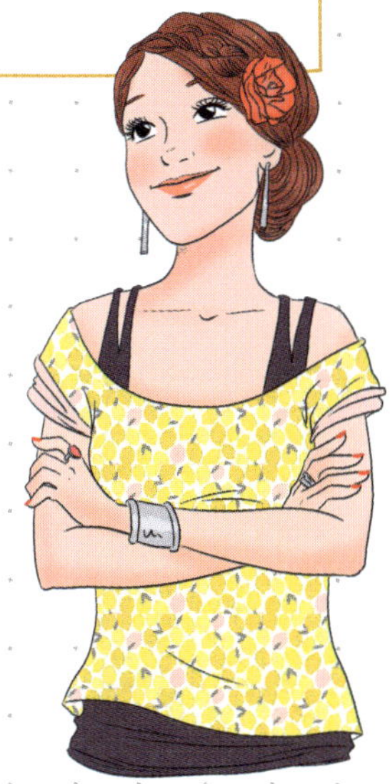

MENU 1

Cure reboot 1 jour

MENU 2

Cure énergie 3 jours

MENU 3

Cure feel good 5 jours

- Chapitre 3 -

Cure de green juices

Les green smoothies sont arrivés en Europe depuis peu, tel un raz de marée, avec pour première raison d'être : la détox! En plus de leur fort pouvoir détoxifiant, les green smoothies sont savoureux, et ils nous apportent un max d'énergie et de vitalité!

L'ingrédient magique : la chlorophylle

Les green smoothies ont cette belle couleur de la chlorophylle, ce pigment vert des plantes fabriqué par la photosynthèse, qui a pour but de créer de l'énergie à partir de la lumière du soleil. Elle réharmonise la flore intestinale, est bourrée d'antioxydants qui luttent contre la dégénérescence des cellules, stimule la production de globules rouges…

Green smoothies et jus verts, qu'est-ce que c'est?

Composés uniquement de légumes verts (légumes entiers ou feuilles seules), **les jus verts** se préparent à l'extracteur de jus. Ils se présentent sous forme liquide. Ils ont un fort pouvoir hydratant, régénérant et reminéralisant.

On prépare **les green smoothies** en mixant au blender des fruits et légumes à feuilles entiers. On obtient une sorte de purée, puisque les aliments sont entiers avec leurs fibres. On ajustera alors la texture du smoothie en ajoutant de l'eau. La formule de base : 1 banane, de l'eau + des feuilles vertes.

Les jus verts ne contiennent jamais de fruits. Tous les ingrédients sont crus, afin d'aller vers plus de vitalité et de santé.

Et pour les booster encore, il vous suffit d'ajouter des graines de chia ou de psyllium, de la purée d'avocat, de la banane, de la crème de sésame, de noisettes, d'amandes, de cacahuètes ou de pistaches, des protéines végétales en poudre… Tous ces ingrédients vont agir comme épaississants et/ou comme liants. Sans compter leur apport nutritionnel exceptionnel qui va booster votre vitalité!

Un boost d'énergie!

Ils nous apportent des quantités énormes de nutriments que nous ne pourrions pas obtenir si nous devions les prendre sous forme solide. Rapidement assimilés par l'organisme, ils représentent tout simplement nos meilleurs alliés pour lutter contre une alimentation pauvre en nutriments, les coups de pompe et les kilos en trop!

Quand en boire?

Pour les green smoothies : à tout moment! Au petit déjeuner, en collation, voire même au déjeuner ou au dîner les jours où vous avez peu d'appétit.

Pour les green juices : 20 minutes avant les repas ou 2 heures après. Au petit déjeuner, ils vous boostent pour la journée, ils peuvent être consommés en apéritif ou à 17 heures pour vous rebooster.

Un demi-litre de green smoothie ou de jus vert au quotidien est la dose minimale pour en ressentir les bienfaits et gagner en vitalité et en santé.

On peut aussi en faire une cure pour se détoxifier.

MENU 1

Cure reboot 1 jour

La cure de 1 jour peut se faire spontanément après un repas de fête trop copieux, un week-end d'excès ou une semaine exténuante. Pourquoi pas un lundi matin, le jour où tout recommence et où l'on a envie de démarrer du bon pied afin de passer une bonne semaine?

Jour 1

MENU

Petit déjeuner

- 1 grand bol d'eau tiède au réveil
- Green smoothie au choix : green smoothie Morning tonique ou green smoothie Sweet morning

Déjeuner

- 50 cl de smoothie super tonique

Dîner

- Green smoothie automnal

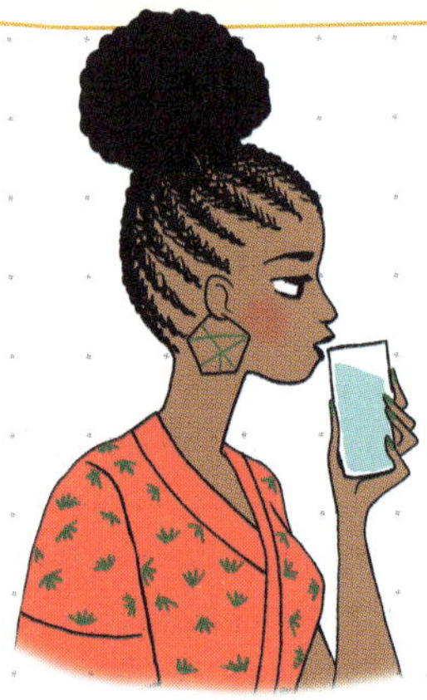

Green smoothie Morning tonique

INGRÉDIENTS : *1 belle feuille de kale • ½ pamplemousse • ½ orange • ½ banane • 1 c. à c. de pollen de ciste pour accélérer la détox*

- Mélangez le tout dans le blender… C'est prêt!

Green smoothie Sweet morning

INGRÉDIENTS : *1 belle feuille de kale • 1 kaki bien mûr • 1 tranche d'ananas • ⅓ de banane • Option : 1 pincée de stévia en poudre*

- Mélangez le tout dans le blender… C'est prêt!

Smoothie super tonique

INGRÉDIENTS : *20 g de concombre • 20 g de fenouil • 2 feuilles de salade bien vertes • ½ banane • 1 petite pomme • 1 petite poire • 1 c. à c. de spiruline • ¼ de c. à c. de poudre de moringa • 3 noix de cajou*

- Mixez tout au blender, c'est prêt!
- **En option :** ajoutez 1 c. à c. de sérum de Quinton, ou plasma marin, un excellent antifatigue, nettoyant et régénérant sanguin!

Green smoothie automnal

INGRÉDIENTS : *1 poignée de pousses d'épinards • 10 cm de céleri-branche • ¼ de chou-rave • ½ avocat • ½ gousse d'ail • 1 c. à c. de jus de citron • 1 c. à s. de persil et/ou d'autres herbes fraîches selon vos goûts*

- Déposez tous les ingrédients dans le bol du blender, mixez et dégustez!

MENU 2

Cure énergie 3 jours

La cure de 3 jours représente une vraie pause pour votre organisme. Vous coupez avec votre routine alimentaire, vous vous débarrassez des surcharges passagères et vous vous allégez. Vous regagnerez également cette sensation agréable de la vraie faim. Vous pouvez la renouveler plusieurs fois dans l'année. Il vaut mieux choisir un moment de repos et la commencer par exemple un week-end.

Jour 1

MENU

Petit déjeuner

- Green smoothie du matin

Déjeuner

- 50 cl de smoothie super tonique (voir ci-contre)

Goûter

- Smoothie vert Goûter au choix

Dîner

- Green smoothie détox

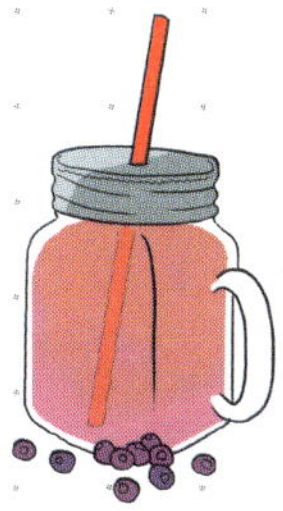

Green smoothie du matin

INGRÉDIENTS : *1 poignée de feuilles de mâche • 1 pomme verte • ½ banane • 1 c. à s. de pousses d'alfalfa • 1 c. à s. de pollen de ciste pour accélérer la détox*

- Déposez tous les ingrédients dans le bol du blender, mixez et dégustez !

Smoothie Goûter d'été

INGRÉDIENTS : *1 barquette de framboises • ½ concombre • 1 feuille de menthe • quelques gouttes de citron*

- Déposez tous les ingrédients dans le blender, mixez… c'est prêt !

Smoothie Goûter d'hiver

INGRÉDIENTS : *1 tranche d'ananas • 1 poignée d'épinards • ½ banane • 1 cm de racine de gingembre*

- Déposez tous les ingrédients dans le blender, mixez… c'est prêt !

Green smoothie détox

INGRÉDIENTS : *1 concombre • ½ poivron rouge • 1 branche de céleri • ½ fenouil • 2 c. à s. de pousses de tournesol • ½ avocat • 1 feuille d'épinard • 1 gousse d'ail • 1 cm de racine de gingembre • 1 c. à c. de spiruline*

- Déposez tous les ingrédients dans le bol du blender, couvrez d'eau, mixez et dégustez !

Jour 2

MENU

Petit déjeuner

▸ Smoothie détoxinant

Déjeuner

▸ Smoothie réconfortant

Goûter

▸ Green smoothie au choix

▸ Tisane aromatisée à l'eau florale de romarin (½ c. à c. dans de l'eau chaude)

Dîner

▸ Green smoothie très chlorophyllé

Smoothie détoxinant

INGRÉDIENTS : *1 feuille de kale • 10 feuilles d'épinard • ½ branche de céleri • ¼ de betterave • 1 pomme • ½ banane*

• Déposez tous les ingrédients dans le blender, couvrez d'eau, mixez… c'est prêt !

Smoothie réconfortant

INGRÉDIENTS : *½ avocat • 1 poignée de mâche • 2 tranches d'ananas • ½ mangue • 1 c. à c. de moringa*

• Déposez tous les ingrédients dans le bol du blender, mixez et dégustez !

Green smoothie très chlorophyllé

INGRÉDIENTS : *5 feuilles de laitue • ½ bouquet de persil • 1 petit morceau de céleri-branche • 1 morceau de patate douce • 1 gousse d'ail • 1 c. à c. de jus de citron • 1 c. à s. d'huile d'olive fruitée*

• Déposez tous les ingrédients dans le blender, couvrez d'eau, mixez… c'est prêt !

Jour 3

MENU

Petit déjeuner

▸ 1 verre d'eau tiède

▸ Green smoothie Morning détox

Déjeuner

▸ Green smoothie très rosé

Dîner

▸ Green smoothie tout vert

Green smoothie Morning détox

INGRÉDIENTS : *1 poignée de mâche • ½ mangue • ½ pomme • ½ banane • 1 fleurette de brocoli • 1 c. à c. de spiruline*

• Déposez tous les ingrédients dans le blender, couvrez d'eau, mixez… c'est prêt !

Green smoothie très rosé

INGRÉDIENTS : *1 morceau de betterave • 1 morceau de chou-rave • 1 belle poignée moitié cresson moitié mâche • ¼ d'avocat • 1 gousse d'ail • 1 c. à s. de jus de citron • 1 pincée d'herbes de Provence*

• Déposez tous les ingrédients dans le blender, couvrez d'eau, mixez… c'est prêt !

Green smoothie tout vert

INGRÉDIENTS : *1 petite branche de céleri • 1 poignée de mâche ou de jeunes pousses d'épinards • un peu de persil • ½ banane • ¼ d'avocat • 1 belle pomme • 1 cm de racine de gingembre • 1 c. à s. de jus de citron • 1 verre d'eau*

• Déposez tous les ingrédients dans le blender, mixez… c'est prêt !

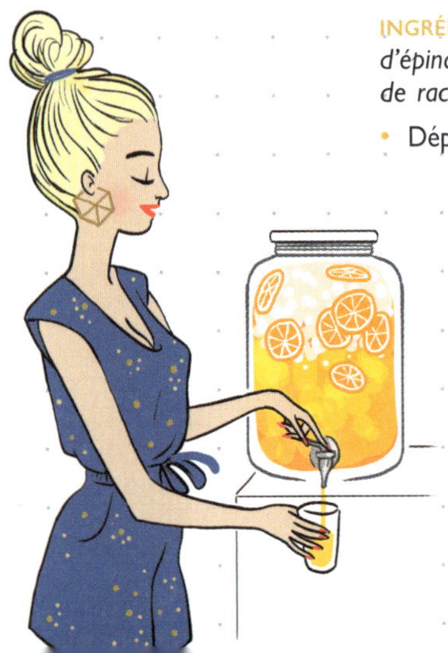

MENU 3

Cure feel good 5 jours

La cure de 5 jours, où vous consommez les green smoothies associés à des jus verts, va vous apporter un sentiment d'apaisement en vous allégeant, au niveau de votre organisme et de votre mental. Grâce à un apport important d'aliments alcalinisants, votre corps va commencer à se désacidifier et vous ressentirez moins douloureusement vos articulations, de même votre teint sera plus frais et lumineux et votre peau plus nette! Et vous allez perdre les quelques kilos qui vous alourdissent. Ne débutez pas cette cure pendant une période stressante ou intense.

Jour 1

MENU

Petit déjeuner

- 1 grand bol d'eau tiède avec quelques gouttes de jus de citron
- Green juice au concombre reminéralisant et tonique

En-cas

- Green juice méditerranéen, antioxydant et reminéralisant

Déjeuner

- Green juice méditerranéen, antioxydant et reminéralisant

Goûter

- Green juice Après-midi d'été

Dîner

- Green juice courgette-persil détoxifiant

Green juice au concombre

INGRÉDIENTS : *1 beau concombre • le jus d'½ citron*

• Passez le tout dans l'extracteur de jus... c'est prêt!

Green juice méditerranéen

INGRÉDIENTS : *½ courgette • ½ concombre long • ½ poivron rouge • 1 poignée de jeunes pousses d'épinards • ½ bouquet de coriandre*

• Passez le tout dans l'extracteur de jus... c'est prêt!

Green juice Après-midi d'été

INGRÉDIENTS : *½ concombre long • ¼ de courgette • 1 petite tige de céleri • ¼ de poivron rouge • 4 feuilles de basilic • ¼ de gousse d'ail*

• Passez le tout dans l'extracteur de jus... c'est prêt!

Green juice courgette-persil

INGRÉDIENTS : *½ concombre long ou • 1 concombre noa moyen (environ 12 cm) • ½ courgette • ½ bouquet de persil • ½ bouquet de basilic • 1 poignée de pousses de tournesol • ¼ de citron*

• Passez le tout dans l'extracteur de jus... c'est prêt!

Jour 2

MENU

Petit déjeuner

- 1 grand bol d'eau tiède avec quelques gouttes de jus de citron
- Green smoothie léger, reminéralisant

Déjeuner

- Green juice très vert

Dîner

- Green smoothie printanier

Green smoothie léger

INGRÉDIENTS : *1 pomme verte type granny • ½ concombre • ½ citron*

- Déposez tous les ingrédients dans le bol du blender, mixez et dégustez !

Green juice très vert

INGRÉDIENTS : *2 feuilles de kale • 1 tige de vert de fenouil • 4 feuilles de betterave • 1 branche de céleri • 1 concombre • 1 c. à c. de spiruline*

- Passez le tout dans l'extracteur de jus, sauf la spiruline, que vous ajouterez dans votre verre. C'est prêt !

Green smoothie printanier

INGRÉDIENTS : *3 feuilles de salade • ½ avocat • ¼ de fenouil • 1 morceau de courgette (4 cm) • 1 morceau de concombre (4 cm) • ¼ de gousse d'ail • quelques feuilles de coriandre et de persil frais*

- Déposez tous les ingrédients dans le bol du blender, couvrez d'eau, mixez et dégustez !

Jour 3

MENU

Petit déjeuner

- Green juice vert concombre

Déjeuner

- Smoothie super tonique (voir p. 138)

Dîner

- Green smoothie épicé

Green juice vert concombre

INGRÉDIENTS : *1 concombre long • ½ citron • 1 petit morceau de gingembre • 4 feuilles de menthe*

- Passez les ingrédients à l'extracteur de jus, c'est prêt !

Green smoothie épicé

INGRÉDIENTS : *½ courgette • ½ avocat • ½ tomate bien mûre • 1 c. à s. de persil • 1 gousse d'ail • 1 c. à s. de jus de citron • ½ c. à c. rase de cumin • ¼ de c. à c. de curcuma • ¼ de c. à c. de paprika*

- Déposez tous les ingrédients dans le bol du blender, mixez et dégustez !

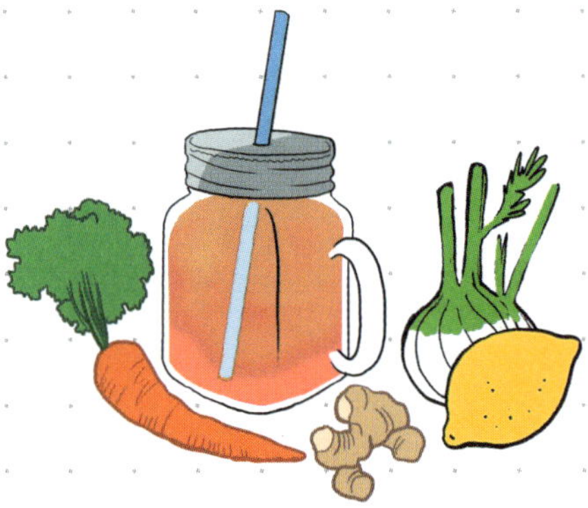

Jour 4

MENU

Petit déjeuner

▸ Green juice pomme-céleri

Déjeuner

▸ Soupe énergie

Goûter

▸ Smoothie antifatigue et gourmand

Dîner

▸ Green juice kale-épinards

Green juice pomme-céleri

INGRÉDIENTS : *2 feuilles de kale (100 g) • ½ concombre long ou 1 concombre noa • 1 branche de céleri • 1 pomme • ½ citron • 1 petit morceau de gingembre*

- Passez à l'extracteur de jus et dégustez !

Soupe énergie (pour 2 personnes)

INGRÉDIENTS : *300 g de mâche • ½ bouquet de persil • 1 branche de céleri • 1 poignée de pousses de tournesol si disponible • 1 c. à s. de graines germées d'alfalfa • 1 c. à s. de graines germées de haricots mungo • 1 pomme mûre ou 1 poire • ½ avocat • 1 c. à c. d'algues dulse ou de laitue de mer séchées + 50 cl d'eau de source ou de réjuvélac*

- Mixez tous les ingrédients ensemble au blender, c'est prêt !

Smoothie antifatigue et gourmand

INGRÉDIENTS : *200 g de pastèque • 200 g de fraises • 1 tomate bien mûre (à remplacer par de la mangue et du kaki en hiver) • 6 belles feuilles de basilic • 1 poignée de jeunes pousses d'épinards*

- Déposez les ingrédients dans le bol du blender, mixez et c'est prêt !

Green juice kale-épinards

INGRÉDIENTS : *1 feuille de kale • 2 feuilles d'épinards • 1 morceau de brocoli • 2 tiges de céleri pas trop vertes • ½ fenouil • ½ cm de racine de gingembre*

- Passez le tout à l'extracteur de jus et dégustez !

Jour 5

MENU

Petit déjeuner

▸ Green juice frais

Déjeuner

▸ Green smoothie à la tomate

Goûter

▸ Green juice tonique d'hiver

Dîner

▸ Green smoothie très chlorophyllé (voir p. 140)

Green juice frais

INGRÉDIENTS : *1 petite courgette • 1 fenouil moyen • 6 feuilles de menthe • ½ bouquet de persil • le jus d'½ citron vert*

- Passez le tout à l'extracteur de jus et dégustez !

Green smoothie à la tomate

INGRÉDIENTS : *3 tomates bien mûres • 50 g d'un mélange d'herbes aromatiques (persil, coriandre, ciboulette, menthe) • ½ avocat • 1 petit morceau de céleri-branche • ¼ de gousse d'ail*

- Déposez tous les ingrédients dans le bol du blender, mixez et dégustez !

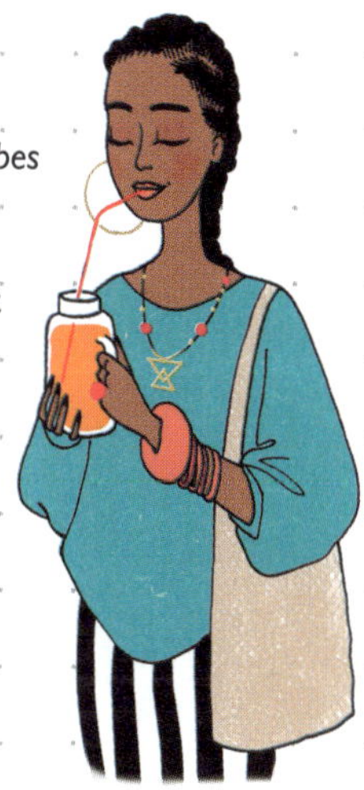

Green juice tonique d'hiver

INGRÉDIENTS : *4 feuilles de chou rouge • 4 feuilles d'épinards • quelques feuilles de persil • 1 pomme • 1 carotte • 1 kiwi • 1 cm de racine de curcuma*

- Passez le tout à l'extracteur de jus et dégustez !

MENU 1

Raw food

- Chapitre 4 -

Food crue

La cuisson a tendance à dégrader les aliments : adieu vitamines, minéraux et autres nutriments ! Mais ce sont surtout les enzymes que les adeptes du cru veulent préserver. Sans elles, pas de digestion, ni de bonne santé cellulaire. Objectif vitalité !

Chouchouter les enzymes

Les enzymes dégradent en effet les aliments pour faciliter la digestion. Si elles ne sont pas présentes en quantité suffisante dans notre alimentation, les organes du système digestif et le pancréas doivent les produire eux-mêmes, ce qui exige un surcroît de travail. En mangeant les végétaux tout crus, on facilite donc le travail de digestion. Résultat : un organisme moins fatigué et davantage de nutriments assimilés…
Les autres arguments pour la raw food (alimentation crue en anglais) ? Elle favorise l'élimination des déchets au niveau de nos intestins, elle booste l'immunité en nourrissant la flore intestinale.

Les précautions à prendre

Sans cuisson pour détruire les bactéries, on fera très attention à l'hygiène. Nettoyez le plan de travail, les ustensiles et vos mains avant l'épluchage des fruits et légumes. Rincez ces derniers puis plongez-les quelques instants dans de l'eau vinaigrée.
Les aliments crus sont parfois déconseillés aux personnes immunodéprimées ou en très grand manque de vitalité. Prenez conseil auprès d'un professionnel.

Quand manger cru ?

N'importe quelle quantité d'aliments crus sera bénéfique à votre santé. Mais si votre régime en contient au moins 50 %, vous commencerez à sentir vraiment la différence. Soyez à l'écoute de votre ressenti et des messages de votre corps.

Comment faire ?

Dans un premier temps, commencez tous vos repas par des aliments crus. Votre corps exprime son désaccord ? Il a juste besoin d'une petite rééducation, le temps que votre flore intestinale s'adapte. Les aliments lactofermentés (choucroute, pickles, jus lactofermentés) sont recommandés comme aliments de transition. Puis ajoutez un smoothie le matin à votre petit déjeuner. Ainsi vous consommerez déjà des aliments crus à chaque repas. Puis vous pourrez augmenter la fréquence. En cas de baisse d'énergie et de soucis de digestion, consultez un spécialiste.

Les 10 aliments à manger crus

- Les légumes (crus, séchés ou lactofermentés)
- Les fruits crus ou séchés
- Les graines, légumineuses et céréales germées
- Les noix et graines
- Les laits végétaux
- Les huiles de première pression à froid
- Les aliments déshydratés à froid
- Les algues
- Les épices et les aromates
- Le miel non pasteurisé

MENU 1

Raw food

Cette semaine de menus végétariens et crus, avec des aliments simples à préparer et à digérer, va vous permettre de tester la raw food tout en douceur. La plupart de ces recettes ne demandent aucun matériel particulier et sont accessibles à tous.

Jour 1

MENU

Petit déjeuner

- Smoothie coco-banane-mâche
- Thé vert au jasmin

Déjeuner

- Champignons marinés
- Salade de chou kale à l'avocat et à la tomate
- Chocolat cru (magasins bio)

Dîner

- Houmous de courgettes
- Crackers crus au lin et crudités variées (concombre, carotte, chou-fleur, etc.)

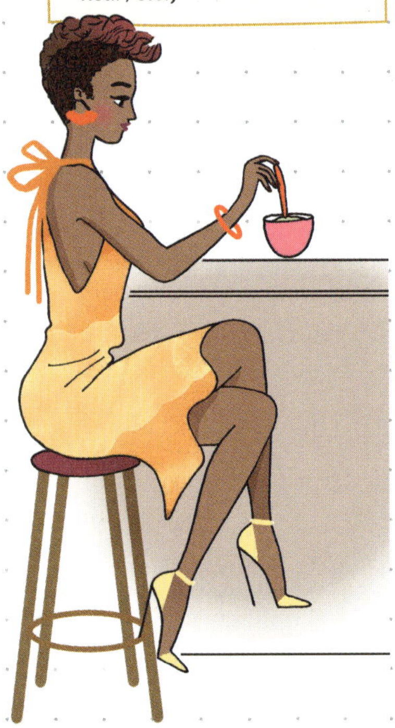

Smoothie coco-banane-mâche (pour 2 personnes)

INGRÉDIENTS : *1 banane • 20 g de noix de coco râpée • 1 poignée de mâche • 1 poignée de graines germées au goût neutre • type alfalfa (facultatif)*

- Mixez 1 banane avec 20 g de noix de coco râpée, 20 cl d'eau et 1 poignée de mâche.
- Vous pouvez ajouter, si vous en avez, 1 poignée de graines germées au goût neutre, type alfalfa.

Champignons marinés (pour 2 personnes)

INGRÉDIENTS : *300 g de champignons de Paris • 1 poivron rouge • 2 c. à s. de vinaigre de cidre • 2 c. à s. d'huile d'olive • 1 c. à s. de shoyu ou tamari*

- Préparez et nettoyez 300 g de champignons de Paris, émincez 1 poivron rouge.
- Faites-les mariner dans 2 c. à s. de vinaigre de cidre, 2 c. à s. d'huile d'olive et 1 c. à s. de shoyu ou tamari 20 min environ au réfrigérateur.

Houmous de courgettes (pour 2 personnes)

INGRÉDIENTS : *2 courgettes • 1 c. à c. de tahin • 2 c. à c. de jus de citron • 2 c. à c. d'huile d'olive • ½ gousse d'ail • 1 pincée de sel • 1 pincée de cumin • 1 pincée de paprika*

- Mixez 2 courgettes avec tous les ingrédients.

Crackers crus au lin (pour 2 personnes)

INGRÉDIENTS : *350 g de graines de lin • 2 c. à s. de tamari*

- Faites tremper 350 g de graines de lin dans 33 cl d'eau pendant 1 h , ajoutez 2 c. à s. de tamari et mélangez bien.
- Répartissez sur 2 plateaux du déshydrateur tapissés de papier sulfurisé, et étalez bien à l'aide d'une spatule de glaçage. Laissez sécher 1 h à 63 °C, puis 6 h à 43 °C.
- Retournez ensuite sur un plateau à mailles et laissez sécher 2 h de plus, jusqu'à ce que les graines soient sèches et croustillantes.
- Ces crackers se gardent 1 mois dans un contenant hermétique, à température ambiante.

Jour 2

MENU

Petit déjeuner

- 1 jus vert

Déjeuner

- Salade de persil (à feuilles plates) à l'orange, sauce au citron, à l'huile d'olive et aux olives noires
- Pain essène (tout prêt en magasin bio)
- Tartare d'algues ou fromage de chèvre frais
- Glace à la myrtille et à la noix de coco

Dîner

- Vermicelles de daïkon à la coriandre
- Crackers lin-tomate-piment

Jus vert (pour 2 personnes)

INGRÉDIENTS : *1 concombre • 1 pomme • 2 branches de céleri • 2 poignées de chou kale • 2 poignées de jeunes pousses d'épinards • 1 dé de gingembre frais*

- Passez le tout à l'extracteur de jus et dégustez !

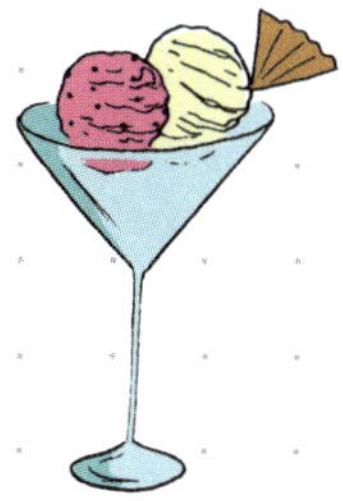

Glace à la myrtille et à la noix de coco (pour 2 personnes)

INGRÉDIENTS : *1 banane congelée • 1 banane non congelée • ½ bol de myrtilles surgelées • 1 c. à c. de beurre de coco*

- Mixez le tout et savourez immédiatement !

Vermicelles de daïkon à la coriandre (pour 2 personnes)

INGRÉDIENTS : *½ daïkon (radis blanc que l'on trouve dans les magasins exotiques, peut être remplacé par du radis noir) • ¼ de poivron rouge • 1 poignée de pousses d'épinards • 1 petite carotte • 1 c. à c. de graines de sésame blond • 2 c. à c. de jus de citron vert • 2 c. à c. de sirop d'agave cru • coriandre • sauce shoyu • 1 pincée de piment (facultatif)*

- Préparez ½ daïkon en vermicelles avec le coupe-légumes spirale.
- Ajoutez ¼ de poivron rouge émincé, 1 poignée de pousses d'épinard, 1 petite carotte râpée et 1 c. à c. de graines de sésame blond.
- Faites alors une sauce avec 2 c. à c. de jus de citron vert, 2 c. à c. de sirop d'agave cru, 2 c. à c. d'eau, de la coriandre ciselée, un peu de sauce shoyu et, éventuellement, 1 pincée de piment.

Tartare d'algues express (pour 2 personnes)

INGRÉDIENTS : *2 c. à s. de dulce séchée en paillettes • 1 c. à s. de laitue de mer séchée en paillettes • 2 c. à s. de jus de citron • 2 c. à s. d'huile d'olive • ½ c. à c. de graines de moutarde • 2 c. à c. de purée d'amandes blanches • 10 cl de crème de cajou ou de tournesol (si possible maison)*

- Mélangez bien 2 c. à s. de jus de citron, 2 c. à s. d'huile d'olive, ½ c. à c. de graines de moutarde, 2 c. à c. de purée d'amandes blanches, 100 ml de crème de cajou ou de tournesol.
- Versez cette sauce sur 2 c. à s. de dulce séchée en paillettes et 1 c. à s. de laitue de mer séchée en paillettes, en mélangeant bien.
- Attendez 10 à 15 min avant de consommer. Ce tartare se conserve jusqu'à 3 jours au réfrigérateur.

Crackers lin-tomate-piment (pour 2 personnes)

INGRÉDIENTS : *350 g de graines de lin • 2 c. à s. de tamari • 90 g de tomates séchées • 2 c. à c. de piment de Cayenne*

- Préparez les crackers dans les mêmes proportions que la recette p. 146 en y ajoutant 90 g de tomates séchées coupées en fines tranches et 2 c. à c. de piment de Cayenne.

Jour 3

MENU

Petit déjeuner

- Graines de chia au matcha
- Tisane au romarin

Déjeuner

- Salade de lentilles germées
- Crème d'avocat à la coco

Dîner

- Apéritif végétal pétillant
- Salade de laitue et de fraises (ou de figues) à l'estragon, sauce au shoyu et à l'huile d'olive

Graines de chia au matcha (ou au cacao) (pour 2 personnes)

INGRÉDIENTS : *15 cl de lait d'amande • 1 pointe de couteau de vanille en poudre • 1 c. à c. de poudre de matcha (ou de cacao en poudre) • 1 c. à c. de miel ou de sirop d'agave cru • 2 c. à s. de graines de chia • fruits rouges (mûres, framboises, myrtilles)*

- Mélangez bien 15 cl de lait d'amande avec 1 pointe de couteau de vanille en poudre, 1 c. à c. de poudre de matcha (ou de cacao en poudre) et 1 c. à c. de miel ou de sirop d'agave cru. Ajoutez 2 c. à s. de graines de chia.
- Laissez reposer 1 h minimum (ou mieux, toute la nuit) en mélangeant de temps en temps.
- Vous pouvez ajouter des baies (mûres, framboises, myrtilles) au moment de servir.

Salade de lentilles germées (pour 2 personnes)

INGRÉDIENTS : *1 poignée de lentilles germées • 1 betterave crue • persil • 1 c. à s. de raisins secs • quelques noix de Grenoble • vinaigre de cidre • huile de noix • sel • poivre*

- Mélangez 1 poignée de lentilles germées, 1 betterave crue râpée, du persil haché, 1 c. à s. de raisins secs et quelques noix de Grenoble.
- Assaisonnez de vinaigre de cidre et d'huile de noix. Salez et poivrez (avec parcimonie) avant de déguster.

Crème d'avocat à la coco (pour 2 personnes)

INGRÉDIENTS : *12 cl d'eau de coco • le jus et le zeste d'1 citron vert • ½ avocat • 1 kiwi • 1 poignée de pousses d'épinards • 1 c. à c. de graines de chanvre*

- Mixez 12 cl d'eau de coco, le jus et le zeste d'1 citron vert, ½ avocat, 1 kiwi pelé, 1 poignée de pousses d'épinards et 1 c. à c. de graines de chanvre.
- Parsemez éventuellement de graines de chanvre au moment de servir.

Apéritif végétal pétillant (pour 2 personnes)

INGRÉDIENTS : *2 carottes • 1 c. à s. de graines germées de fenouil • quelques gouttes de jus de citron • 33 cl d'eau pétillante • 1 rondelle de citron*

- À l'extracteur ou à la centrifugeuse, faites un jus avec 2 carottes, 1 c. à s. de graines germées de fenouil, quelques gouttes de jus de citron, ajoutez 33 cl d'eau pétillante.
- Décorez d'1 rondelle de citron avant de servir.

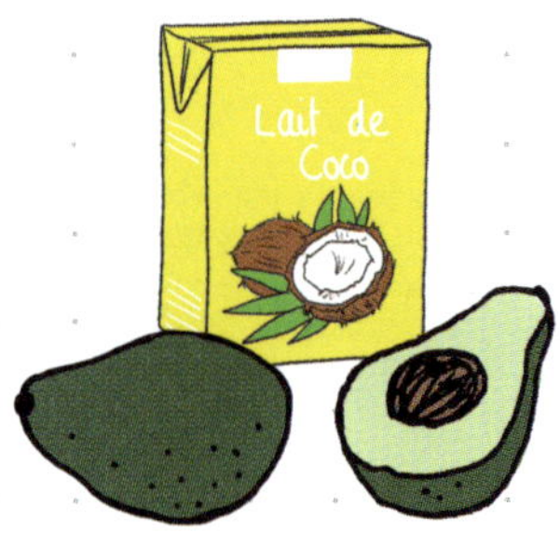

Jour 4

MENU

Petit déjeuner

- ½ pastèque
- Tisane de gingembre

Déjeuner

- « Lait de poule » végétal

En-cas

- Datte fourrée

Dîner

- Jus de peau de pastèque (il suffit de passer la peau de la pastèque à l'extracteur, c'est délicieux et formidablement détox)
- Salade d'épinards à la choucroute crue
- Lassi mangue-cardamome

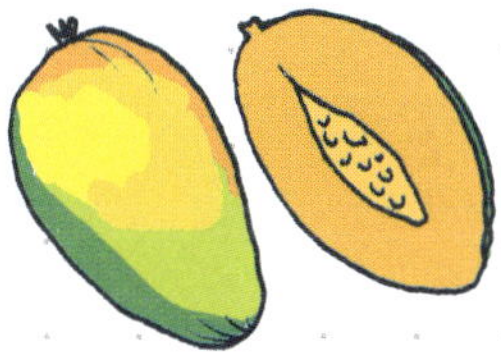

« Lait de poule » végétal

INGRÉDIENTS : *1 concombre • 2 poignées de jeunes pousses d'épinards • 2 tranches d'ananas • 3 tiges de persil • ¼ de citron bio • quelques gouttes d'huile de germe de blé • 1 jaune d'œuf cru (facultatif)*

- Faites un jus avec 1 concombre, 2 poignées de jeunes pousses d'épinards, 2 tranches d'ananas, 3 tiges de persil, ¼ de citron avec la peau.
- Ajoutez ensuite quelques gouttes d'huile de germe de blé et éventuellement 1 jaune d'œuf cru.
- Ce jus délicieux a des effets coupe-faim très pratiques lorsque l'on n'a pas le temps de déjeuner.

Datte fourrée

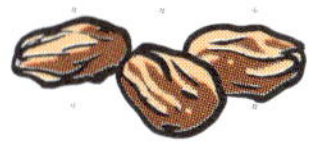

INGRÉDIENTS : *1 datte medjool • 1 c. à c. de purée d'amandes ou de pistaches*

- Dénoyautez 1 datte medjool, ouvrez-la et mettez à l'intérieur 1 c. à c. de purée d'amandes ou de pistaches.
- Réservez au réfrigérateur avant de déguster.

Salade d'épinards à la choucroute crue (pour 2 personnes)

INGRÉDIENTS : *2 poignées d'épinards • 1 poignée de choucroute crue • 2 c. à s. de noisettes décortiquées • les graines de ½ grenade • 1 c. à s. d'huile d'olive • miel brut ou sirop d'agave cru • moutarde • vinaigre de cidre • sel*

- Mélangez 2 poignées d'épinards, 1 poignée de choucroute crue, 2 c. à s. de noisettes décortiquées ainsi que les graines de ½ grenade.
- Assaisonnez de vinaigrette sucrée-salée : mélangez de l'huile d'olive avec du miel brut ou du sirop d'agave cru, un peu de moutarde, du vinaigre de cidre et un peu de sel.

Lassi mangue-cardamome (pour 2 personnes)

INGRÉDIENTS : *12,5 cl de lait de coco • 2 c. à c. de graines de chia • 150 g de mangue • ½ c. à c. de cardamome*

- Mixez 12,5 cl de lait de coco, 2 c. à c. de graines de chia, 150 g de mangue et ½ c. à c. de cardamome.
- Laissez reposer au frais 15 min avant de servir.

Jour 5

MENU

Petit déjeuner

- Crème Budwig crue
- Thé vert au jasmin

Déjeuner

- « Pâtes » aux 2 courgettes Sauce (mixez 1 mangue, 1 tomate fraîche, 2 tomates séchées, 5 feuilles de basilic avec éventuellement 1 gousse d'ail). Si vous le souhaitez, vous pouvez parsemer cette recette de fromage frais de brebis
- Soupe à la poire et à l'orange

Dîner

- 1 jus Breuss maison
- Salade d'endives, de pommes et de noix
- Chips aux courgettes
- Glace à la banane

Crème Budwig crue (pour 2 personnes)

INGRÉDIENTS : *1 c. à c. de graines de chia • 1 c. à c. de graines de chanvre • 1 c. à c. de graines de lin • 1 c. à c. de sarrasin germé • 1 banane • quelques fruits frais • quelques gouttes de jus de citron • un filet d'huile de colza ou de germes de blé*

- Meulez 1 c. à c. de graines de chia, 1 c. à c. de graines de chanvre, 1 c. à c. de graines de lin, 1 c. à c. de sarrasin germé.
- Écrasez 1 banane à la fourchette, ajoutez les graines moulues, quelques gouttes de jus de citron ou de lime, un filet d'huile de colza ou de germes de blé, et éventuellement quelques fruits frais.

Soupe à la poire et à l'orange (pour 2 personnes)

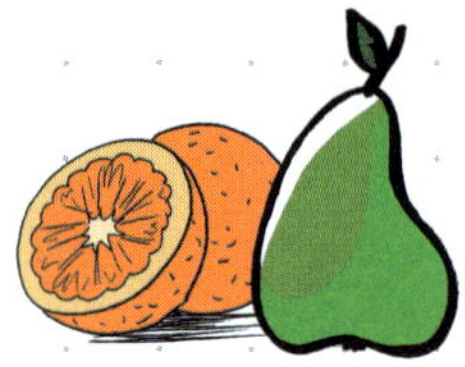

INGRÉDIENTS : *1 orange • 2 poires en cubes • sirop d'agave cru*

- Pressez 1 orange et coupez 2 poires en cubes.
- Mélangez en ajoutant un peu de sirop d'agave cru en fonction de vos goûts.

Jus Breuss maison (pour 2 personnes)

INGRÉDIENTS : *300 g de betteraves cuites • 100 g de carottes • 100 g de céleri-branche • 15 g de pomme de terre • 10 g de radis noir*

- Lavez et séchez les légumes. Pelez les carottes et la pomme de terre.
- Passez le tout à l'extracteur de jus et dégustez aussitôt.

Chips aux courgettes (pour 2 personnes)

INGRÉDIENTS : *2 courgettes • 2 c. à s. d'huile d'olive • 2 c. à s. d'ail en poudre • ½ c. à c. de paprika en poudre • 1 c. à s. de mélange piquant d'épices italien (ou 1 c. à c. de piment d'Espelette)*

- Coupez 2 courgettes en tranches fines avec la mandoline.
- Dans un petit bol, mélangez 2 c. à s. d'huile d'olive, 2 c. à s. d'ail en poudre, ½ c. à c. de paprika, 1 c. à s. de mélange piquant d'épices italien (ou 1 c. à c. de piment d'Espelette).
- Étalez ce mélange sur les courgettes, avant de les placer sur un plateau à mailles pour déshydrateur et faites sécher de 8 à 10 h à 43 °C, jusqu'à ce que les chips soient croustillantes.
- Conservation : 1 mois dans un contenant hermétique.

Glace express à la banane (pour 2 personnes)

INGRÉDIENTS : *2 bananes*

- Coupez 2 bananes en rondelles, mettez-les au congélateur au moins 12 h.
- Vous n'avez plus qu'à mixer, et vous obtenez la plus délicieuse des glaces !
- Mille variations existent alors : vous pouvez ajouter au moment de mixer un peu de jus de citron, de la vanille, du cacao cru, de la cannelle, des fruits rouges…

Jour 6

MENU

Petit déjeuner

- Lait d'amande aux figues

Déjeuner

- Tartare de carotte
- Crackers au lin (voir p. 146)
- Graines de chia au lait d'amande et à l'ananas

Dîner

- Gaspacho de petits pois
- Pain essène au tartare d'algues (acheté ou fait maison, voir p. 147)
- Compote de pommes crue (réalisée en mixant au blender 2 pommes coupées en dés et un peu de cannelle)

Lait d'amande aux figues

INGRÉDIENTS : *1 poignée d'amandes • 4 figues séchées*

- Faites tremper 1 poignée d'amandes pendant 12 h, enlevez la peau si nécessaire.
- Faites tremper 20 min au moins 4 figues séchées.
- Mixez le tout et consommez immédiatement.

Tartare de carotte

INGRÉDIENTS : *1 grosse carotte • ciboulette • huile d'olive • jus de citron • ½ c. à c. de graines de sésame • sel • poivre*

- Râpez 1 grosse carotte le plus fin possible.
- Ajoutez de la ciboulette ciselée, un filet d'huile d'olive et de citron, ½ c. à c. de graines de sésame, du sel et du poivre.

Gaspacho de petits pois (pour 2 personnes)

INGRÉDIENTS : *500 g de petits pois (impérativement frais) • 1 carotte • 2 branches de menthe fraîche • fromage de brebis frais (facultatif)*

- Pressez séparément 500 g de petits pois frais, 1 carotte et 2 branches de menthe fraîche pour en extraire le jus.
- Mélangez, ajoutez un peu d'eau tiède à 45 °C.
- Au moment de servir, parsemez, si vous en avez envie, de fromage de brebis frais et de feuilles de menthe ciselées.

Jour 7

MENU

Petit déjeuner

- 1 bol de lait choco-banane

Déjeuner

- Jus du Sud fait avec 2 carottes, 1 fenouil et ¼ de citron avec la peau
- Salade de pamplemousse et de jeunes pousses d'épinard à la purée de pistaches
- Chocolat cru

Dîner

- Gaspacho rouge
- Salade de roquette à l'avocat, à la pomme et aux noix

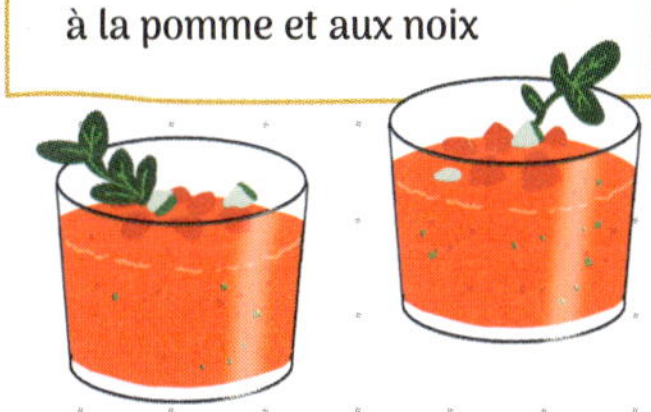

Lait choco-banane (pour 2 personnes)

INGRÉDIENTS : *2 bananes • 15 cl de lait d'amande • 2 c. à c. de poudre de cacao • 1 c. à c. de caroube • 1 c. à c. de cannelle en poudre • quelques éclats de fèves de cacao crues (facultatif)*

- Mixez 2 bananes, 15 cl de lait d'amande, 2 c. à c. de poudre de cacao, 1 c. à c. de caroube et 1 c. à c. de cannelle.
- Disposez quelques éclats de fèves de cacao crues si vous en avez avant de servir.

Purée de pistaches (pour 2 personnes)

INGRÉDIENTS : *40 g de pistaches • 1 avocat • le jus d'½ citron • quelques feuilles de menthe*

- Faites tremper 20 min 40 g de pistaches.
- Mixez-les avec 1 avocat, le jus d'½ citron, quelques feuilles de menthe et un peu d'eau afin d'obtenir une texture suffisamment liquide.

Gaspacho rouge (pour 2 personnes)

INGRÉDIENTS : *3 tomates • 5 tomates séchées • ½ poivron rouge • ½ concombre • quelques tiges de persil • 5 ou 6 noix de cajou*

- Mixez 3 tomates, 5 tomates séchées, ½ poivron rouge, ½ concombre, quelques tiges de persil.
- Pour encore plus de douceur, ajoutez 5 ou 6 noix de cajou que vous aurez préalablement fait tremper.

PARTIE 3

HEALTHY FOOD
BIEN-ÊTRE

MENU 1

Légèreté sans gluten ni lactose

MENU 2

Gluten free food

- Chapitre 1 -

Food anti-allergie

Manger sans gluten (et sans lactose) peut améliorer votre forme même si vous n'êtes ni intolérante ni hypersensible! À la clé : transit équilibré, meilleur tonus, teint plus éclatant et, surtout, le plaisir de bien manger!

Le gluten, qu'est-ce que c'est?

Contenu dans le blé, le seigle, l'avoine, l'orge, l'épeautre et leurs dérivés, le gluten est une substance que nous consommons en quantité beaucoup plus importante qu'au siècle dernier. Les blés ont en effet été sélectionnés selon leur teneur en gluten, une protéine très utile aux industriels car elle permet d'obtenir du pain bien alvéolé, ou des pâtes qui se tiennent mieux à la cuisson. Cette substance, naturelle et *a priori* sans danger pour la santé, est cependant mal tolérée par certains d'entre nous. On sait également que sa surconsommation, surtout en période de stress, peut favoriser des réactions excessives de l'organisme : digestion très perturbée, apparition de douleurs et d'une fatigue inexpliquées…

Quand s'en passer?

Il est utile de l'éliminer ponctuellement de l'alimentation, par choix, pour son bien lorsqu'on se sent fatigué, pendant une période détox ou souffre de petits maux dont on ne parvient pas à débarrasser… Il est aussi possible de réduire le gluten dans son alimentation par choix, pour son bien-être, afin de diversifier vos menus, d'améliorer votre digestion et votre énergie.

Et bien sûr lorsqu'on est allergique (les symptômes : fatigue chronique, troubles digestifs répétitifs, anémie inexpliquée… demandez à votre médecin un test sanguin afin de faire le diagnostic).
Le fait de réduire votre consommation de gluten – ou de ne plus en consommer du tout, si vous êtes réellement intolérante – va vous permettre d'améliorer vos capacités digestives et de retrouver votre tonus en quelques semaines! Sachez aussi que, quelle que soit votre motivation, il n'y a aucun risque à tester le régime sans gluten, car il n'est dangereux pour la santé.

Et le lactose?

Si vous avez des ballonnements importants ou même de la diarrhée juste après avoir mangé un flan ou une glace, si vous avez la nausée après avoir bu du lait… Il est possible que le lactose soit en cause! Mal digéré, ce sucre présent dans le lait et tous les plats qui en contiennent provoque ballonnements, nausée et diarrhée dans l'heure qui suit son ingestion. Le lactose provoque parfois uniquement de légères nausées, une impression de digestion lourde. Avant de l'accuser définitivement, testez un lait sans lactose pour voir la différence.

MENU 1

Légèreté sans gluten ni lactose

Le lactose et le gluten peuvent être difficiles à digérer, créant des toxines métaboliques et peut-être de petits ballonnements, une légère fatigue, vous donnant les cheveux ternes. La solution? Cette petite cure sans gluten ni lactose qui laisse aussi la part belle aux aliments qui aident les opérations de nettoyage naturel (les légumes et fruits, certaines céréales, les tisanes…) et débloquent les systèmes d'élimination!

PETIT DÉJEUNER AU CHOIX

Petit déjeuner

- Le jus d'1 citron dans 1 demi-verre d'eau tiède au réveil
- 40 g de flocons de millet ou 50 g de pain sans gluten avec un peu de miel
- 1 thé vert ou thé rooibos
- 1 yaourt au soja ou 1 tasse de lait végétal, nature ou au miel

Goûter

- 1 fruit mûr ou 2 galettes de riz et 1 thé vert

Jour 1

MENU

Déjeuner

- ▸ Filet de cabillaud au four
- ▸ Quinoa aux tomates
- ▸ 1 yaourt au soja, amandes caramélisées

Dîner

- ▸ Salade roquette, tomate et radis, huile de colza
- ▸ Pommes de terre vapeur
- ▸ Compote pomme-abricot

Quinoa aux tomates (pour 4 personnes)

INGRÉDIENTS : *100 g de quinoa • 150 g de tomates • 1 gousse d'ail • 1 c. à c. d'huile d'olive • 2 c. à s. de basilic et de coriandre hachés • sel • poivre*

- Faites cuire 10 min à feu doux 150 g de tomates coupées en dés, 1 gousse d'ail pelée et hachée et 1 c. à c. d'huile d'olive.
- Ajoutez en fin de cuisson 2 c. à s. de basilic et de coriandre hachés.
- Mélangez avec 100 g de quinoa cuit et égoutté, salez et poivrez.

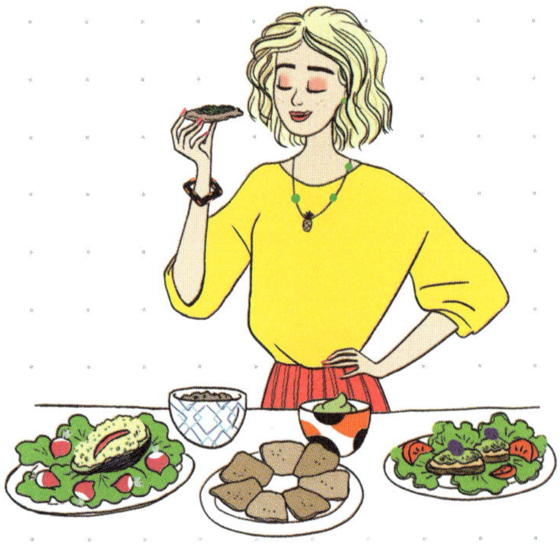

Jour 2

MENU

Déjeuner

- Poulet à l'estragon en papillote
- Purée de patates douces
- 3 c. à s. de tofu soyeux, + 100 g de fraises émincées et 1 pincée de sucre

Dîner

- Soupe de courgettes
- Pâtes sans gluten au basilic
- Salade de kiwi, orange et poire

Poulet à l'estragon en papillote

INGRÉDIENTS : *1 blanc de poulet • 1 brin d'estragon • quelques gouttes d'huile d'olive • 1 petite tomate • sel • poivre*

- Préchauffez le four à 180 °C (th. 6).
- Disposez 1 blanc de poulet sur une feuille de papier sulfurisé. Ajoutez 1 brin d'estragon, quelques gouttes d'huile d'olive, 1 petite tomate coupée en dés, du sel, du poivre.
- Fermez la papillote et faites cuire au four pendant 15 min.

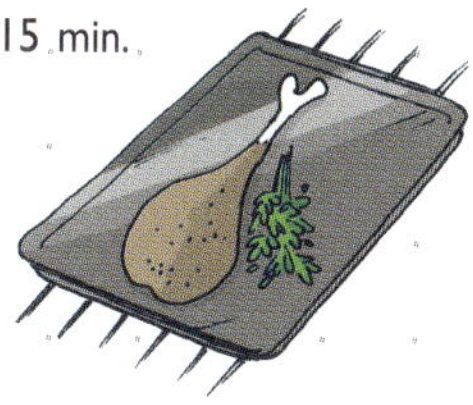

Jour 3

MENU

Déjeuner

- Carpaccio de saumon au citron
- Salade de fonds d'artichauts
- 1 banane en papillote cuite au four

Dîner

- Gaspacho
- Salade de brocolis et pommes de terre
- 1 yaourt au soja

Quelles alternatives aux produits laitiers ?

Remplacez les produits laitiers habituels par des yaourts du commerce au lait de soja, et par des desserts maison à base de lait de soja, d'amande, noisette, quinoa ou châtaigne. Mais pas d'avoine, qui peut contenir du gluten.

Jour 4

MENU

Déjeuner

- Escalope de porc à la poêle
- Riz basmati
- Litchis

Dîner

- Radis noir vinaigrette
- Riz rouge aux noisettes et cranberries
- ½ mangue

Riz rouge aux noisettes et cranberries

INGRÉDIENTS : *150 g de riz rouge cuit • 15 g de cranberries séchées • 5 brins de coriandre • 1 brin de basilic chinois • 25 g de noisettes • sel • poivre*

- Rincez et hachez 5 brins de coriandre et 1 brin de basilic chinois.
- Faites dorer 25 g de noisettes à la poêle, puis hachez-les grossièrement.
- Mélangez 150 g de riz rouge cuit et chaud avec les herbes, les noisettes hachées et 15 g de cranberries séchées. Salez, poivrez et servez.

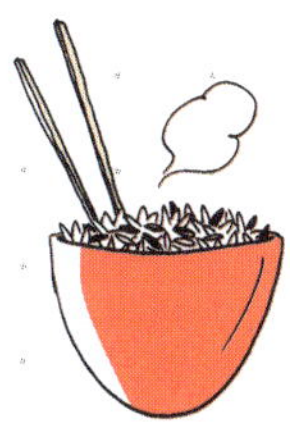

Jour 5

MENU

Déjeuner

- Crevettes sautées au basilic
- Kasha aux petits légumes de saison
- 1 sorbet mangue-citron

Dîner

- Minestrone (avec des pâtes sans gluten)
- 1 yaourt au soja au miel
- 1 pomme au four

Minestrone (pour 4 personnes)

INGRÉDIENTS : *100 g de petites pâtes type nouilles ou coquillettes sans gluten (pâtes de riz, maïs, lentilles ou pois) • 1 courgette • 1 tomate • 1 oignon • 1 poivron • basilic • 1 gousse d'ail • sel • poivre*

- Coupez 1 courgette, 1 tomate, 1 oignon, 1 poivron en petits dés.
- Mettez-les à cuire dans de l'eau bouillante 15 min.
- Ajoutez en fin de cuisson du basilic et 1 gousse d'ail émincée, du sel, du poivre, puis les pâtes jusqu'à ce qu'elles soient *al dente*, soit 10 min de plus.

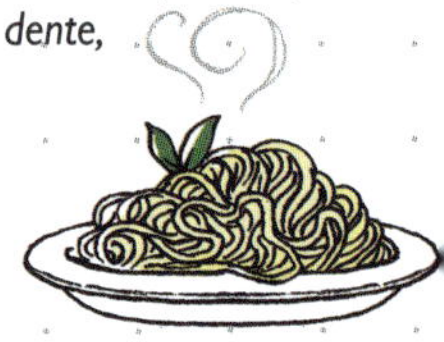

Jour 6

MENU

Déjeuner

- Carpaccio de bœuf
- Salade de fenouil, tomates et laitue
- 1 yaourt au soja

Dîner

- Galettes de millet
- Salade de mesclun
- Mirabelles

Galettes de millet

INGRÉDIENTS : *150 g de millet cuit • 20 g de pignons • 1 gousse d'ail • ciboulette • 1 œuf • sel et poivre*

- Mélangez 150 g de millet cuit et froid avec 20 g de pignons grillés, 1 gousse d'ail hachée, de la ciboulette hachée. Liez avec 1 blanc d'oeuf, salez et poivrez.
- Formez des galettes et faites dorer 3 min sur chaque face, dans une poêle chaude et légèrement huilée.

Jour 7

MENU

Déjeuner

- Filet de lieu en papillote
- Endives vapeur
- 1 yaourt au soja aromatisé

Dîner

- Ratatouille maison
- Riz complet
- Gratin d'abricots

Gratin d'abricots (pour 4 personnes)

INGRÉDIENTS : *200 g d'abricots bien mûrs • 2 c. à s. de crème de soja • 1 c. à s. de sucre roux • amandes effilées*

- Préchauffez le four à 210 °C (th. 7).
- Disposez 200 g d'abricots bien mûrs, dénoyautés et coupés en deux dans un petit plat à gratin.
- Versez par-dessus 2 c. à s. de crème de soja mélangée à 1 c. à s. de sucre roux. Saupoudrez d'amandes effilées.
- Passez 10 min au four.

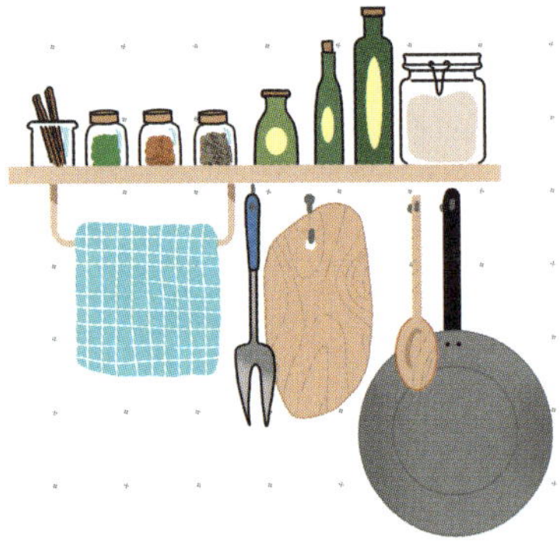

MENU 2

Gluten free food

Vous êtes décidée à adopter une alimentation sans gluten ? Quelles que soient vos motivations (intolérance, envie de changer et de tester un nouveau mode alimentaire...), éliminer le gluten peut améliorer votre tonus et votre santé, mais l'important est, bien sûr, de conserver une alimentation variée, qui réponde parfaitement à vos besoins nutritionnels. Ces menus équilibrés privilégient les végétaux et les féculents sans gluten (riz, pomme de terre, quinoa). Des plats simples, gourmands, sans frustration !

Jour 1

MENU

Déjeuner

- Escalope de poulet à la moutarde
- Jardinière de légumes
- Munster
- 1 banane

Dîner

- Tartine aux aubergines et mozzarella
- Salade de mâche
- Crème noisette à l'amarante

Escalope de poulet à la moutarde (pour 4 personnes)

INGRÉDIENTS : *4 escalopes de poulet • 2 c. à s. de moutarde de Dijon • 2 c. à s. de crème fraîche épaisse • 1 c. à s. d'huile d'olive • sel • poivre*

- Faites dorer pendant 10 min 4 escalopes de poulet dans une poêle avec 1 c. à s. d'huile d'olive, en les retournant plusieurs fois. Salez et poivrez.
- Ajoutez 2 c. à s. de moutarde de Dijon et 2 c. à s. de crème fraîche épaisse. Laissez chauffer 2 min et servez.

Tartine aux aubergines et mozzarella (pour 4 personnes)

INGRÉDIENTS : *tranches d'aubergine (2 ou 3 tranches par personne) • 4 grandes tranches de pain sans gluten aux graines d'aubergine • 1 boule de mozzarella • basilic • huile • sel • poivre*

- Faites griller des tranches d'aubergine, dans une poêle légèrement huilée pendant 4 min sur chaque face.
- Garnissez 4 grandes tranches de pain sans gluten aux graines d'aubergine, couvrez avec de fines tranches de mozzarella.
- Salez légèrement et poivrez, puis passez 5 min sous le gril du four. Décorez de feuilles de basilic.

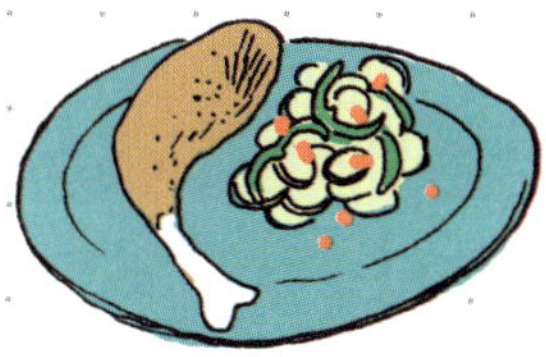

Crème noisette à l'amarante

INGRÉDIENTS : *60 g de graines d'amarante • 10 cl de lait de riz • 10 cl de lait de noisette • 1 sachet de sucre vanillé • 1 c. à s. de sucre roux*

- Lavez 60 g de graines d'amarante, puis faites-les cuire dans 10 cl de lait de riz et 10 cl de lait de noisette pendant 15 min, à feu doux.
- Ajoutez 1 sachet de sucre vanillé et 1 c. à s. de sucre roux en fin de cuisson.
- Dégustez tiède ou froid.

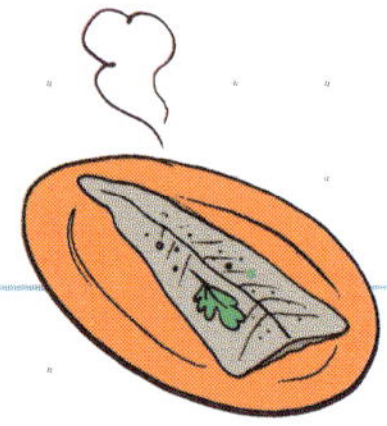

Jour 2

MENU

Déjeuner

- Carottes râpées au citron
- Filets de limande à la poêle
- Épinards mijotés
- Fromage blanc à la cassonade

Dîner

- Taboulé de quinoa aux pignons et à la menthe
- Jambon de Parme et billes de mozzarella
- Salade de pêche, melon, raisin

Filets de limande à la poêle (pour 4 personnes)

INGRÉDIENTS : *4 filets de limande • farine de riz blanche • 3 c. à s. d'huile de colza • 1 citron • sel • poivre*

- Rincez et épongez délicatement 4 filets de limande. Roulez-les dans de la farine de riz blanche. Secouez pour éliminer le surplus de farine.
- Faites cuire les filets dans une poêle bien chaude, avec 3 c. à s. d'huile de colza, 3 min sur chaque face.
- Disposez les filets sur du papier absorbant. Salez et poivrez, puis servez avec du citron.

Taboulé de quinoa aux pignons et à la menthe (pour 4 personnes)

INGRÉDIENTS : *130 g de quinoa • 1 bouquet de persil plat • 3 tiges de menthe • 40 g de pignons de pin • 2 c. à s. d'huile d'olive • jus de citron • sel • poivre*

- Faites cuire 130 g de quinoa à l'eau bouillante salée, pendant 20 min, après l'avoir rincé. Égouttez et laissez tiédir dans un saladier.
- Ajoutez 1 bouquet de persil plat et 3 tiges de menthe effeuillées et hachées, 40 g de pignons grillés, 2 c. à s. d'huile d'olive, du jus de citron, du sel et du poivre. Mélangez et servez.

Jour 3

MENU

Déjeuner

- Concombre et betterave à la vinaigrette
- Côte d'agneau grillée
- Purée de carottes à la coriandre
- 2 pancakes à la farine de teff et fruits rouges

Dîner

- Salade de crudités
- Tomme de chèvre
- Crumble de quetsches aux amandes

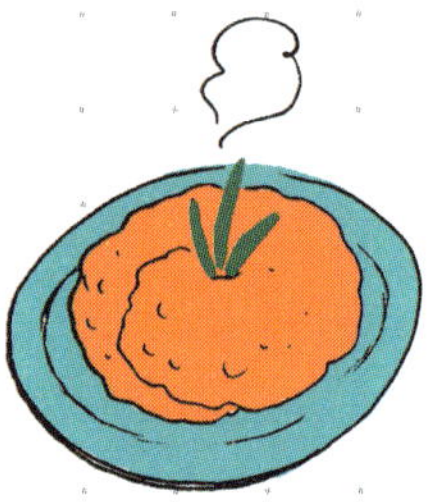

Purée de carottes à la coriandre (pour 4 personnes)

INGRÉDIENTS : *800 g de carottes • 2 c. à s. de lait de coco • coriandre • sel • poivre*

- Écrasez au presse-purée 800 g de carottes pelées, coupées en rondelles et cuites à la vapeur.
- Ajoutez 2 c. à s. de lait de coco et de la coriandre hachée. Salez, poivrez et dégustez.

Pancakes à la farine de teff (pour 4 personnes)

INGRÉDIENTS : *150 g de farine de teff • 100 g de farine de riz • 3 œufs • 15 cl de lait de riz • 30 g de sucre roux • 1 pincée de sel • 2 c. à s. d'huile de colza • sirop d'érable • huile*

- Mélangez 150 g de farine de teff, 100 g de farine de riz, 3 œufs, 15 cl de lait de riz, 30 g de sucre roux, 1 pincée de sel et 2 c. à s. d'huile de colza.
- Faites cuire 3 min sur chaque face, dans une mini-poêle huilée.
- Servez aussitôt avec du sirop d'érable.

Crumble de quetsches aux amandes (pour 4 personnes)

INGRÉDIENTS : *700 g de quetsches • 100 g de farine de riz • 30 g de farine de châtaignes • 30 g de poudre d'amandes • 40 g de sucre roux • 60 g de beurre mou*

- Préchauffez le four à 180 °C (th. 6).
- Mélangez 100 g de farine de riz, 30 g de farine de châtaignes, 30 g de poudre d'amandes, 40 g de sucre roux et 60 g de beurre mou pour former une pâte granuleuse.
- Disposez 700 g de quetsches coupées en deux et dénoyautées dans un plat beurré. Tassez la pâte par-dessus.
- Enfournez pour 25 min. Dégustez tiède ou froid.

Jour 4

MENU

Déjeuner

- Salade de riz complet et pomelo au sésame
- Steak haché grillé
- Endives vapeur
- 1 yaourt au soja à la cerise

Dîner

- Soupe au potiron
- Œufs cocotte aux champignons
- Salade verte
- 1 yaourt aux fruits

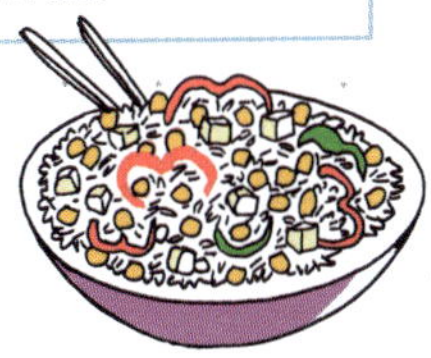

Salade de riz complet et pomelo au sésame (pour 4 personnes)

INGRÉDIENTS : *100 g de riz complet • 1 pomelo • 25 g de graines de sésame noir • 2 c. à s. d'huile d'olive • 2 c. à s. de vinaigre balsamique • sel • poivre*

- Faites cuire 100 g de riz complet pendant 25 min à l'eau bouillante salée. Égouttez et laissez refroidir dans un saladier.
- Pelez 1 pomelo et coupez-le en très fines tranches. Mélangez le riz, le pomelo, 25 g de graines de sésame noir, 2 c. à s. d'huile d'olive, 2 c. à s. de vinaigre balsamique. Salez et poivrez.

Œufs cocotte aux champignons (pour 4 personnes)

INGRÉDIENTS : *4 œufs • 150 g de champignons • 4 c. à c. de crème épaisse • gruyère râpé • huile d'olive • sel • poivre*

- Préchauffez le four à 180 °C (th. 6).
- Faites sauter 150 g de champignons lavés et émincés dans très peu d'huile d'olive.
- Répartissez-les dans 4 ramequins, puis cassez 1 œuf dans chaque ramequin. Salez, poivrez, ajoutez 1 c. à c. de crème épaisse et 1 pincée de gruyère râpé.
- Enfournez pour 5 min.

Jour 5

MENU

Déjeuner

- 1 part de pizza aux 3 fromages
- Pommes vapeur
- Salade verte
- Quetsches

Dîner

- Blinis au sarrasin
- Truite fumée, fromage blanc à la ciboulette
- Salade de mâche
- Compote pomme-abricot

Pizza aux 3 fromages

INGRÉDIENTS : *150 g de farine de riz • 60 g de farine de maïs jaune • 50 g de fécule de maïs • 1 sachet de levure chimique (sans gluten, à vérifier) • 1 pincée de sel • 2 c. à s. d'huile d'olive • 100 g de comté râpé • 1 boule de mozzarella • 60 g de gorgonzola • poivre*

- Préchauffez le four à 210 °C (th. 7).
- Mélangez 150 g de farine de riz, 60 g de farine de maïs jaune, 50 g de fécule de maïs, 1 sachet de levure chimique, 1 pincée de sel, 2 c. à s. d'huile d'olive et 5 c. à s. d'eau froide.
- Étalez la pâte sur une plaque à pâtisserie garnie de papier sulfurisé, piquez-la avec une fourchette.
- Ajoutez sur la pâte : 100 g de comté râpé, 1 boule de mozzarella coupée en fines tranches et 60 g de gorgonzola émietté, poivrez.
- Enfournez pour 20 min. Servez chaud.

Blinis au sarrasin (pour 4 personnes)

INGRÉDIENTS : *150 g de farine de sarrasin • 40 g de farine de riz blanche • 2 œufs • ½ sachet de levure sans gluten • 30 cl de lait • huile*

- Mélangez 150 g de farine de sarrasin, 40 g de farine de riz blanche, 2 œufs, ½ sachet de levure sans gluten et 30 cl de lait.
- Faites cuire les blinis dans une petite poêle légèrement huilée.

Jour 6

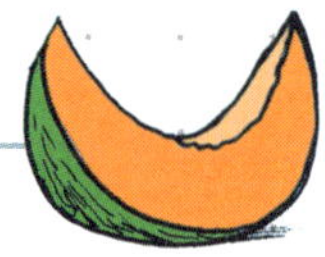

MENU

Déjeuner

- Salade de melon, roquette et figues
- Poulet rôti au four
- Haricots verts
- 1 part de gâteau sans gluten

Dîner

- Soupe à la tomate
- Club sandwich au munster
- Compote pomme-rhubarbe

Salade de melon, roquette et figues (pour 4 personnes)

INGRÉDIENTS : *1 melon • 4 figues • 1 poigné de roquette • vinaigre balsamique • huile d'olive • sel • poivre*

- À l'aide d'une cuillère parisienne, prélevez des billes dans 1 melon, en éliminant les graines. Coupez 4 figues en quartiers.
- Dans chaque assiette, disposez de la roquette, ajoutez par-dessus des billes de melon et les quartiers de figue.
- Assaisonnez de vinaigre balsamique et d'huile d'olive, salez et poivrez.

Club sandwich au munster (pour 4 personnes)

INGRÉDIENTS : *120 g de munster • 12 tranches de pain de mie sans gluten • salade iceberg • quelques cornichons • 1 oignon rouge*

- Découpez 120 g de munster en fines tranches. Coupez en triangles 12 tranches de pain de mie sans gluten.
- Composez 8 sandwichs (avec 3 demi-tranches de pain), en les garnissant de munster, de salade iceberg, de cornichons et d'oignon rouge émincé.

Mon gâteau sans gluten à partager avec des amies autour d'un thé à la cardamome

INGRÉDIENTS : *3 tasses à thé de farine sans gluten (riz, fécule de maïs...) • 1 tasse de sucre • 1 tasse d'huile de colza • 2 gros œufs • 1 tasse de lait • 1 sachet de levure sans gluten • 1 sachet de sucre à la vanille naturelle*

- Préchauffez le four à 150 °C (th. 5).
- Mélangez 3 tasses à thé de farine sans gluten, 1 tasse de sucre, 1 tasse d'huile de colza, 2 gros œufs, 1 tasse de lait, 1 sachet de levure sans gluten. Ajoutez 1 sachet de sucre à la vanille naturelle.
- Versez dans un moule à cake antiadhésif et faites cuire 25 min.
- Laissez refroidir et démoulez.

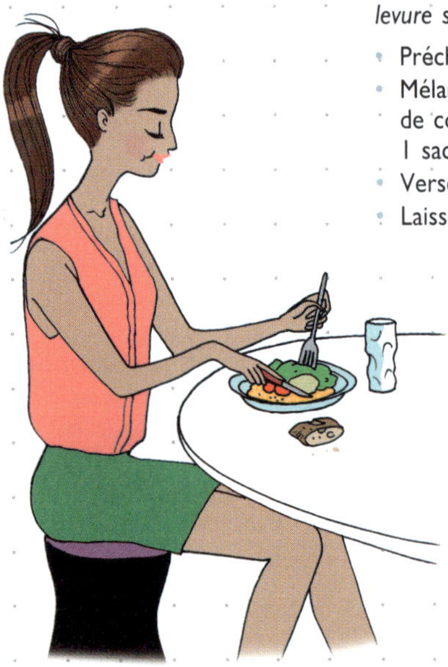

Jour 7

MENU

Déjeuner

- Rouleau de printemps aux crevettes
- Riz sauté aux courgettes
- 1 yaourt à la cassonade

Dîner

- Salade de millet au thon
- 1 yaourt au citron
- 1 crêpe à la farine de châtaignes au sirop d'érable

Rouleau de printemps aux crevettes (pour 4 personnes)

INGRÉDIENTS : *30 g de vermicelles de riz • 4 galettes de riz • quelques crevettes cuites décortiquées • germes de soja • menthe • coriandre • sauce pour nems (qui ne contient pas de gluten)*

- Faites tremper 30 g de vermicelles de riz dans un bol d'eau tiède pendant 5 min, puis égouttez-les.
- Humidifiez légèrement 4 galettes de riz, puis garnissez-les de crevettes cuites décortiquées, de germes de soja, de vermicelles de riz, de menthe et de coriandre hachées.
- Servez avec la sauce pour nems.

Salade de millet au thon (pour 4 personnes)

INGRÉDIENTS : *120 g de millet • 2 tomates • 1 boîte de thon au naturel (200 g) • ½ concombre • 2 oignons nouveaux • 1 c. à s. de graines de courge • 2 c. à s. d'huile d'olive • 2 c. à s. de vinaigre de noix • sel • poivre*

- Faites cuire 120 g de millet à l'eau bouillante salée pendant 15 min, puis égouttez-le. Laissez refroidir dans un saladier.
- Ajoutez ensuite 2 tomates coupées en dés, 1 boîte de thon au naturel (200 g), ½ concombre pelé et coupé en dés, 2 oignons nouveaux émincés, 1 c. à s. de graines de courge.
- Salez et poivrez, puis assaisonnez avec 2 c. à s. d'huile d'olive et 2 c. à s. de vinaigre de noix.

Crêpes maison à la farine de châtaignes (pour 12 crêpes environ)

INGRÉDIENTS : *50 cl de lait de riz • 3 œufs • 100 g de farine de châtaignes • 50 g de farine de riz • huile*

- Mélangez 50 cl de lait de riz, 3 œufs, 100 g de farine de châtaignes et 50 g de farine de riz.
- Faites cuire dans une poêle chaude légèrement huilée.
- Servez ces crêpes fourrées de vos aliments préférés !

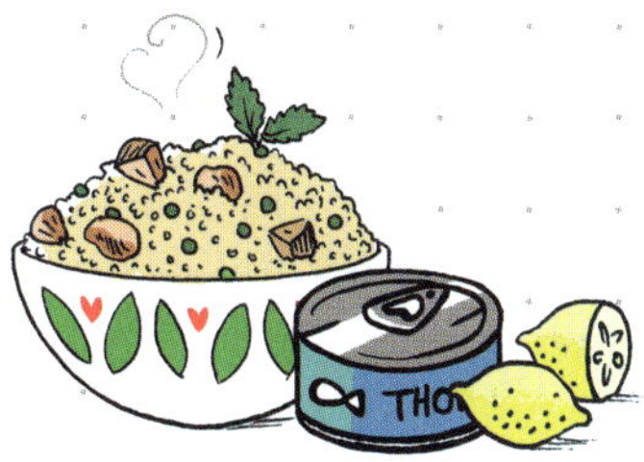

MENU 1

Énergie food d'automne

MENU 2

Énergie food d'hiver

MENU 3

Énergie food de printemps

MENU 4

Énergie food d'été

MENU 5

Food antistress

- Chapitre 2 -

Énergie food

Quand on a besoin de se rebooster ou que l'on veut améliorer sa forme, la diététique chinoise rééquilibre le corps pour offrir un bien-être optimal. Porteuse d'une sagesse ancestrale, elle prend soin de vous en augmentant votre énergie vitale.

La médecine traditionnelle chinoise, qu'est-ce que c'est ?

Avec la médecine traditionnelle chinoise, vous êtes dans de bonnes mains : ses bases théoriques remontent à plus de 4000 ans ! Ses principes reposent entre autres sur l'idée que tout ce qui existe dans l'Univers n'est qu'une concentration d'énergie, dont l'être humain est une manifestation. Chez l'être humain, cette énergie de vie sous-tend la matière, relie tous les organes du corps, les alimente et les fait fonctionner. Le physique mais aussi le mental sont mus par le Qi (ou « Chi », souvent traduit par « souffle »). L'énergie provient de deux sources : l'énergie innée, un capital d'énergie reçu à la naissance, transmis par les parents, et qui diminue avec l'âge, et l'énergie acquise, celle que vous produisez tout au long de votre vie, en puisant dans votre nourriture, vos boissons et dans l'air pris par les poumons ; une bonne alimentation est donc cruciale !

La diététique, une énergie food !

La diététique vise une alimentation équilibrée qui facilite et renforce le travail des organes et revitalise l'organisme. Elle repose sur la théorie des 5 éléments, qui dit qu'à chaque organe correspond un élément (Feu, Terre, Métal, Eau et Bois), une saison, un climat, un sens, une émotion, une nature d'aliment et une saveur qui le renforcent et permettent d'agir sur lui. Cela donne une nutrition healthy, équilibrée et énergisante grâce à une digestion et une assimilation optimales !
Vous l'avez compris : le ventre est, pour l'énergétique chinoise, au cœur du corps. C'est lui qui conditionne la bonne circulation de l'énergie, et donc la santé. Pas surprenant, dès lors, que la technique qui s'occupe de son bien-être, la diététique, soit le pilier central de l'énergétique chinoise.

Une alimentation énergisante qui suit les saisons

La diététique suit les saisons, chacune nourrissant un organe. Concrètement, cela signifie que chaque saison prodigue les fruits et légumes bons pour un organe particulier. Pour soigner chacun de vos organes et être en pleine forme toute l'année, il est donc indispensable de choisir des légumes de saison ! Attention, les saisons chinoises ne correspondent pas exactement aux nôtres : le solstice ou l'équinoxe est considéré comme le milieu de la saison, non comme le début.

MENU 1

Énergie food d'automne

L'automne est la saison pour prendre soin de ses poumons et du gros intestin en particulier selon la médecine chinoise. C'est le moment de manger des tubercules, du poissons, de la viande séchée et les condiments (moutarde, ail, cannelle, cardamome, gingembre).

Jour 1

MENU

Petit déjeuner

- 1 boisson chaude (thé ou café)
- 2 figues fraîches
- 3 tartines de pain complet avec un peu de beurre

Déjeuner

- 1 filet de poulet grillé
- Petite poêlée de champignons à la coriandre
- Riz brun

Dîner

- Gratin brocoli-gnocchis

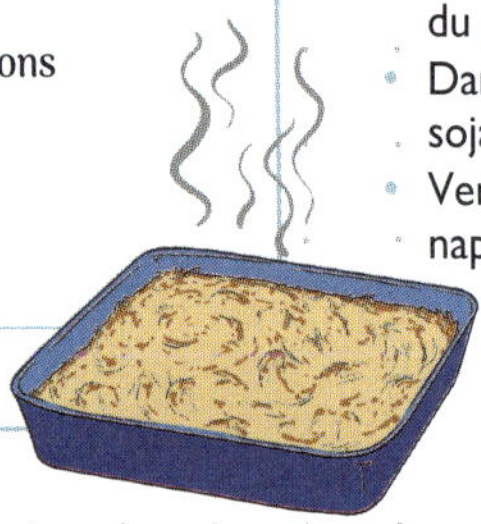

Gratin brocoli-gnocchis (pour 4 personnes)

INGRÉDIENTS : *500 g de brocoli • 2 poivrons • 400 g de gnocchis frais • 25 cl de lait de riz ou de soja • 3 c. à s. de crème soja cuisine • coriandre en poudre • sel • poivre*

- Lavez 500 g de brocoli et 2 poivrons. Épépinez les poivrons et séparez les bouquets du brocoli. Plongez les brocolis dans de l'eau chaude 3 min environ.
- Préchauffez le four à 180 °C (th. 6).
- Séparément, faites cuire 400 g de gnocchis frais selon les instructions du paquet.
- Dans un bol, mélangez 25 cl de lait de riz ou de soja, 3 c. à s. de crème soja cuisine et de la coriandre en poudre.
- Versez les légumes égouttés et les gnocchis dans un plat à gratin, nappez de sauce et enfournez pour 15 min.

Jour 2

MENU

Petit déjeuner

- 1 boisson chaude (thé ou café)
- 3 tartines de pain complet avec de la purée d'amandes

Déjeuner

- Filet de bar
- Épeautre et épinards

Dîner

- Carottes au wok, sauce soja sucrée
- Millet

Carottes au wok, sauce soja sucrée (pour 4 personnes)

INGRÉDIENTS : *8 carottes moyennes bio • 4 petits oignons rouges • 1 petite c. à c. de gingembre moulu bio • 5 c. à s. de sauce soja sucrée bio • huile d'olive*

- Faites revenir les oignons coupés en morceaux et le gingembre dans un wok avec 3 c. à s. d'huile d'olive.
- Épluchez, lavez et coupez les carottes en bâtonnets. Intégrez-les au wok et faites revenir 5 min. Rajoutez la sauce soja et faites cuire 30 min à feu doux.
- Vous pouvez accompagner ces carottes d'un bol de riz basmati.

Jour 3

MENU

Petit déjeuner

- 1 boisson chaude (thé ou café)
- Müesli bio aux fruits secs

Déjeuner

- Viande hachée
- Chou chinois cuit à la vapeur et pommes de terre

Dîner

- Porridge au son d'avoine

Porridge au son d'avoine

INGRÉDIENTS : *3 c. à s. de son d'avoine • 10 cl de lait d'amande*

- Versez 3 c. à s. de son d'avoine et 10 cl de lait d'amande dans une casserole.
- Faites chauffer 1 min 30 en remuant, puis retirez du feu et laissez reposer 3 min avant de déguster.

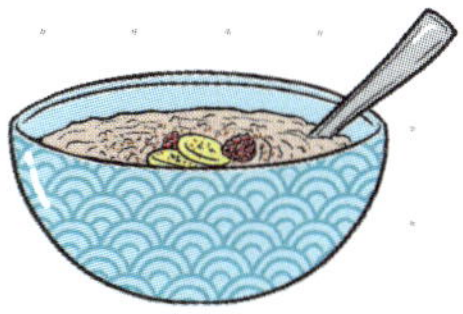

Jour 4

MENU

Petit déjeuner

- 1 boisson chaude (thé ou café)
- 1 orange
- 3 tartines de pain complet avec un peu de beurre

Déjeuner

- Filet de perche
- Polenta grillée aux champignons de Paris

Dîner

- Tarte aux brocolis et roquefort

Polenta grillée aux champignons de Paris (pour 4 personnes)

INGRÉDIENTS : *½ tasse de polenta • 2 tasses de bouillon végétal • 2 poignées de champignons de Paris • 1 c. à s. d'huile d'olive • 2 c. à s. de sauce soja • 2 c. à s. de vinaigre balsamique*

- Dans une poêle, mettez la polenta avec le bouillon végétal et ½ tasse d'eau. Faites cuire 15 min à feu doux en mélangeant constamment jusqu'à ce que le mélange devienne épais. Réservez dans un moule et laissez refroidir.
- Dès que la polenta est bien prise, découpez-la en cubes et faites-les revenir dans une poêle avec de l'huile d'olive. Réservez.
- Nettoyez les champignons et coupez leur pied.
- Dans un bol, faites une marinade en mélangeant l'huile, la sauce soja, le vinaigre et 2 c. à s. d'eau. Laissez tremper les champignons dans la marinade pendant 10 min, puis faites-les revenir dans une poêle quelques minutes.
- Servez avec la polenta grillée et les champignons par-dessus.

Jour 5

MENU

Petit déjeuner

- 1 boisson chaude (thé ou café)
- 3 tartines de pain complet avec de la purée d'amandes

Déjeuner

- 1 tranche de cake salé tomates-poivron-feta (voir p. 179)
- Velouté de topinambours

Dîner

- 30 minutes avant le repas du soir : thé rouge à l'agar-agar
- Commande ou restaurant japonais

Thé rouge (sans théine) à l'agar-agar

INGRÉDIENTS : *1 sachet de thé rouge • 1 g d'agar-agar*

- Faites bouillir de l'eau et préparez le thé rouge comme d'habitude.
- Versez 1 g d'agar-agar dans la tasse de liquide bouillant Mélangez bien et laissez reposer 2 min environ.
- Mélangez de nouveau juste avant de boire (la boisson ne doit pas descendre en dessous de 40 °C).

Jour 6

MENU

Petit déjeuner

- 1 boisson chaude (thé ou café)
- Müesli bio aux fruits secs

Déjeuner

- Rôti de bœuf
- Purée de carottes
- Tarte aux pommes

Dîner

- 30 minutes avant le repas du soir : thé rouge à l'agar-agar (voir p. 167)

Apéro dînatoire avec mes amis :

- Cake salé tomates-poivron-feta (voir p.179)
- Charcuterie, viande des Grisons
- Légumes confits achetés tout prêts : artichauts, tomates et poivrons

Je fais une cure de gingembre

Cette épice tonifie l'énergie. En effet, le gingembre a une nature chaude selon la médecine chinoise et un tropisme sur la sphère digestive. Une cure d'automne est parfaite pour bénéficier en plus de l'effet anticoup de froid et antirhume du gingembre. Utilisez-la en épice râpée dans un wok de légumes 1 fois par jour pendant 1 semaine chaque mois. En tisane : 1 rondelle de gingembre infusée 5 min dans de l'eau chaude, à boire dans la matinée 1 à 2 fois par jour pour un effet boosteur pendant 1 mois.

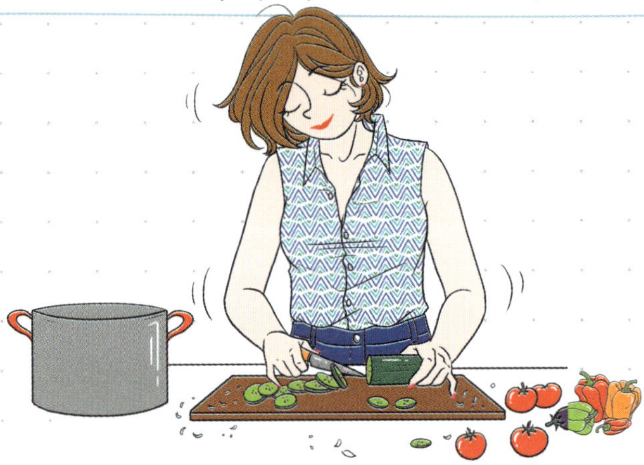

Jour 7

MENU

Petit déjeuner

- Bacon
- Œufs à la coque
- 1 boisson chaude (thé ou café)

Déjeuner

- Magret de canard
- Pommes de terre grenaille
- Compote de fruits

Dîner

- 30 minutes avant le repas du soir : thé rouge à l'agar-agar (voir p. 167)
- Risotto de quinoa, champignons, lentilles et châtaignes
- Yaourt de soja

Risotto de quinoa, champignons, lentilles et châtaignes (pour 4 personnes)

INGRÉDIENTS : *450 g de champignons • 200 g de quinoa • 100 g de lentilles corail • 200 g de châtaignes cuites • 1 cube de bouillon végétal • 1 oignon • 2 c. à s. d'huile d'olive • 20 cl de vinaigre de riz*

- Lavez 450 g de champignons et faites-les revenir au wok avec 1 c. à s. d'huile d'olive, réservez. Jetez 1 cube de bouillon végétal dans 90 cl d'eau très chaude, couvrez pour garder chaud.
- Dans le wok, faites revenir à feu doux 1 oignon haché avec 2 c. à s. d'huile d'olive. Ajoutez 200 g de quinoa et 100 g de lentilles corail, mélangez bien. Puis versez 20 cl de vinaigre de riz et laissez-le s'évaporer.
- Versez 20 cl de bouillon environ et mélangez. Quand le bouillon est quasiment absorbé par le quinoa et les lentilles, versez 20 cl à nouveau et mélangez. Répétez l'opération jusqu'à ce qu'il n'y ait plus de bouillon, sans cesser de remuer.
- Ajoutez les champignons ainsi que 200 g de châtaignes cuites et coupées en petits morceaux.

MENU 2

Énergie food d'hiver

À cette saison, il est important d'aider le corps à se réchauffer et de protéger les reins, qui sont malmenés par le climat. Pas d'impasse sur les recommandations diététiques en cette saison, ou bien vos reins et votre énergie seront à plat toute l'année ! Pour cela, évitez les crudités, les glaces et les boissons froides. Pas d'hésitation, on cuit ses aliments et on se dirige plutôt vers des cuissons mijotées, rôties ou à l'eau pour les viandes et les poissons.

Jour 1

MENU

Petit déjeuner

- 1 boisson chaude (thé ou café)
- 1 kiwi
- 1 bol de porridge à la purée d'amandes

Déjeuner

- Poulet
- Riz et céleri revenu au wok

Dîner

- Haricots blancs à la tomate (en conserve)
- 2 œufs durs

Porridge à la purée d'amandes

INGRÉDIENTS : *1 verre de flocons d'avoine • 2 verres de lait de riz • 2 c. à s. de purée d'amandes*

- Mélangez 1 verre de flocons d'avoine avec 2 verres de lait de riz dans une casserole. Faites épaissir préparation à feu doux tout en remuant.
- Dès qu'elle est suffisamment épaisse, ajoutez 2 c. à s. de purée d'amandes.
- Mélangez bien et servez dans un bol.

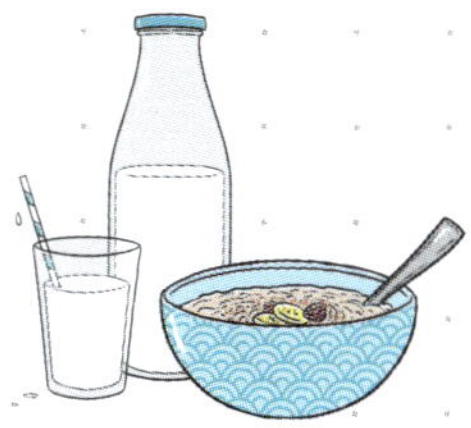

Jour 2

MENU

Petit déjeuner

- 1 boisson chaude (thé ou café)
- 3 tartines de pain complet avec purée d'amandes
- 1 kiwi

Déjeuner

- Sauté de dinde émincée au lait de coco
- Boulgour de sarrasin et carottes sautées au wok

Dîner

- Soupe de légumes non moulinés
- Purée de butternut

Sauté de dinde émincée au lait de coco

(pour 4 personnes)

INGRÉDIENTS : *800 g de blanc de dinde • 40 cl de lait de coco • 2 c. à c. de curcuma • 1 c. à s. d'huile d'olive • 3 feuilles de menthe • 2 feuilles de basilic*

- Émincez les blancs de dinde et faites-les dorer dans un wok avec de l'huile d'olive pendant 5 min.
- Incorporez les herbes, le lait de coco et le curcuma et laissez cuire 10 min environ.

Jour 3

MENU

Petit déjeuner

- 1 boisson chaude (thé ou café)
- 1 kiwi
- 1 bol de porridge à la purée d'amandes (voir p. 169)

Déjeuner

- Saint-pierre au curry
- Brocoli et quinoa

Dîner

- Tartare d'algues (tout prêt ou fait maison p. 147) sur pain complet
- Tarte à la ratatouille en conserve bio

Stop au sucre !

Vous avez tendance à manger sucré pour vous rebooster ? Erreur fatale ! N'oublions pas que le sucre est de l'énergie à court terme. En mangeant sucré, on se donne peut-être un petit coup de fouet mais très éphémère, et, surtout, on se crée des fringales de sucre. C'est un cercle vicieux, qui nous entraîne à consommer de plus en plus de sucre et à manquer de plus en plus d'énergie !

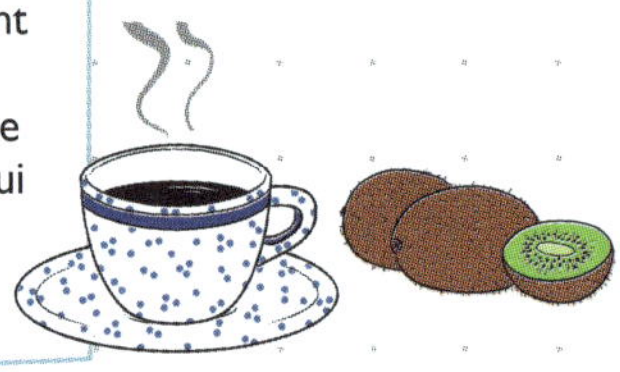

Jour 4

MENU

Petit déjeuner

- 1 boisson chaude (thé ou café)
- 1 bol de müesli bio avec du lait de noisette
- 1 kiwi

Déjeuner

- Goulasch asiatique

Dîner

- Gratin de patates douces et chou-rave

Goulasch asiatique (pour 4 personnes)

INGRÉDIENTS : *600 g de côte de porc • 1 oignon • 2 gousses d'ail • 1 bouquet garni • 400 g de lentilles • 12,5 cl de bouillon de légumes • 2 c. à s. de sauce soja • 2 c. à s. de vinaigre balsamique • coriandre ou persil • 4 à 5 c. à s. d'huile d'arachide*

- Coupez 600 g de côte de porc en cubes de taille moyenne.
- Épluchez 1 oignon et 2 gousses d'ail, coupez-les en petits dés, et faites-les revenir 3 min au wok avec 4 à 5 c. à s. d'huile d'arachide et un bouquet garni. Ajoutez ensuite la viande et faites-la sauter quelques minutes en remuant.
- Égouttez soigneusement 400 g de lentilles en conserve et incorporez-les à la viande avec 12,5 cl de bouillon de légumes.
- Ajoutez 2 c. à s. de sauce soja et 2 c. à s. de vinaigre balsamique. Mélangez, et parsemez de coriandre fraîche ou de persil avant de servir.

Jour 5

MENU

Petit déjeuner

- 1 boisson chaude (thé ou café)
- 3 tartines de pain complet avec beurre
- 1 kiwi

Déjeuner

- Dorade à l'aigre-douce
- Chou vert et vermicelles de riz

Dîner

- Saint-jacques poêlées
- Poireaux-béchamel gratinés
- 1 morceau de fromage
- Pain complet

Je fais une cure de miel de châtaignier

En plus d'être gourmand, le miel a de nombreuses vertus. C'est un tonique de l'énergie. De ce fait, il a comme fonction de renforcer le système immunitaire. Le miel de châtaignier est notamment indiqué pour lutter contre la fatigue chronique. La dernière semaine de chaque mois, offrez-vous une pause miel : sucrez le thé ou les tisanes avec 1 cuillerée à café de miel de châtaignier ou, en en-cas, troquez la poignée d'amandes contre 1 cuillerée à café de miel.

Jour 6

MENU

Petit déjeuner

- 1 boisson chaude (thé ou café)
- 1 bol de müesli bio avec du lait de noisette
- 1 kiwi

Déjeuner

- Rôti de porc au four
- Boulgour et poêlée de légumes de saison au wok

Dîner

- 30 minutes avant le repas du soir : thé rouge à l'agar-agar (voir p. 167)
- Restaurant : on se fait plaisir !

Poêlée de légumes de saison au wok (pour 4 personnes)

INGRÉDIENTS : *2 courgettes • 4 tomates • 2 aubergines • 2 poivrons • 3 oignons • 2 gousses d'ail • 4 c. à s. d'huile de sésame grillé*

- Épluchez 3 oignons et 2 gousses d'ail et coupez-les en petits dés. Lavez 2 courgettes, de même taille 4 tomates, 2 aubergines ; épépinez 2 poivrons, puis coupez ces légumes en petits morceaux.
- Faites chauffer 4 c. à s. d'huile de sésame grillé dans un wok et faites revenir les légumes séparément, environ 3 min, les uns après les autres.
- Mettez-les tous dans le wok, remuez environ 3 min. Ajoutez un filet d'huile de sésame grillé juste avant de servir.

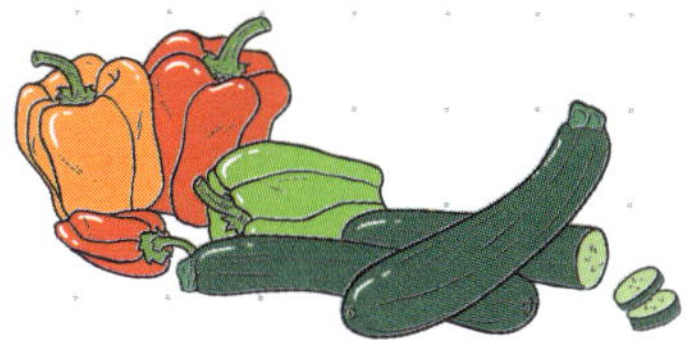

Jour 7

MENU

Petit déjeuner

- 1 boisson chaude (thé ou café)
- 3 tartines de pain complet avec purée d'amandes
- 1 kiwi

Déjeuner

- Bœuf chop suey
- Épinards et semoule d'épeautre
- Tarte aux pommes

Dîner

- Guacamole avec tapas
- Vermicelles de riz aux poireaux

Bœuf chop suey (pour 4 personnes)

INGRÉDIENTS : *2 carottes • 2 navets • 1 chou chinois • 2 poireaux • 300 g de pousses de soja frais • 2 tomates • 2 champignons noirs séchés • 3 bavettes de bœuf • 1 c. à c. de fécule de maïs • 1 c. à s. de sauce soja • 2 c. à s. de nuoc-mâm • 2 c. à s. de sirop d'agave • 1 c. à s. de vinaigre de riz • quelques cacahuètes • poivre • huile d'olive*

- Faites tremper les champignons noirs dans un bol d'eau tiède pendant 20 min pour les réhydrater, égouttez et émincez-les.
- Coupez les tomates en cubes. Pelez les carottes et les navets. Coupez-les en tranches, puis en bâtonnets. Émincez le chou chinois et les poireaux. Rincez les pousses de soja.
- Dans un wok, faites chauffer de l'huile, faites-y revenir les légumes 5 min en remuant.
- Délayez la fécule dans 1 verre à moutarde d'eau froide, mélangez bien et versez sur les légumes. Faites épaissir à feu doux en remuant délicatement pendant 5 min.
- Arrosez de sirop d'agave et ajoutez le vinaigre, la sauce soja, le nuoc-mâm et poivrez. Réservez sur feu doux.
- Coupez la viande en lanières, faites revenir à la poêle 2 min avec 1 c. à s. d'huile d'olive. Ajoutez-la aux légumes, parsemez de cacahuètes concassées et servez aussitôt.

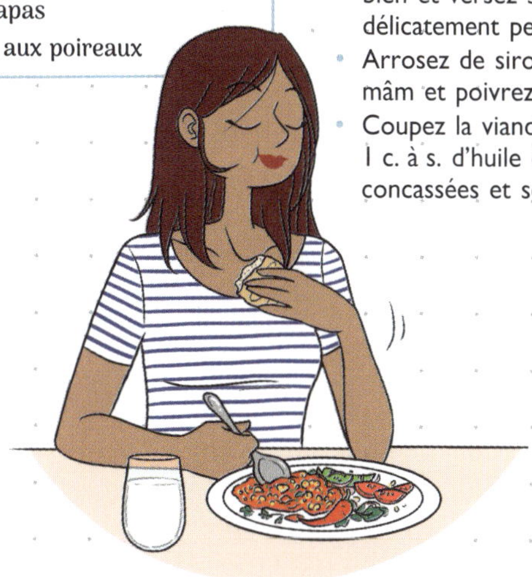

MENU 3

Énergie food de printemps

C'est le retour des beaux jours… et des fruits et légumes frais ! Le moment idéal pour booster son énergie avec légèreté et fraîcheur ! On prend soin de son foie et de la vésicule biliaire en privilégiant les cuissons mijotées et rôties ou à la vapeur. On appréciera également les légumes extrafins et des fruits bien mûrs.

Jour 1

MENU

Petit déjeuner

- Le jus d'½ citron dans de l'eau chaude
- 1 boisson chaude (thé ou café)
- 3 tartines de pain complet avec un peu de beurre.
- 1 boisson chaude (thé ou café)
- 2 abricots

Déjeuner

- Côte de veau
- Semoule aux épices (en magasins bio) avec des épinards

Dîner

- Raviolis et légumes

Se rebooster avec la digitopuncture

Réveillez-vous en douceur et boostez votre énergie dans votre lit grâce à la digitopuncture (ou acupression), qui consiste à exercer une pression sur des points situés sur le trajet des méridiens, les canaux dans lesquels circule l'énergie selon la médecine traditionnelle chinoise. D'abord, étirez-vous comme un chat. Prenez un de vos pieds et appuyez fortement sur le point 1 du méridien du rein (au centre de la plante de pied, juste sous le métatarse) pendant 1 minute. Faites la même chose sur l'autre pied. Assise au bord de votre lit, pincez fortement le point 9 du méridien du rein, à un pouce au-dessus du nombril.

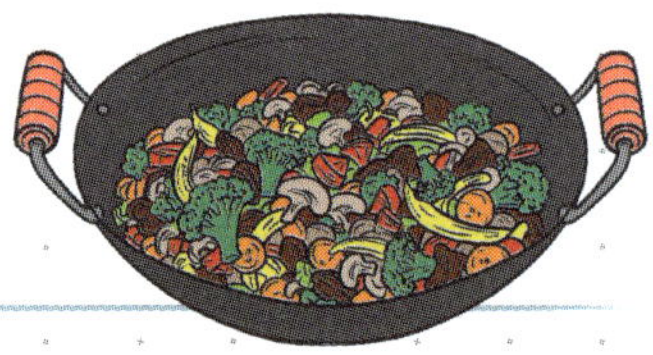

Jour 2

MENU

Petit déjeuner

- Le jus d'½ citron dans de l'eau chaude
- 1 boisson chaude (thé ou café)
- 1 bol de müesli aux fruits secs

Déjeuner

- 1 steak haché
- Quinoa avec du chou-fleur

Dîner

- Pennes aux légumes verts sautés au wok

Pennes aux légumes verts sautés au wok (pour 4 personnes)

INGRÉDIENTS : *400 g de pennes • 4 courgettes • 200 g de petits pois cuits • 200 g d'asperges • 50 g de parmesan râpé • 20 g de pignons de pin • 2 oignons nouveaux • 1 gousse d'ail • 1 bouquet de ciboulette • 1 pincée de coriandre moulue • 2 c. à s. d'huile d'olive • sel • poivre*

- Lavez, épluchez et coupez le pied des asperges, puis faites-les cuire à la vapeur. Ciselez la ciboulette. Coupez les oignons en petits morceaux.
- Faites bouillir 5 l d'eau salée dans une casserole et faites-y cuire les pennes.
- Pendant ce temps, faites revenir dans l'huile d'olive les courgettes coupées en morceaux, les oignons nouveaux et la gousse d'ail écrasée, puis ajoutez les asperges et les petits pois cuits. Ajoutez du sel, du poivre, la coriandre et mélangez vivement.
- Égouttez les pâtes. Remettez-les dans la casserole, incorporez les légumes et mélangez.
- Servez les pâtes dans des assiettes creuses avec les pignons préalablement grillés et le parmesan.

Jour 3

MENU

Petit déjeuner

- Le jus d'½ citron dans de l'eau chaude
- 1 boisson chaude (thé ou café)
- 2 abricots
- 3 tartines de pain complet avec purée de noisettes

Déjeuner

- Lotte aux pousses de bambou et petits pois

Dîner

- Sardines en boîte
- Galettes bio + légumes de saison

Lotte aux pousses de bambou et petits pois

(pour 4 personnes)

INGRÉDIENTS : *600 g de lotte • 1 botte d'oignons verts • 200 g de pousses de bambou (en boîte) • 200 g de petits pois cuits • 1 bouquet de basilic thaï • 8 crevettes roses • 22,5 cl de crème de coco • 50 cl de lait de coco • ½ c. à c. de pâte de curry rouge • 2 c. à s. de nuoc-mâm • 2 c. à c. de sucre • huile de sésame*

- Lavez les oignons et coupez-les en petits tronçons. Ciselez finement le basilic thaï. Décortiquez les crevettes et coupez la lotte en cubes.
- Après avoir fait chauffer de l'huile de sésame dans un wok, faites revenir la lotte, les crevettes et les oignons verts. Réservez au chaud.
- Dans votre wok, portez à ébullition la crème de coco, la pâte de curry, le lait de coco, les pousses de bambou et les petits pois. Ajoutez le nuoc-mâm et le sucre. Puis incorporez la lotte et les crevettes, le temps de les réchauffer, et rectifiez l'assaisonnement.
- Incorporez le basilic thaï, puis servez.

Jour 4

MENU

Petit déjeuner

- Le jus d'½ citron dans de l'eau chaude
- 1 boisson chaude (thé ou café)
- 2 abricots
- 3 tartines de pain complet avec purée de noisettes

Déjeuner

- 2 côtelettes d'agneau
- Boulgour aux artichauts

Dîner

- Lentilles au curry à la menthe

Lentilles au curry à la menthe (pour 4 personnes)

INGRÉDIENTS : *250 g de lentilles vertes • 1 gros oignon jaune • 4 gousses d'ail • 1 c. à s. de curry en poudre • 2 c. à c. de graines de cumin • 2 c. à c. de coriandre moulue • 1 c. à s. de persil • 10 feuilles de menthe • 3 c. à s. d'huile d'olive • sel*

- Dans une poêle, faites revenir l'oignon haché dans l'huile d'olive. Ajoutez la coriandre, le cumin, le curry, l'ail écrasé et faites revenir encore 1 min.
- Versez les lentilles et couvrez largement d'eau, ajoutez les herbes (persil, menthe) hachées, poivrez.
- Faites cuire à feu doux 35 min environ. Salez en fin de cuisson.

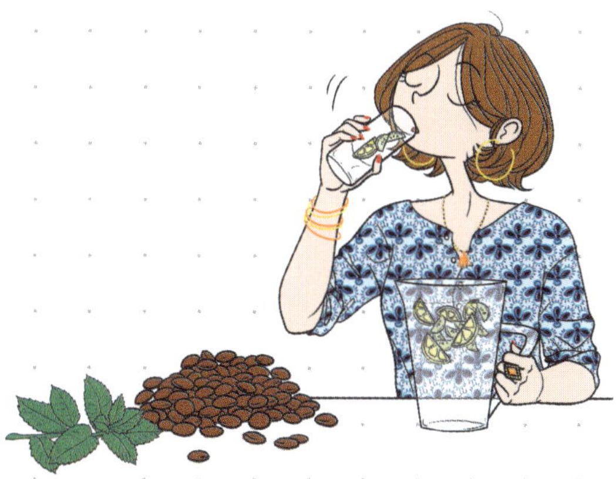

Jour 5

MENU

Petit déjeuner

- Le jus d'½ citron dans de l'eau chaude
- 1 boisson chaude (thé ou café)
- 1 bol de müesli aux fruits secs

Déjeuner

- Filet de bœuf aux ciboules
- Pâtes complètes

Dîner

- 30 minutes avant le repas du soir : thé rouge à l'agar-agar (voir p. 167)
- Sauté de fruits de mer
- Riz et légumes vapeur au choix

Je fais une cure d'orge chinoise

Les graines de cette céréale renforcent l'énergie de la digestion et chassent l'eau superflue du corps. Faites-en une cure aux intersaisons (fin avril, fin juillet, fin octobre ou fin janvier selon le calendrier de la médecine chinoise). Effet énergie et détox +++! Dans la cuisine, intégrez les graines d'orge chinoise dans des bouillons, avec du poulet, des céréales ou des lentilles 1 fois par jour, soit au déjeuner ou au dîner, selon vos préparations.

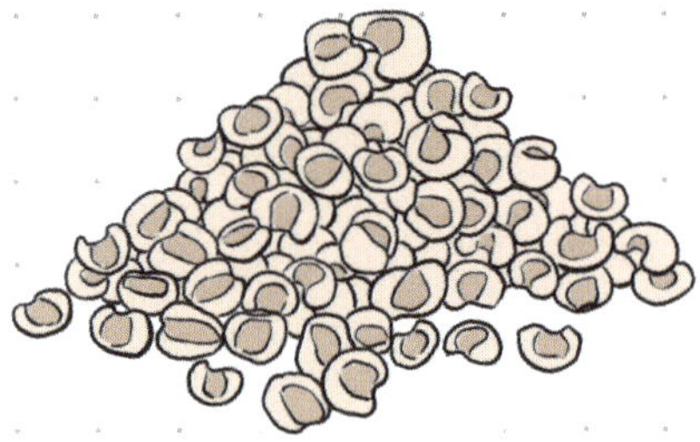

Jour 6

MENU

Petit déjeuner

- Le jus d'½ citron dans de l'eau chaude
- 1 boisson chaude (thé ou café)
- 1 bol de porridge à la purée d'amandes (voir p. 169)

Déjeuner

- Merlan cuit à la vapeur
- Légumes confits, sauce sésame
- Compote de fruits

Dîner

- Thé rouge à l'agar-agar 20 minutes avant le repas (voir p. 167)
- Soirée vin et fromages de chèvre
- Pain complet

Légumes confits, sauce sésame (pour 4 personnes)

INGRÉDIENTS : *250 g de boulgour cuit • 1 oignon rouge • 1 bocal d'artichauts confits • ½ bocal de tomates confites • 2 poivrons grillés confits • 4 c. à s. de crème de sésame • le jus d'1 citron • 2 branches de persil • 2 gousses d'ail • 2 c. à s. de vinaigre balsamique • 2 c. à s. d'huile d'olive*

- Pelez et émincez 1 oignon rouge. Égouttez 1 bocal d'artichauts confits, ½ bocal de tomates confites, 2 poivrons grillés confits, et coupez-les en petits dés.
- Pour la sauce : mettez dans le bol d'un robot 4 c. à s. de crème de sésame avec 4 c. à s. d'eau, le jus d'1 citron, 2 branches de persil effeuillées, 2 gousses d'ail pelées, 2 c. à s. de vinaigre balsamique et 2 c. à s. d'huile d'olive, et mixez.
- Versez la sauce sur 250 g de boulgour cuit chaud et mélangez bien. Ajoutez l'oignon émincé et les légumes Servez.

Jour 7

MENU

Petit déjeuner

- Le jus d'½ citron dans de l'eau chaude
- 2 prunes
- 3 tartines de pain aux noix avec un peu de beurre

Déjeuner

- Poulet colombo
- Clafoutis d'abricots au lait d'amande

Dîner

- 1 tranche de cake salé tomates-poivron-feta (voir p. 179)
- Batavia

Clafoutis d'abricots au lait d'amande

(pour 4 personnes)

INGRÉDIENTS : *400 g d'abricots • 3 œufs • 75 g de sucre roux • 20 cl de lait d'amande • 50 g de beurre fondu • 50 g de fécule de maïs • 20 g d'amandes effilées • huile*

- Préchauffez le four à 180 °C (th. 6).
- Lavez et dénoyautez 400 g d'abricots.
- Dans un bol, fouettez 3 œufs avec 75 g de sucre roux. Ajoutez 20 cl de lait d'amande, 50 g de beurre fondu et 50 g de fécule de maïs.
- Huilez un plat à gâteau. Versez la préparation, puis répartissez les abricots et 20 g d'amandes effilées. Enfournez et laissez cuire environ 25 min.
- Vous pouvez aussi varier et utiliser d'autres fruits pour cette recette.

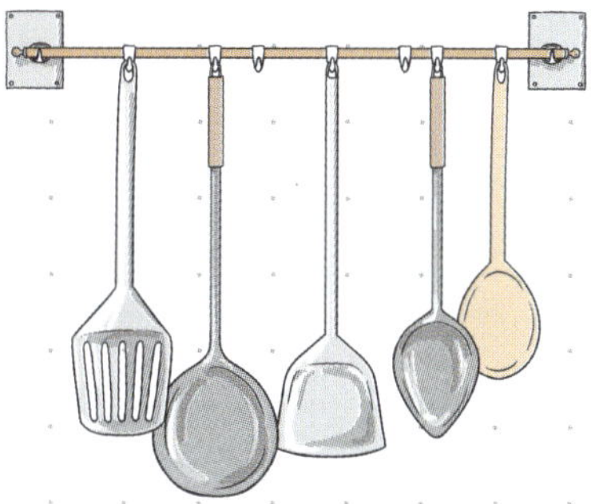

Love my wok !

Le wok est l'ustensile indispensable pour une cuisson rapide, saine et délicieuse, idéal pour la préparation de plats, notamment asiatiques. Pour réaliser un sauté dans un wok : préchauffez l'ustensile à haute température avant de répartir l'huile sur les parois ; entamez la cuisson avec des aromates, puis ajoutez les aliments qui demandent la cuisson la plus longue et, progressivement, tous les ingrédients restants. Dans le cas d'une cuisson minute, faites sauter 1 minute les légumes pour garder leur croquant, et accompagnez-les d'épices pour les rendre plus digestes.

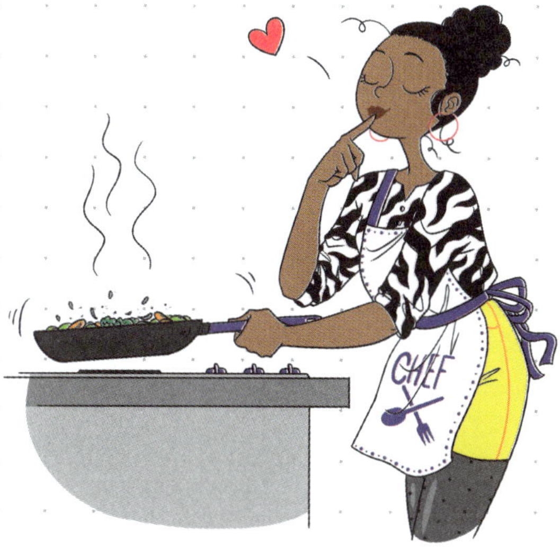

MENU 4

Énergie food d'été

C'est l'été, il fait chaud, le soleil est de sortie… les aliments de saison sont donc de mise ! C'est la saison pour prendre soin de son cœur et son intestin grêle. Même si la base reste les légumes cuits, il est possible, en cette période, de consommer de temps en temps des crudités. La meilleure façon de les manger : le taboulé.

Jour 1

MENU

Petit déjeuner

- 1 boisson chaude (thé ou café)
- 1 pêche
- 3 tartines de pain aux fruits secs avec un peu de beurre

Déjeuner

- 1 steak haché
- Haricots verts et pommes de terre

Dîner

- Tagliatelles fraîches aux crevettes et pesto bio

Massage énergisant de l'oreille

L'oreille est une zone très sensible, qui compte pas moins de 120 points d'acupuncture ! Un massage tonique de l'oreille permet de tonifier l'énergie de tout le corps. À utiliser dès que vous avez un coup de barre ! Frottez vos oreilles 9 fois de haut en bas avec les paumes des mains. Tirez-les 7 fois vers le haut comme pour les allonger. Avec le pouce et l'index, appuyez fortement 6 fois sur le lobe. Terminez en vous bouchant l'oreille 2 secondes avant de la déboucher brusquement.

Jour 2

MENU

Petit déjeuner

- 1 boisson chaude (thé ou café)
- 1 pomme
- 3 tartines de pain complet avec de la purée d'amandes

Déjeuner

- Filet de dinde vapeur
- Semoule épicée bio
- Julienne de courgettes revenues 2 min à l'huile d'olive dans un wok

Dîner

- Taboulé aux herbes fraîches
- 1 morceau de tomme de chèvre

Taboulé aux herbes fraîches (pour 4 personnes)

INGRÉDIENTS : *2 verres de boulgour • 2 bottes de persil plat • 1 botte de menthe • 4 oignons nouveaux • 6 tomates • 1 concombre • le jus de 3 citrons • 10 cl d'huile d'olive*

- Préparez 2 verres de boulgour selon les instructions du paquet.
- Ciselez 2 bottes de persil plat et 1 botte de menthe. Émincez 4 oignons nouveaux, coupez 6 tomates et 1 concombre en dés.
- Mélangez le boulgour avec les légumes, arrosez du jus de 3 citrons et de 10 cl d'huile d'olive. Remuez bien, puis couvrez le saladier de film alimentaire et réservez 3 h au réfrigérateur.
- Sortez le taboulé 10 min avant de servir.

Jour 3

MENU

Petit déjeuner

- 1 boisson chaude (thé ou café)
- 1 bol de müesli bio au choix avec du lait végétal

Déjeuner

- Lapin
- Ratatouille bio en conserve
- Riz

Dîner

- Lasagnes d'aubergine à la tomate

Lasagnes d'aubergine à la tomate (pour 4 personnes)

INGRÉDIENTS : *4 aubergines fraîches ou surgelées • 8 feuilles de lasagnes • 500 g de coulis de tomates • 1 carotte • 1 oignon • 25 g de beurre • 25 g de farine • 50 cl de bouillon (bœuf ou volaille) • 50 g de parmesan râpé • herbes de Provence • huile d'olive • sel • poivre*

- Pelez les aubergines et coupez-les en tranches (pas trop épaisses) dans le sens de la longueur.
- Faites chauffer de l'huile dans une sauteuse et faites-y griller les aubergines sur feu vif, puis déposez-les sur du papier absorbant.
- Préparez la sauce : dans une casserole, faites fondre le beurre, ajoutez la farine et remuez bien. Versez ensuite progressivement le coulis de tomates, puis le bouillon sans cesser de remuer.
- Pelez la carotte et détaillez-la en petits dés. Versez-les dans la sauce tomate ainsi que l'oignon coupé finement. Ajoutez du poivre et des herbes de Provence. Laissez cuire 30 min sur feu très doux en remuant souvent.
- Préchauffez le four à 210 °C (th. 7). Couvrez le fond d'un plat à gratin de quelques cuillerées de sauce. Recouvrez de feuilles de lasagnes, puis placez quelques tranches d'aubergine.
- Salez, poivrez, parsemez de parmesan. Placez à nouveau feuilles de lasagnes, sauce, aubergines, parmesan. Faites 3 couches.
- Enfournez pour 50 min.

Jour 4

MENU

Petit déjeuner

- 1 boisson chaude (thé ou café)
- 1 grappe de raisin
- 1 bol de porridge à la purée d'amandes (voir p. 169)

Déjeuner

- 1 dos de cabillaud aux herbes fraîches
- Riz cantonais

Dîner

- Haricots azuki
- Soupe de légumes froide

Haricots azuki (pour 2 personnes)

INGRÉDIENTS : *300 g de haricots rouges azuki • 1 c. à s. d'huile d'olive • 1 oignon • 1 c. à s. de gingembre râpé • 1 gousse d'ail • 1 c. à c. de curcuma*

- Mettez 300 g de haricots rouges azuki dans une Cocotte-Minute, versez de l'eau froide à mi-hauteur et ajoutez 1 c. à s. d'huile d'olive. Fermez et laissez cuire 30 min à feu doux.
- Faites revenir au wok 1 oignon émincé, 1 c. à s. de gingembre râpé, 1 gousse d'ail hachée puis ajoutez 1 c. à c. de curcuma.
- Lorsque les haricots sont cuits, égouttez-les, puis ajoutez-les dans le wok et mélangez bien.

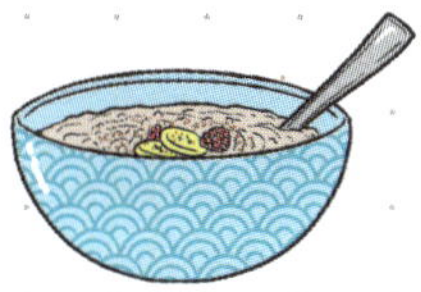

Jour 5

MENU

Petit déjeuner

- 1 boisson chaude (thé ou café)
- 1 poire
- 1 bol de müesli bio au choix

Déjeuner

- Poulet fumé bio acheté tout prêt
- Pennes semi-complètes aux artichauts bio (en conserve)

Dîner

- Salade de pommes de terre aux harengs fumés

Gestes tonifiants

Formez une cloche avec votre main droite. Commencez par tapoter l'épaule gauche puis descendez, toujours en tapotant, le long de la face externe du bras. Remontez en tapotant la face interne du bras gauche Faites cet enchaînement 5 fois de suite, puis passez à l'autre bras.

Avec les deux mains en cloche, descendez en tapotant la face externe de chaque jambe, puis remontez sur la face interne 5 fois de suite. Tapotez la face antérieure de chaque jambe, puis la face postérieure 5 fois de suite.

Jour 6

MENU

Petit déjeuner

- 1 boisson chaude (thé ou café)
- 1 pêche
- 3 tartines de pain complet avec du beurre

Déjeuner

- Brochettes de saumon et lieu noir au barbecue
- Salade de riz, tomates, maïs
- Tarte aux mirabelles

Dîner

- 30 minutes avant le repas du soir : thé rouge à l'agar-agar (voir p. 167)
- Moules de bouchot et sauce onctueuse au gorgonzola
- 10 frites

Moules de bouchot et sauce onctueuse au gorgonzola (pour 4 personnes)

INGRÉDIENTS : *3 l de moules • 200 g de gorgonzola • 40 cl de crème soja liquide • 1 belle branche de céleri-branche • 4 échalotes • 1 grosse gousse d'ail • 1 verre de vin blanc sec • huile d'olive • poivre*

- Épluchez et ciselez les échalotes ; lavez et coupez toute la branche de céleri. Pelez et pressez la gousse d'ail.
- Dans une grande casserole, faites revenir l'échalote, l'ail et le céleri dans de l'huile d'olive. Puis incorporez le vin blanc et poivrez.
- Versez les moules dans la casserole et laissez cuire à feu vif jusqu'à ce qu'elles s'ouvrent.
- Pendant ce temps, préparez la crème au gorgonzola : mettez à chauffer le gorgonzola coupé en morceaux dans une petite casserole avec la crème soja liquide jusqu'à ce que le mélange soit bien lisse.
- Servez les moules dans de grandes assiettes creuses et nappez de sauce au gorgonzola.

Jour 7

MENU

Petit déjeuner

- 1 boisson chaude (thé ou café)
- 1 poire
- 1 bol de müesli bio avec du lait végétal

Déjeuner

- Brochettes de bœuf et courgettes
- Aubergines grillées au barbecue
- Compote de fraises

Dîner

- 30 minutes avant le repas du soir : thé rouge à l'agar-agar (voir p. 167)
- 1 tranche de cake salé tomates-poivron-feta

Cake salé tomates-poivron-feta (pour 4 personnes)

INGRÉDIENTS : *3 tomates • 1 poivron • 100 g de feta • 100 g de farine • 1 sachet de levure chimique • 3 œufs • 3 c. à s. d'huile d'olive • 10 cl de lait de riz ou de soja • 90 g de gruyère râpé • huile • sel • poivre*

- Cette recette de base s'adapte à toutes vos envies et vos ingrédients en fonction des saisons. Laissez parler votre imagination !
- Préchauffez le four à 230 °C (th. 7-8).
- Mélangez 100 g de farine avec 1 sachet de levure chimique. Incorporez 3 œufs, 3 c. à s. d'huile d'olive, 10 cl de lait de riz ou de soja et 90 g de gruyère râpé.
- Ajoutez les ingrédients de votre choix : ici, des tomates, des poivrons et de la feta coupés en petits dés. Assaisonnez, versez dans un moule à cake huilé et enfournez pour 30 min.

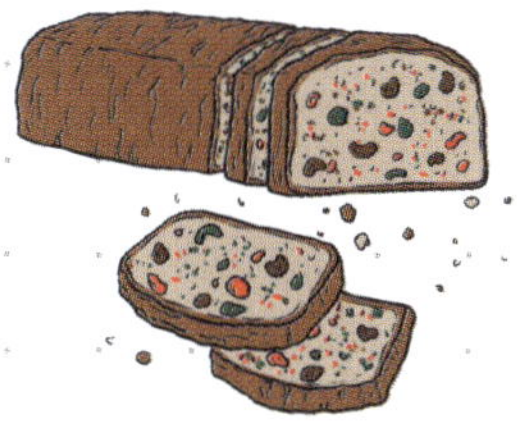

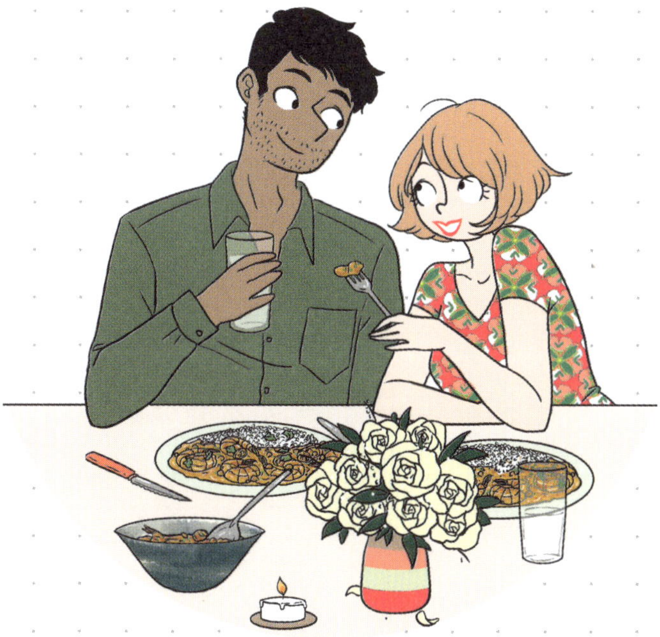

MENU 5

Food antistress

Vous avez un travail très stressant ou vous êtes dans une situation personnelle difficile, avec peu d'occasions de vous exprimer? Vous êtes souvent en colère mais vous n'arrivez jamais à la faire sortir? Sous l'effet d'un stress, d'une contrariété ou d'une émotion forte, la médecine traditionnelle chinoise dit que l'énergie se bloque, et on se retrouve à plat. En suivant les principes de la diététique chinoise, l'énergie peut circuler à nouveau. Effet reboostant garanti!

Jour 1

MENU

Petit déjeuner

- 1 boisson chaude (thé ou café)
- 2 figues fraîches
- 3 tartines de pain complet avec un peu de beurre

Déjeuner

- Lapin
- Riz et fenouil

Dîner

- Velouté de butternut et marrons
- 1 morceau de tomme de brebis

Velouté de butternut et marrons (pour 4 personnes)

INGRÉDIENTS : *1 courge butternut • 500g de marrons frais • 1 oignon • 1 l de bouillon de légumes • 20cl de crème liquide ou de crème végétale • huile d'olive • sel • poivre*

- Avec un couteau, réalisez une incision dans chaque marron. Puis faites-les cuire dans de l'eau bouillante pendant 30 min. Égouttez-les et rincez-les ensuite à l'eau froide avant de les éplucher.
- Épluchez la courge butternut avec un épluche-légumes. Retirez les pépins, puis coupez la chair en cubes.
- Épluchez l'oignon, puis émincez-le grossièrement. Dans une cocotte ou un faitout, faites revenir l'oignon quelques minutes dans un peu d'huile d'olive.
- Ajoutez ensuite la courge et le bouillon. Portez à ébullition, puis baissez le feu et laissez cuire pendant 20 à 30 min jusqu'à ce que les morceaux de courge soient tendres. Une fois la cuisson de la courge terminée, incorporez la crème et les marrons, puis mixez le tout jusqu'à obtenir une consistance lisse et crémeuse.

Jour 2

MENU

Petit déjeuner

- 1 boisson chaude (thé ou café)
- 3 tartines de pain complet avec de la purée d'amandes

Déjeuner

- 1 bavette
- Poêlée de champignons à l'ail
- Semoule

Dîner

- Wok de panais

Wok de panais (pour 4 personnes)

INGRÉDIENTS : *6 petits panais • 1 c. à s. d'huile d'olive • 2 c. à s. de crème de soja cuisine • 1 c. à s. d'huile de noix • 1 c. à c. de sauce soja*

- Lavez bien 6 petits panais et coupez-les en petits cubes sans les éplucher.
- Graissez le wok avec 1 c. à s. d'huile d'olive et faites revenir les panais environ 5 minutes, en versant si besoin un peu d'eau pour éviter que cela n'accroche.
- Ajoutez 2 c. à s. de crème de soja cuisine, 1 c. à s. d'huile de noix et 1 c. à c. de sauce soja. Mélangez bien et servez.

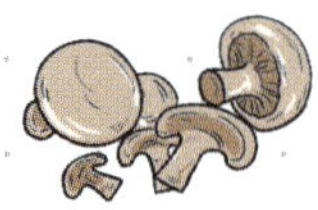

Jour 3

MENU

Petit déjeuner

- 1 boisson chaude (thé ou café)
- 1 bol de müesli bio aux fruits secs

Déjeuner

- 1 filet de truite
- Fondue de poireaux
- Boulgour de sarrasin

Dîner

- Pâtes complètes aux épinards frais, parsemées de menthe fraîche

Boire un jus de citron par jour

Selon la médecine chinoise, le foie est l'organe qui fait circuler l'énergie et les liquides dans tout le corps. Boire le jus d'½ citron par jour dans de l'eau chaude le draine et, ainsi, relance l'énergie. Mais attention : ce rituel est à réserver au printemps, car le citron est un déminéralisant puissant !

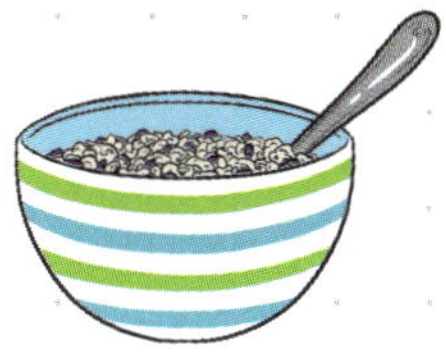

Jour 4

MENU

Petit déjeuner

- 1 boisson chaude (thé ou café)
- 1 orange
- 3 tartines de pain complet avec un peu de beurre

Déjeuner

- 1 steak haché de veau
- Choux de Bruxelles et quinoa

Dîner

- ½ poivron au sarrasin

Poivrons au sarrasin (pour 4 personnes)

INGRÉDIENTS : *2 poivrons • 100 g de sarrasin • 1 échalote • 1 gousse d'ail • 170 g de tofu • 2 tomates • thym • basilic • origan • piment doux moulu*

- Préchauffez le four à 180 °C (th. 6).
- Lavez 2 poivrons, coupez-les en deux et épépinez-les. Enfournez-les et laissez-les cuire 20 minutes.
- Pendant ce temps, faites cuire 100 g de sarrasin selon les instructions mentionnées sur le paquet.
- Dans le wok huilé et bien chaud, faites revenir 1 échalote émincée et 1 gousse d'ail hachée. Ajoutez 170 g de tofu et 2 tomates coupés en dés. Ajoutez enfin le sarrasin, du thym, du basilic, de l'origan et du piment doux moulu. Remuez.
- Garnissez les poivrons de cette garniture et remettez au four pour 10 minutes.

Jour 5

MENU

Petit déjeuner

- 1 boisson chaude (thé ou café)
- 3 tartines de pain complet avec de la purée d'amandes

Déjeuner

- Restaurant japonais avec une petite formule « spécial midi »

Dîner

- 1 crottin de chèvre chaud
- Salade verte

En-cas et goûter énergisant

Pour vos en-cas, choisissez 1 poignée d'amandes, 1 mandarine ou 1 pomme.
Pour vos goûters, prenez 1 thé ou tisane + 1 carré de chocolat noir + 1 pomme ou 1 thé ou tisane + 2 figues fraîches ou 1 thé ou tisane + 1 poignée de fruits secs ou 1 thé/tisane + 1 grappe de raisin.

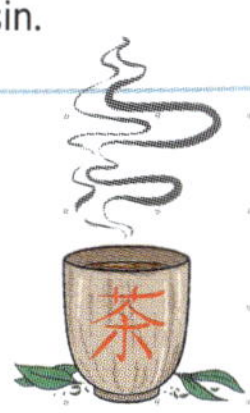

Jour 6

MENU

Petit déjeuner

- 1 boisson chaude (thé ou café)
- 1 bol de müesli bio aux fruits secs

Déjeuner

- 1 filet de poulet grillé parsemé de romarin
- Riz aux légumes et cardamome

Dîner

- 30 minutes avant le repas du soir : thé rouge à l'agar-agar (voir p. 167)
- Restaurant

Riz aux légumes et cardamome (pour 4 personnes)

INGRÉDIENTS : *250 g de riz long grain • 1 oignon • 1 poivron jaune • 1 tige de céleri-branche • 2 petites courgettes • 3 gousses de cardamome • 1 gousse d'ail • 1 c. à c. de thym séché • 1 c. à c. d'origan séché • 1 c. à c. de paprika • 2 c. à s. de purée de tomates • 1 grosse boîte de tomates concassées • 1 cube de bouillon de légumes bio • huile • persil ciselé • sel fin non raffiné • poivre du moulin*

- Rincez le riz 3 fois et laissez-le tremper pendant que vous préparez la suite. Lavez, épluchez, puis coupez les légumes en petits cubes.
- Dans une sauteuse, faites revenir les légumes hormis la courgette dans un peu d'huile pendant quelques minutes tout en mélangeant régulièrement. Ajoutez ensuite les courgettes en dés, laissez encore cuire 5 min en mélangeant souvent.
- Intégrez les herbes et les épices, les gousses de cardamome écrasées, le riz égoutté, mélangez. Incorporez la purée de tomates, les tomates concassées et le bouillon de légumes chaud (que vous avez préparé en faisant chauffer 50 cl d'eau avec le cube de bouillon de légumes). En ajoutant le bouillon chaud, le riz sera moins collant, mais si vous préférez, vous pouvez mettre le bouillon froid.
- Salez et couvrez. Laissez mijoter environ 18 min à feu moyen. Goûtez le riz pour vérifier la cuisson. Salez, poivrez, parsemez de persil ciselé avant le service.

Jour 7

MENU

Petit déjeuner

- Bacon
- Œufs à la coque
- 1 boisson chaude (thé ou café)

Déjeuner

- 1 filet de cabillaud poêlé avec des dés de chorizo ajoutés en fin de cuisson
- Carottes en morceaux sautées au wok
- Polenta

Dîner

- Velouté de légumes de saison
- Yaourt au soja

Déglacer les plats avec du vinaigre

En fin de cuisson, retirez les aliments de la casserole et versez à la place 1 c. à c. de vinaigre. Faites chauffer 1 minute, en remuant bien pour détacher les sucs de cuisson. Nappez vos plats de cette sauce. Succès garanti !

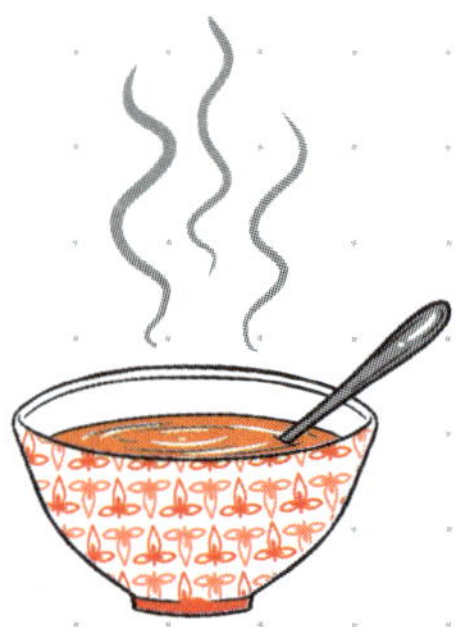

Qi gong reboost

Le qi gong est une gymnastique chinoise qui travaille à la fois sur le corps et l'esprit. Il permet de sentir et de faire circuler l'énergie dans son corps. Et en cas de coup de mou dans la journée, appliquez ce petit protocole de qi gong reboostant. Utilisable également en morning routine.

En pratique

1. Frottez-vous les mains jusqu'à obtenir une sensation de chaleur. Avant chaque étape de ce protocole, frottez-les de nouveau.
2. Frottez-vous le visage vigoureusement de chaque côté des joues.
3. Massez-vous le cuir chevelu, du front vers l'arrière, avec les doigts.
4. Massez-vous le front avec la paume de la main gauche, puis avec celle de la main droite.
5. Placez-les en cloche devant les yeux pendant 10 secondes, puis massez vos paupières en effectuant des petits mouvements circulaires.
6. Avec l'index de chaque main, faites des allers-retours vigoureux sur les arêtes du nez.
7. Massez l'ensemble des oreilles.
8. Massez vigoureusement l'arrière de la tête avec les deux paumes de main.
9. Posez le tranchant de l'index de la main droite sur la lèvre supérieure et le tranchant de l'index de la main gauche sous la lèvre inférieure. Effectuez des allers-retours de gauche à droite.
10. Placez la main droite sur l'épaule gauche en tournant la tête à droite, et descendez jusqu'au thorax en continuant de frotter. Puis faites de même avec la main gauche sur l'épaule droite.
11. Tapotez sous et au milieu de la clavicule gauche avec les doigts de la main droite collés ensemble ; dans le même temps, tapotez-vous le flanc droit avec les doigts de la main gauche.
12. Massez le Tan-Tien (situé environ une main sous le nombril) avec les deux mains à plat l'une sur l'autre (la droite sur la gauche) pour stimuler globalement l'énergie.
13. Puis, les poings fermés, massez vigoureusement le bas du dos.
14. Passez vigoureusement la main droite sur la face externe du bras gauche, de la main à l'épaule, puis redescendez par la face interne, en allant de l'aisselle à la main. Faites de même à droite.
15. Massez les jambes en partant de l'intérieur du pied et en remontant le long de la face interne de la cuisse, puis contournez la hanche, passez sur les fesses, et redescendez sur l'extérieur de la jambe jusqu'au pied. Faites en même temps les deux jambes.
16. Refaites ces étapes 2 fois

MENU 1

Ayurvedic food mauvaise digestion

MENU 2

Ayurvedic food digestion trop rapide

MENU 3

Ayurvedic food métabolisme lent

MENU 4

Bonne digestion avec les huiles essentielles

- Chapitre 3 -

Food digestion

Médecine ancienne holistique, l'ayurveda considère que la digestion est au cœur de la santé. Nutrition personnalisée, elle prend en compte le métabolisme et améliore la digestion, pour un bien-être optimal !

L'ayurveda pour prendre soin de la digestion

Les enzymes sont les principaux acteurs de la digestion. Ces protéines sécrétées par le corps ont pour rôle de gérer les réactions chimiques nécessaires à la division des substances nutritives dans le système digestif et à leur transformation pour les rendre assimilables. Elles remplissent des rôles si importants que l'ayurveda visualise cette fonction enzymatique comme un grand feu, que l'on nomme « agni ». L'ayurveda considère que la force de ces enzymes détermine ce qu'on assimile vraiment parmi tout ce qu'on mange.

Une question d'assimilation

Au cours de l'assimilation, les enzymes sont chargées de casser les macromolécules en composés simples ou nutriments qui peuvent être absorbés au travers de la paroi intestinale. Or, mauvaise assimilation rime avec déséquilibres au niveau digestif, problèmes de transit, d'élimination, inflammations, prise de poids…

Rétablir une bonne absorption

L'organisme doit réussir à intégrer les nutriments dont il a besoin pour son fonctionnement. C'est l'absorption, qui se déroule au travers des muqueuses de l'intestin grêle en particulier. Lorsqu'il y a malabsorption, les nutriments qui ne sont pas absorbés sont éliminés. De la nourriture non digérée dans les selles ou une tendance aux selles liquides sont des symptômes récurrents de malabsorption. Les causes ? Un défaut de porosité de la muqueuse intestinale ou, plus globalement, le stress, la malbouffe, une intoxication alimentaire, des émotions non digérées…

Réguler l'élimination

L'élimination est la dernière étape pour prendre soin de sa fonction enzymatique (agni). En effet, si vous évacuez mal ou pas, l'ayurveda dit que le feu digestif sera étouffé. Cela va diminuer l'assimilation et l'absorption, puis les toxines vont s'accumuler, causant d'abord de simples soucis d'élimination (constipation, selles liquides), puis d'autres perturbations (ballonnements, crampes, gaz) et enfin entraîner de plus graves complications (diverticulose, syndrome de l'intestin irritable, occlusion intestinale, ulcère…). Le remède ? Souvent, ce sera de la phyto, un peu de yoga.

Comment ça marche ?

Toute comme la diététique chinoise, l'ayurveda utilise un système de correspondances pour déterminer, selon leur « saveur » et leur « température », les aliments qui peuvent vous rééquilibrer.

MENU 1

Ayurvedic food mauvaise digestion

SOS digestion un peu faible parfois, donnant lieu à des problèmes de transit, et donc des inconforts type gaz ou ballonnements, une tendance à la constipation, des douleurs intestinales, des gargouillis, une mauvaise absorption et une mauvaise assimilation des nutriments.... Inspirez-vous de ces menus ayurvédiques sur 5 jours pour réguler votre métabolisme irrégulier.

Jour 1

MENU

Petit déjeuner

- Omelette aux légumes, tartines de pain beurrées

Déjeuner

- Patate douce et fromage de chèvre frais au cumin, courgettes sautées

Collation

- Des fruits, en compote de préférence

Dîner

- Soupe de potimarron, pain et huile de noix avec fromage de soja

La bonne préparation des épices

Faites d'abord revenir vos épices dans un peu d'huile de sésame ou de ghee avant d'ajouter les céréales ou les légumes, puis de l'eau à feu doux. L'intérêt? La plupart des épices sont liposolubles et ont donc besoin de gras pour s'activer.

Les churnas, mélanges d'épices ayurvédiques doudou

En Inde, on appelle «churna» n'importe quel mélange d'épices. Cela s'applique aussi bien au curry qu'au mélange quatre-épices ou bien encore, plus proche de nous, aux herbes de Provence. Il en existe donc des milliers!

Mix pour tempérament intellectuel et rêveur : poivre noir, poivre long, gingembre, cumin, cumin noir et ajowan, sucre rapadura (sucre non raffiné), sel minéral à parts égales

Mix pour tempérament actif et stressé : cardamome, cumin, coriandre, fenouil, curcuma, sucre rapadura, sel minéral à parts égales

Mix pour tempérament calme et flegmatique : gingembre, cannelle, poivre noir, fenugrec, cumin, curcuma, paprika, sucre rapadura (réduire la quantité au quart par rapport au reste), sel minéral à parts égales

Achetez les épices bio, de qualité et fraîches pour profiter de toutes leurs saveurs et propriétés, en graines si possible. Mettez une poêle antiadhésive sur feu moyen, sans matière grasse. Ajoutez les épices à l'exception du sel et du sucre, et faites-les revenir à sec pendant 4 min. Coupez le feu. Laissez-les reposer quelques minutes, puis ajoutez le sel et le sucre. Passez ensuite dans un moulin à café (pour celles qui n'en ont pas, achetez les épices en poudre directement). C'est prêt! Vous pouvez utiliser ces churnas en cuisine, ou bien tout simplement en saupoudrer sur vos plats.

Jour 2

MENU

Petit déjeuner

- Porridge d'avoine cuit dans du lait au mélange quatre-épices, raisins secs et graines de lin, garni d'un peu de ghee et de miel

Déjeuner

- Quinoa, poêlée de carottes, pruneaux et oignons au cumin et à la coriandre fraîche, amandes effilées

Collation

- 1 poire au four au ghee et à la cardamome

Dîner

- Légumes verts sautés, avocat, boulgour d'avoine

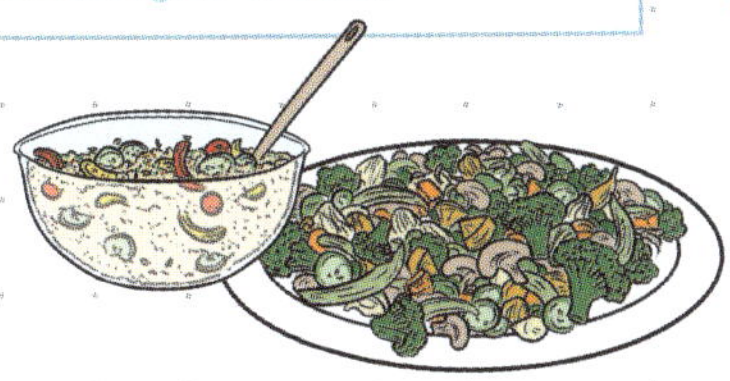

Légumes verts sautés, avocat, boulgour d'avoine (pour 2 personnes)

INGRÉDIENTS : *500 g d'un mélange de légumes verts déjà coupés (haricots verts, courgettes, épinards, petits pois, brocolis, choux de Bruxelles...) • 1 avocat mûr • 100 g de boulgour d'avoine • 2 c. à s. de graines de tournesol • ½ c. à c. de cumin en poudre • ½ c. à c. de curcuma en poudre • le jus d'1 citron • huile de colza • huile d'olive • sel • poivre noir*

- Dans une poêle, faites revenir 1 c. à s. d'huile d'olive avec le cumin, le curcuma et une pointe de poivre noir.
- Ajoutez le mélange de légumes verts et un peu d'eau et faites cuire à feu moyen pendant 8 à 12 min pour que les légumes soient cuits mais encore un peu croquants.
- Préparez le boulgour comme indiqué sur le paquet.
- Dans chaque bol, servez le boulgour, les légumes, puis garnissez avec les graines de tournesol, ½ avocat coupé en lamelles. Assaisonnez avec le jus de citron et un filet d'huile de colza.

Jour 3

MENU

Petit déjeuner

- Compote pommes-pruneaux maison à la cannelle, gingembre et muscade servi avec un peu de ghee

Déjeuner

- Bouillon aux épices, carottes, soja, vermicelle de riz, tofu, colin, haricots mange-tout

Collation

- 1 pomme rôtie au ghee et au romarin

Dîner

- Asperges blanchies, marrons revenus à la poêle avec des abricots secs, boulgour de riz, sauce au yaourt de chèvre ou de soja

Bouillon aux épices, carottes, soja, vermicelle de riz, tofu, colin, haricots mange-tout (pour 4 personnes)

INGRÉDIENTS : *4 carottes • 200 g de pousses de soja • 300 g de vermicelles de riz • 100 g de tofu • 200 g de colin • 400 g de haricots mange-tout • 40 cl de lait de coco • le jus d'1 citron vert • 1 pincée de piment • 2 feuilles de bergamote • 2 oignons rouges • 2 c. à s. de gingembre frais râpé • coriandre fraîche • 2 c. à s. de tamari (sauce soja) • 1 petit bout de piment • 1 c. à c. de paprika • 1 c. à c. de curcuma • 1 c. à s. d'huile de coco • poivre*

- Épluchez les carottes et détaillez-les en lamelles fines, épluchez et coupez les oignons en morceaux.
- Dans une casserole, faites revenir les oignons, le gingembre râpé, le curcuma, le poivre et le paprika dans l'huile de coco.
- Ajoutez les carottes et faites revenir pendant 5 min. Versez 1 l d'eau, les feuilles de bergamote, les pousses de soja, les haricots mange-tout équeutés, le poisson coupé en petits morceaux et le tofu détaillé en cubes. Incorporez le lait de coco, le tamari et le piment. Portez à ébullition, puis laissez mijoter pendant 20 min à feu doux.
- Servez avec un filet de citron vert et de la coriandre fraîche.

Jour 4

MENU

Petit déjeuner

- 1 milk-shake énergisant aux dattes, amandes blanchies mixées avec du lait chaud infusé au gingembre, à la cannelle et à la cardamome

Déjeuner

- **Je mange au resto coréen !** Un bibimbap au poisson, œuf ou viande blanche

Collation

- 1 smoothie banane, cardamome et citron vert

Dîner

- Champignons sautés au ghee avec du persil, blettes sautées, riz basmati complet, garni de quelques noix concassées ou de graines de sésame, un peu d'huile d'olive et de tofu aux herbes

Smoothie banane, cardamome et citron vert

INGRÉDIENTS : *1 banane • 20 cl d'eau de coco • ¼ de c. à c. de cardamome en poudre • le jus d'½ citron vert*

- Mixez le tout au blender et dégustez aussitôt.

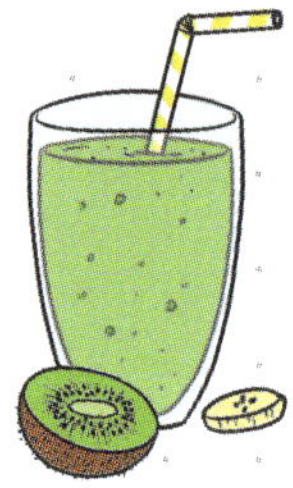

Jour 5

MENU

Petit déjeuner

- Patate douce écrasée à la cannelle et au ghee

Déjeuner

- Curry de crevettes et légumes, riz basmati semi-complet

Collation

- 1 lassi mangue, basilic et cardamome

Dîner

- Tajine de légumes (carottes, chou, panais, fenouil...), épices ras-el-hanout, semoule de blé complète, avec un trait d'huile d'olive

Lassi mangue, basilic et cardamome

INGRÉDIENTS : *½ mangue bien mûre • ¼ de c. à c. de cardamome • 1 c. à c. de miel • 1 poignée de basilic frais • 50 g de yaourt nature de chèvre ou végétal*

- Mixez le tout dans le blender et ajoutez de l'eau jusqu'à obtenir la consistance souhaitée.

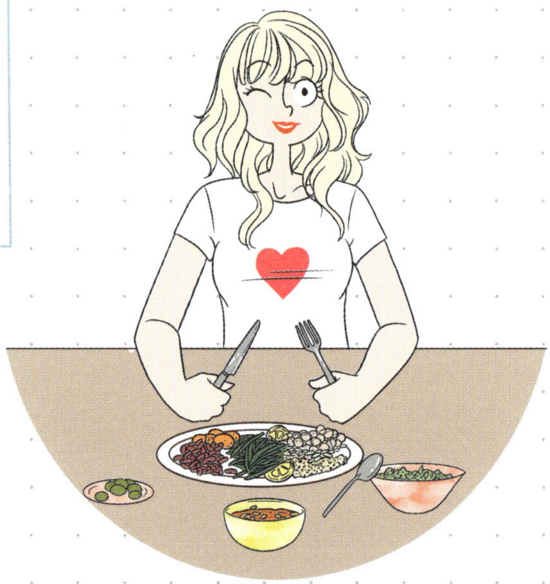

MENU 2

Ayurvedic food digestion trop rapide

SOS fringales tellement fortes qu'elles vous laissent au seuil de l'hypoglycémie, acidité, nausée et brûlures d'estomac ! Cela indique une malabsorption générale. Inspirez-vous de ces menus ayurvédiques sur 5 jours pour calmer ce métabolisme hyperactif.

Jour 1

MENU

Petit déjeuner

▶ Des tartines de pain grillé, du beurre de coco, 1 poire mûre

Déjeuner

▶ Poisson vapeur, tagliatelles de courgettes sautées à l'huile d'olive et au carvi (cumin des prés), citron vert

Collation

▶ Green juice

Dîner

▶ Soupe poireaux, pommes de terre, fenouil, gingembre, servie avec un soupçon de crème d'amande et du pain toasté

Green juice

INGRÉDIENTS : *2 poignées de kale • 2 tiges de céleri • ½ concombre • 1 pomme • 1 petit morceau de gingembre frais • le jus d'½ citron*

- Mettez tous les ingrédients dans le bol du blender et mixez avec 50 cl d'eau. C'est prêt !

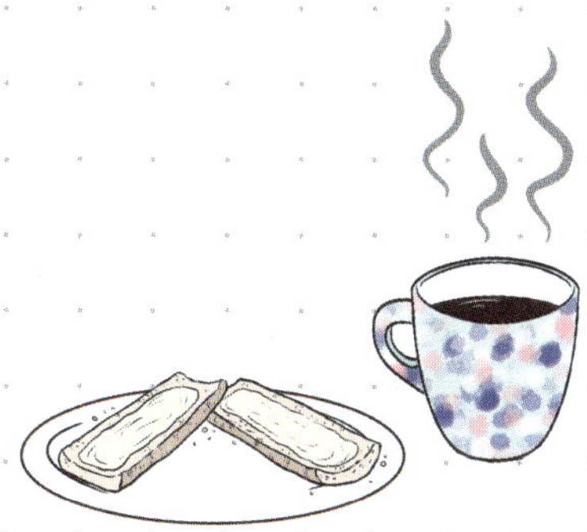

Jour 2

MENU

Petit déjeuner

▶ Porridge d'avoine à la cardamome et au safran

Déjeuner

▶ Patate douce et brocoli rôtis, fromage de chèvre frais et salade de cresson

Collation

▶ 1 smoothie à la pastèque (2 tranches), ¼ de c. à c. de cardamome et le jus d'½ citron vert

Dîner

▶ Risotto aux asperges, safran et citron

Porridge d'avoine à la cardamome et au safran

INGRÉDIENTS : *50 g de flocons d'avoine • 30 cl de lait ou lait végétal de votre choix • 1 c. à s. de noix de coco râpée • 1 ou 2 dattes medjool • 1 c. à s. de ghee (beurre clarifié, en magasin bio) • ¼ de c. à c. de cardamome en poudre • 2 pistils de safran • 1 c. à c. de sirop d'érable*

- Dans une casserole, mettez les flocons d'avoine, le safran, la cardamome, le lait et les dattes coupées en morceaux. Faites cuire à feu doux pendant 7 à 10 min. Dans la mesure du possible, n'amalgamez pas les fruits.
- Coupez le feu, et ajoutez 1 c. à c. de sirop d'érable, de la noix de coco râpée et du ghee. Mélangez, c'est prêt !
- Vous pouvez varier les fruits secs (abricots, mangue, figues…) ou remplacer les flocons d'avoine par des flocons d'épeautre, d'orge, de millet, de quinoa ou encore par de la crème de blé.

Jour 3

MENU

Petit déjeuner

- Yaourt vegan à la noix de coco avec des raisins secs ou des canneberges et des graines de tournesol et du sirop d'érable

Déjeuner

- Spaghettis à l'épeautre, pesto de basilic, avocat, graines de courge

Collation

- 1 jus carotte-citron vert-curcuma-gingembre

Dîner

- Courge rôtie et farcie

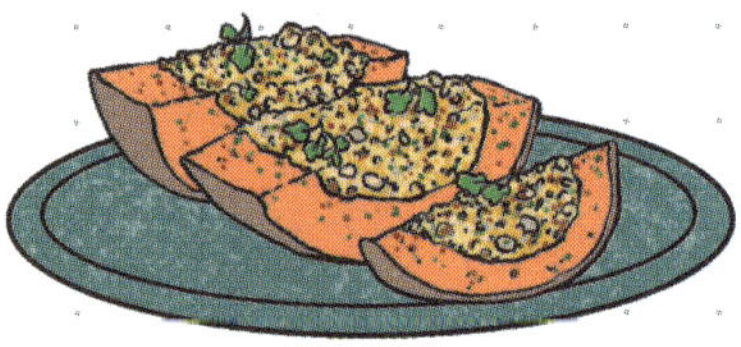

Courge rôtie et farcie (pour 4 personnes)

INGRÉDIENTS : *pour les courges rôties : 2 mini-courges musquées • 1 c. à s. d'huile d'olive • sel de mer • poivre noir du moulin*

Pour la farce : 100 g de quinoa cru • 2 gros poireaux • 1 c. à s. de ghee (beurre clarifié, en magasin bio) • 1 poignée de raisins secs • ½ ou 1 c. à c. de cannelle en poudre • ¼ c. à c. de muscade en poudre • ½ c. à c. de sel de mer • ½ c. à c. de poivre blanc • 50 g de noix de pécan

- Préchauffez le four à 210 °C et tapissez une plaque à pâtisserie à bord haut de papier sulfurisé non blanchi.
- Coupez les mini-courges en deux dans la longueur et retirez les graines. Arrosez d'huile et saupoudrez de sel et de poivre. Faites-les rôtir 35 à 45 min selon leur taille, jusqu'à ce qu'elles soient tendres (piquez avec une fourchette).
- Pendant que le four est allumé, placez les noix de pécan sur une plaque à pâtisserie et faites-les griller pendant 5 min. Lorsqu'elles sont suffisamment froides pour être manipulées, hachez-les et réservez.
- Pendant que les courges rôtissent, faites cuire le quinoa en suivant les instructions du paquet.
- Préparez la farce : lavez et coupez les poireaux en dés. Dans une grande poêle à fond épais, faites chauffer le ghee à feu moyen. Mettez les poireaux, la cannelle, la muscade, les raisins secs, le sel et le poivre et laissez suer pendant environ 7 à 10 min, jusqu'à ce que les légumes soient tendres. Intégrez ensuite le quinoa, mélangez bien et arrêtez le feu.
- Lorsque les courges sont suffisamment froides pour être manipulées, évidez la chair et ajoutez-la au mélange quinoa-poireaux. Rectifiez l'assaisonnement au besoin.
- Farcissez les moitiés de courge. Parsemez de noix de pécan. Servez chaud ou à température ambiante.

Jour 4

MENU

Petit déjeuner

▸ Milk-shake énergisant aux figues fraîches, amandes blanchies et lait chaud infusé à la cardamome

Déjeuner

▸ Taboulé aux herbes fraîches, grenade et graines de tournesol, falafels

Collation

▸ 1 chaï latte vanille

Dîner

▸ Rouleaux de printemps aux crevettes et légumes achetés tout faits, salade verte

Chaï latte vanille

INGRÉDIENTS : *1 verre de lait d'amande • 1 sachet de thé chaï vanille*

- Faites chauffer 1 verre de lait d'amande et 1 verre d'eau avec 1 sachet de thé chaï vanille.

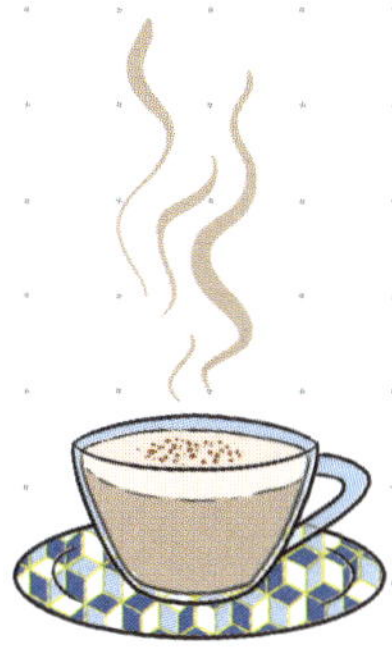

Jour 5

MENU

Petit déjeuner

▸ Panna cotta thandai

Déjeuner

▸ Blanc de poulet grillé, chou-fleur et brocoli sautés, riz semi-complet

Collation

▸ 1 yaourt de chèvre aux épices chaï et au sirop d'érable

Dîner

▸ Riz basmati et lentilles corail à la noix de coco râpée, poêlée de blettes au ghee et au curry doux

Panna cotta thandai

INGRÉDIENTS : *50 cl de lait (ou lait d'amande) • 15 g d'amandes • 15 g de noix de cajou • 10 g de pistaches • 1 c. à s. de graines de pavot • 1 c. à c. de graines de fenouil • 1 c. à c. de grains de poivre noir • 1 gousse de cardamome • 1 c. à c. d'eau de rose*

- Blanchissez les amandes en les trempant dans de l'eau bouillante durant un quart d'heure environ. Pelez-les. Mixez-les au blender avec les noix de cajou, les graines de fenouil, de pavot, le poivre et la cardamome jusqu'à obtenir une pâte de thandai masala (ajoutez un peu de lait si nécessaire).
- Faites bouillir le lait. Réduisez à feu doux pour ajouter le thandai masala. Mélangez bien.
- Ajoutez du miel à votre convenance, mélangez, puis coupez le feu. Laissez infuser 30 min environ avant d'ajouter l'eau de rose.
- Laissez à nouveau infuser 1 h, puis filtrez. Placez au réfrigérateur. Servez très frais !

Signifiant « froid » en hindi, un mélange d'épices savoureuses et rafraîchissantes à consommer en lait ou en crème quand il fait chaud à l'extérieur.

MENU 3

Ayurvedic food métabolisme lent

SOS sensation de lourdeur dans l'estomac et constipations récurrentes. Comment y remédier ? En commençant par éviter les aliments lourds, anaboliques et très denses, qui risquent de causer une malabsorption à l'origine de toxines. Il est temps de remuer un peu tout ça avec des menus ayurvédiques légers et dynamisants !

Jour 1

MENU

Petit déjeuner

- Green juice (voir recette p. 189)

Déjeuner

- Quinoa au sésame, poêlée d'épinards, sauce tomates, oignons

Collation

- Jus de pommes chaud aux épices (gingembre, cannelle, cardamome, clou de girofle)

Dîner

- Soupe carotte-gingembre, pain de sarrasin grillé

Booster son métabolisme

30 min avant de manger, prenez un « dipan » de gingembre, une méthode pour booster la digestion et l'assimilation grâce à un aliment ou une épice qui augmente la population d'enzymes. Comment faire ? Déposez 1 pincée de sel et quelques gouttes de citron jaune sur une fine tranche de gingembre frais. Mâchez bien ! Ok, ça donne chaud, mais c'est très efficace !

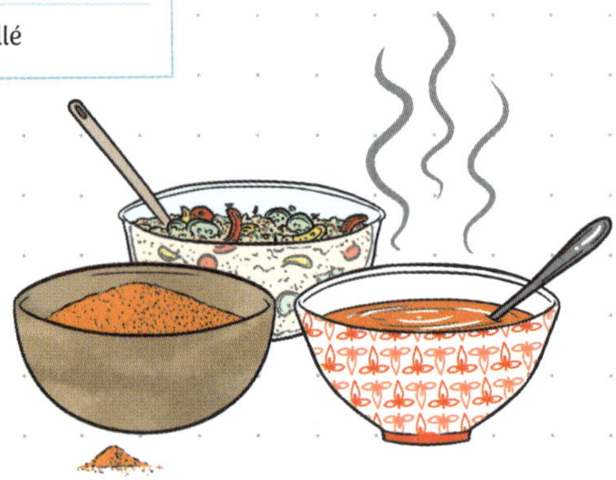

Jour 2

MENU

Petit déjeuner

- Compote de pommes maison aux épices chauffantes (cannelle, gingembre, graines de lin, clou de girofle) cuite avec une poignée de raisins secs et agrémentée d'1 c. à c. de ghee

Déjeuner

- Pain de seigle, œufs mollets, poêlée épicée de céleri-branche, carottes et coriandre

Collation

- Lait chaud épicé à l'anis, poivre noir, poivre long, cardamome, cannelle, gingembre et miel

Dîner

- Poêlée de pommes de terre et choux, au curcuma et au poivre noir, avec un filet de citron

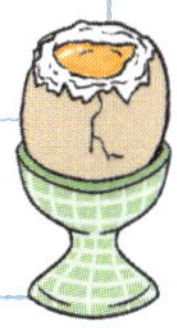

Poêlée épicée de céleri-branche, carottes et coriandre (pour 2 personnes)

INGRÉDIENTS : *1 gros bouquet de céleri-branche • 25 g de carottes • 1 c. à s. d'huile d'olive • 1 c. à c. de curcuma • 1 c. à c. de poivre noir • 1 pointe de piment ou de paprika fumé moulu • 1 bouquet de coriandre fraîche • sel • poivre*

- Épluchez, lavez et coupez les carottes et le céleri en petits tronçons.
- Dans une poêle, faites revenir l'huile d'olive avec les épices. Ajoutez les légumes, mélangez bien et mouillez avec un peu d'eau. Couvrez et laissez cuire pendant 10 min.
- Hachez finement le bouquet de coriandre.
- Dans un plat, servez la poêlée copieusement garnie de coriandre et d'un filet d'huile d'olive.

Jour 3

MENU

Petit déjeuner

- Müesli au lait de riz chaud

Déjeuner

- Salade verte, pomme, navet, truite en papillote, pommes de terre vapeur

Collation

- Infusion de thym ou romarin ou sauge ou tulsi (« basilic sacré »), celui que vous préférez !

Dîner

- Pâtes de sarrasin et pesto au fenouil

Pesto au fenouil

INGRÉDIENTS : *2 bulbes de fenouil • le jus d'1 citron • 2 gousses d'ail • 50 g de graines de courge • 5 c. à c. d'huile d'olive • sel • poivre*

- Faites griller à sec 50 g de graines de courge.
- Mixez-les avec les branches de 2 bulbes de fenouil, le jus d'1 citron, 2 gousses d'ail, du poivre et du sel, en versant progressivement 5 c. à c. d'huile d'olive jusqu'à obtenir la bonne consistance.

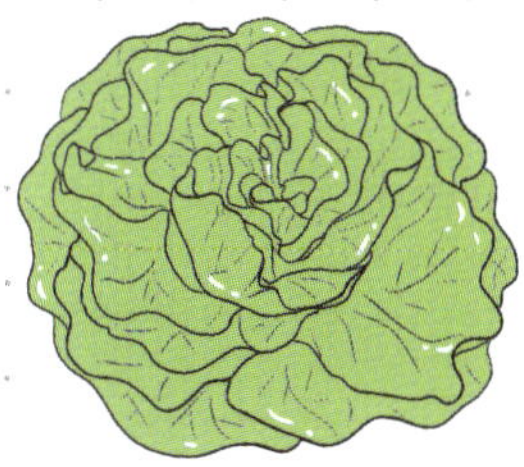

Jour 4

MENU

Petit déjeuner

- 1 chaï latte bien épicé au lait de riz ou d'avoine

Déjeuner

- Brocolis sautés à l'ail, haricots blanc sautés aux graines de moutarde, cumin et huile d'olive

Collation

- 1 thé vert au citron

Dîner

- Pain de maïs grillé, houmous relevé avec un peu de piment, soupe maison de chou-fleur, brocoli et oignons

Chaï latte épicé

INGRÉDIENTS : *1 tasse de lait • 1 sachet de thé chaï spicy (existe aussi sous forme d'épices pour chaï)*

- Faites chauffer 1 tasse de lait et 1 tasse d'eau avec 1 sachet de thé chaï spicy.

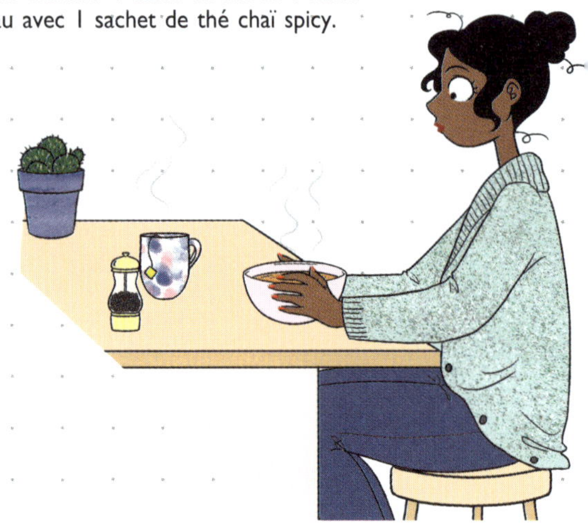

Jour 5

MENU

Petit déjeuner

- Lait doré au curcuma

Déjeuner

- Chili végétarien aux haricots noirs et tomates, poivrons, oignons, piment, avec du citron et de la salade verte

Collation

- 1 café ayurvédique (café additionné d'1 pincée de cardamome, cannelle et gingembre et d'1 c. à c. de ghee)

Dîner

- Laitue à l'huile d'olive et au citron
- Soupe de pois cassés et de pommes garnie de gomasio (sésame grillé avec du sel) avec du pain de seigle

Lait doré au curcuma

INGRÉDIENTS : *1 mug de lait • 1 c. à c. de curcuma en poudre • poivre • cannelle en poudre • 1 c. à c. d'huile de coco • miel (facultatif)*

- Faites chauffer 1 mug de lait, 1 c. à c. de curcuma, une pointe de poivre et de la cannelle.
- Ajoutez 1 c. à c. d'huile de coco, et éventuellement du miel.

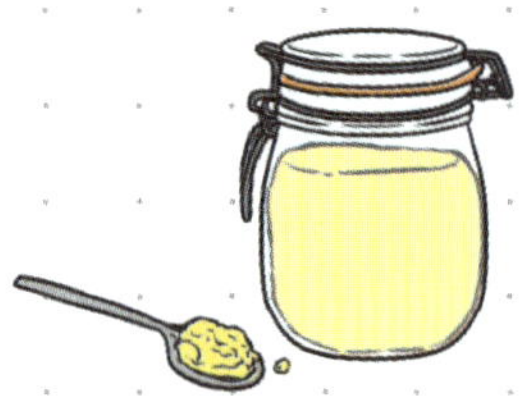

MENU 4

Bonne digestion avec les huiles essentielles

Certaines huiles essentielles peuvent être directement ingérées lors d'un repas! Elles ajouteront du goût à vos plats et permettront une meilleure digestion. Citron, menthe poivrée ou laurier noble, une goutte de ces huiles essentielles subliment un plat tout en stimulant le système digestif. Le petit plus? Elles favorisent la destruction des graisses et détoxifient le corps!

PETIT DÉJEUNER

- Thé vert de super qualité additionné d'1 goutte d'HE de menthe verte déposée sur le sachet (laissez infuser plus de 5 min pour que les tanins du thé solubilisent la goutte d'HE)
- 1 yaourt nature idéalement de chèvre ou de brebis additionné d'1 goutte d'HE de citron ou 100 g de fromage blanc maigre ou une tasse (20 cl) de lait écrémé sans lactose ou de jus de soya (ou autre «lait végétal») non sucré
- 1 kiwi ou 1 clémentine ou ½ pamplemousse rose ou ½ verre de jus d'orange 100 % pur jus

Jour 1

MENU

Déjeuner

- Carottes râpées citronnées + 1 goutte d'HE de citron
- 5 aiguillettes de canard coupées en morceaux, cuites dans un fond de sauce soja ou de vinaigre de framboise (consommez-les chaudes ou bien mélangez-les froides avec les pâtes)
- 120 g de pâtes complètes cuites la veille au soir additionnées d'1 c. à c. d'huile d'olive extra-vierge + 1 goutte d'HE de mandarine

Dîner

- Salade verte et vinaigrette allégée
- Potage aux légumes variés
- Cabillaud rôti déglacé avec le jus d'1 orange (versez dessus un filet d'huile végétale aromatisée version « poisson »)
- 1 rondelle de pain complet

Vinaigrette allégée (pour 5 repas)

INGRÉDIENTS : *1 c. à s. de vinaigre de vin, de vinaigre de cidre, ou du vinaigre balsamique (sans sucres ajoutés) ou le jus d'1 citron • 3 c. à s. d'huile végétale (d'olive, de colza, de lin, de cameline, de nigelle) • sel • poivre*

- Mélangez le tout dans un bol avec du sel et du poivre.

Huile végétale aromatisée pour salades, poissons ou viandes (pour 10 repas)

INGRÉDIENTS : *5 gouttes d'HE de laurier noble OU 1 goutte d'HE de menthe poivrée OU 7 gouttes d'HE de citron, d'orange douce ou de pamplemousse • 5 cl d'huile d'olive, de colza, de noix ou de noisette, de lin, de cameline, de nigelle ou autre huile végétale pour assaisonnement riche en oméga-3*

- Mélangez le tout dans un bol.

Jour 2

MENU

Déjeuner

- 1 belle tartine de pain complet ou 2 toasts complets bio avec 50 g de pâté végétal bio au choix
- 1 filet de truite poché chaud ou froid et 200 g de taboulé chaud ou froid dans lequel vous pourrez ajouter 1 goutte d'HE de menthe poivrée, idéale pour la digestion

Dîner

- 1 grand bol de soupe de cresson
- 200 g de fromage blanc maigre ou de yaourt végétal + quelques gouttes d'extrait naturel de vanille et 2 c. à s. de germes de blé
- ½ pamplemousse

L'huile essentielle de menthe poivrée

L'huile essentielle de menthe poivrée (*Mentha x piperita*) est un tonique général, elle facilite la digestion, soulage les nausées et est remarquable contre les maux de tête ; c'est aussi un antidémangeaisons très efficace. Cette HE est absolument contre-indiquée chez les personnes hypertendues non équilibrées par un traitement et celles ayant une tumeur cérébrale.

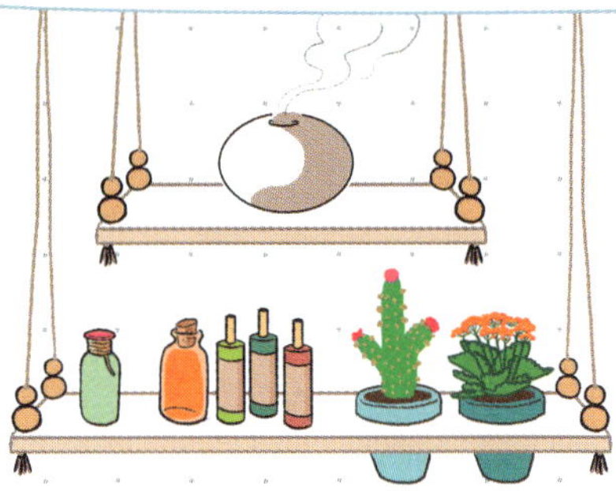

Jour 3

MENU

Déjeuner

- Salade niçoise aroma
- 1 belle pomme rouge ou un laitage allégé (yaourt, petit fromage) ou 1 yaourt végétal nature

Dîner

- 1 potage aux poireaux
- 2 endives cuites enrobées de 2 tranches de blanc de dinde gratinées avec du soja soyeux

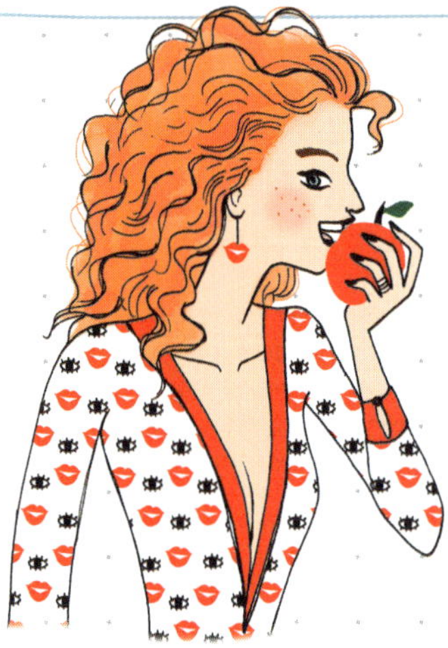

Salade niçoise aroma

INGRÉDIENTS : *riz complet • 1 filet de poulet • 1 tomate ou des mini-tomates (à volonté) • ½ petite boîte de maïs bio sans sucre ajouté • des cœurs de palmier • d'artichauts… • vinaigrette (p. 195) • 1 goutte d'HE de mandarine • huile*

- Faites cuire le riz complet dans une casserole d'eau bouillante. Égouttez-le, puis laissez-le refroidir.
- Lavez et coupez la tomate en morceaux. Égouttez le maïs et les cœurs de palmier ou d'artichauts. Réunissez le tout dans un saladier avec le riz froid.
- Faites griller le filet de poulet dans une poêle avec un peu d'huile, puis coupez-le en dés et ajoutez-la à la salade.
- Arrosez de vinaigrette additionnée d'1 goutte d'HE de mandarine et mélangez bien.

Jour 4

MENU

Déjeuner

- Salade composée avec du quinoa, du thon au naturel, quelques olives vertes ou noires, le reste de la petite boîte de maïs ouverte la veille, des cœurs de palmier, d'artichauts, etc., le tout additionné d'1 goutte d'HE de citron
- 1 banane peu mûre

Dîner

- Salade de mâche et quelques noix poudrées de levure de bière
- Fenouil braisé
- Poulet cuit en cocotte

L'huile essentielle de citron

L'huile essentielle de citron (*Citrus limonum*) est issue du zeste du citron, elle agit en prévention des troubles digestifs et des infections en nettoyant l'organisme. Très utile contre la fatigue et les troubles ORL, elle est aussi reconnue depuis peu comme antistress et antidéprime. Attention, ne vous exposez pas au soleil dans les 3 h suivant l'ingestion, elle est photosensibilisante.

Jour 5

MENU

Déjeuner

- Salade de pommes de terre chaudes ou froides en rondelles cuites à l'eau, filets de hareng ou 1 boîte de sardines à l'huile d'olive ou à la tomate ou aux herbes de Provence
- Salade verte
- 1 poire

Dîner

- 1 potage au potiron
- Épinards en sauce (au soja soyeux) et 1 œuf mollet

Solution magique anti-grignotage

Ce mélange vous aidera à refréner vos envies irrépressibles de grignotage : 60 gouttes d'HE de cannelle de Ceylan écorce + 60 gouttes d'HE de girofle + 15 gouttes d'HE de néroli bigarade + 60 gouttes d'HE de mandarine verte. Imbibez un mouchoir avec 3 gouttes du mélange et respirez-le dès qu'une envie de manger vous assaille. Vous pouvez y recourir jusqu'à 5 fois par jour.

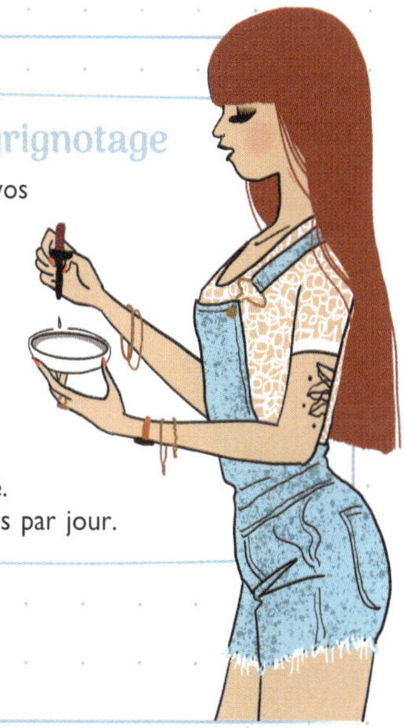

Jour 6

MENU

Déjeuner

- Steak haché à 5 % de MG poêlé
- Haricots verts et maïs à cuire poêlés, additionnés d'1 goutte d'HE de laurier noble
- Salade de fruits ou 1 laitage allégé ou 1 dessert nature végétal

Dîner

- Jambon de volaille
- Chou-fleur en salade

L'huile essentielle de laurier noble

Très efficace pour stimuler les facultés mentales et redonner confiance, le laurier noble (*Laurus nobilis*) est aussi un grand assainissant intestinal ; il permet également de lutter contre tout virus, bactérie, champignon, quelle que soit la localisation. Cette HE peut s'avérer allergisante, aussi faites un test au pli du coude pour observer une réaction éventuelle.

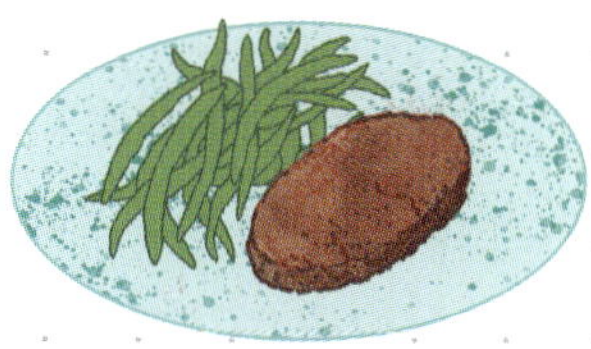

Jour 7

MENU

Déjeuner

Vous pouvez savourer un brunch en ajoutant par exemple à votre petit déjeuner habituel :

- 1 ou 2 œufs à la coque ou sur le plat
- Tartines de pain complet avec du guacamole
- Du houmous
- Salade verte additionnée de noix diverses (noix, de macadamia, de cajou, mélanges de graines) et assaisonnée d'une vinaigrette au yaourt

OU, après votre petit déjeuner habituel, prenez :

- 1 omelette aux fines herbes avec 2 œufs

Dîner

- Aspic de crevettes ou raie aux câpres
- 1 filet de citron
- Laitue persillée

Ma vinaigrette diététique au yaourt

(pour 4 repas)

INGRÉDIENTS : *1 c. à s. de vinaigre balsamique (sans sucres ajoutés) • 1 yaourt bulgare ou au soja • 1 goutte d'HE de moutarde • sel • poivre*

- Dans un bol, mélangez 1 c. à s. de vinaigre balsamique (sans sucres ajoutés), 1 yaourt bulgare ou au soja, 1 goutte d'HE de moutarde, du sel et du poivre.
- Vous avez la possibilité de parfumer votre vinaigrette avec 1 goutte d'HE de citron, de mandarine ou de laurier noble, mais aussi avec des herbes hachées, telles que du persil, ou une échalote…

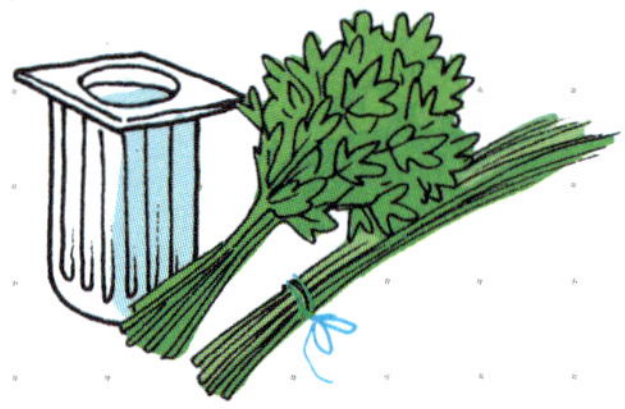

Les plantes star de la digestion

Mes tisanes drainantes entre les repas

Les infusions de plantes peuvent donner un coup de pouce non négligeable à votre digestion. Vous pouvez finir chaque repas par une infusion ou même vous préparer une bouteille isotherme de tisane à siroter tout au long de la journée.

- La menthe est idéale après un repas copieux, elle purifie le foie et draine les toxines.
- L'anis et son cousin le fenouil améliorent la digestion.
- L'origan facilite le transit.
- Les graines de coriandre sont efficaces contre tous les troubles digestifs et les ballonnements.
- Le thym lutte contre les gaz et ballonnements.

En pratique

La technique la plus simple pour préparer une tisane, c'est l'infusion : il suffit de mettre 1 cuillerée à café de plantes sèches (que vous trouverez en vrac dans les herboristeries et magasins bio) dans une tasse d'eau chaude et de laisser infuser 3 à 5 min. Vous pouvez boire une tasse après le repas ou préparer une bouteille isotherme à savourer tout au long de la journée. Bien mieux que le café pour votre ventre et tellement efficace pour bien digérer !

Le psyllium, la petite graine équilibrante des intestins

Pour celles qui ont un transit paresseux, le psyllium est un allié de choix. C'est une plante avec des graines riches en fibres solubles qui facilitent le transit en douceur, sans irriter les intestins et sans provoquer de diarrhée. Entières ou réduites en poudre, dont le goût est neutre, les graines sont faciles à consommer et elle peut aussi devenir un ingrédient intéressant de vos recettes car elles épaississent les préparations. Tartinades, crème desserts ou purée, à vous de jouer à raison d'1 cuillerée à soupe de psyllium (entière ou en poudre) par jour environ.

Ma recette de yaourt de cajou au psyllium pour réguler mon transit

Il vous faut 1 tasse de noix de cajou, 2 tasses d'eau, ½ c. à c. d'extrait de vanille, 2 à 3 c. à s. de sirop d'érable, 2 c. à s. de psyllium. Mixez le tout dans un blender, puis coulez la préparation dans des pots de yaourt ou des ramequins. Le psyllium prend presque immédiatement, mais conservé au frais 1 h, c'est meilleur !

Mon eau aromatisée à déguster toute la journée

Vous avez l'habitude de boire de l'eau tout au long de la journée ? Super, c'est un excellent réflexe. L'eau permet d'éliminer les déchets du corps, mais au niveau de votre digestion, elle est aussi votre alliée car elle permet d'augmenter le bol alimentaire dans les intestins et aide à aller à la selle. Pour donner un coup de pouce supplémentaire à votre digestion, il vous suffit d'ajouter des hydrolats de plantes dans votre eau de boisson. Un must qui fait du bien au quotidien !

En pratique

Ajoutez 3 cuillerées à café d'hydrolat par litre d'eau environ. Parmi les hydrolats belly-friendly, misez sur le basilic doux à linalol (*Ocimum* basilicum) qui soulage le foie après un repas copieux, la menthe poivrée (*Mentha piperita*) nausées et gaz, la camomille (*Chamaemelum nobile*) intestinale, le cassis (*Ribes nigrum bud*) qui stimule le transit ou le thym à linalol (*Thymus vulgaris* CT *linalol*) qui renforce le système immunitaire et apaise les infections intestinales.

PARTIE 4

HEALTHY

LIFESTYLE

SÉANCE 1

Yoga douceur et souplesse

SÉANCE 2

Yoga relaxation zone par zone

- Chapitre 1 -

Healthy & feel good

Un lifestyle sain se définit également par une relation saine à son corps. L'alimentation healthy permet déjà de prendre davantage soin de votre ventre et, ainsi, de tout votre corps, en offrant les nutriments nécessaires à une forme optimale et à une bonne santé. La bienveillance vis-à-vis du corps ne s'arrête pas là, car pour se sentir bien, un corps a besoin de bouger, de mobiliser son potentiel, de recevoir de l'amour et de se détendre!

Sport is healthy

Outre ses bienfaits physiques et esthétiques indéniables, le sport procure un bien-être général grâce à la sécrétion d'endorphines, les fameuses «hormones du bonheur». Ces «opiacées naturelles» sont un groupe de neurotransmetteurs dont la structure ressemble fortement à celle de la morphine et ont une action antidouleur. Elles génèrent une sensation de plaisir, voire d'euphorie, chassent le stress et font disparaître les coups de blues. On se sent ainsi heureuse et apaisée. D'autres réactions chimiques entrent également en jeu. Lorsque les muscles se contractent, le taux de sérotonine – neurotransmetteur qui intervient notamment dans la régulation du stress – augmente. Elle agit ainsi comme un antidépresseur naturel sur le système nerveux. La dopamine est aussi sécrétée lors de l'activité physique, elle est l'hormone du plaisir et de la vigilance. Grâce à elle, on se sent moins fatiguée et plus productive. Enfin, l'adrénaline et la noradrénaline sont présentées comme des hormones du stress, mais elles motivent aussi toutes les actions physiques et nous poussent à nous lancer!

Faire du bien à son corps

Notre vie, nos activités et notre stress impriment leur marque dans le corps, en créant des tensions. Nous avons beaucoup d'exigences vis-à-vis de notre corps. Nous en demandons beaucoup à notre corps sans vraiment écouter ses fatigues, ses besoins. D'une certaine manière, nous le maltraitons. C'est pourquoi il est important de se reconnecter à lui régulièrement et de le relaxer. Grâce à l'attention portée au souffle, à des postures lentes, le yoga permet non seulement de dénouer les tensions, d'assouplir le corps, mais aussi de reprendre conscience de lui. Pas de pression, on laisse le corps s'ouvrir doucement, progressivement, de lui-même, sans forcer et sans douleur. À la fin de la séance, on se sent légère, souple, à la fois sereine et dynamique!

SÉANCE 1

Yoga douceur et souplesse

Eh oui, comme 99 % des gens, vous n'êtes pas forcément souple, avez quelques raideurs ! Voici quelques exercices simples et rapides pour commencer à délier votre corps en douceur. Un corps souple aux articulations mobiles donne une véritable sensation de légèreté et d'énergie !

Durée : 10 min

Combien de fois ? 1 enchaînement

① Le chat

À quatre pattes sur votre tapis, essayez de bien aligner vos épaules et vos poignets, vos hanches et vos genoux, le dos bien droit, la nuque dans le prolongement de la colonne. Inspirez, creusez le dos, amenez les ischions (les os des fesses) vers le ciel, relevez la tête et dirigez votre regard entre les sourcils. Sur l'expiration, laissez le dos s'arrondir, ramenez le sacrum vers le sol et le menton vers la poitrine. Continuez ainsi une dizaine de fois en veillant à bien coordonner le souffle et le mouvement.

② Le bateau

Assise sur votre tapis, le dos droit, pliez les genoux, plantes des pieds sur le sol. Les pieds et les genoux joints, sentez votre bassin bien ancré dans le sol. Amenez les mains sous les cuisses et, en inspirant, décollez les pieds du sol en gardant le dos bien droit. Si vous vous sentez à l'aise, vous pouvez ouvrir les bras, mais veillez à toujours garder le dos bien droit. Prenez 5 grandes respirations, puis ramenez les pieds au sol. Recommencez 1 ou 2 fois si vous êtes courageuse.

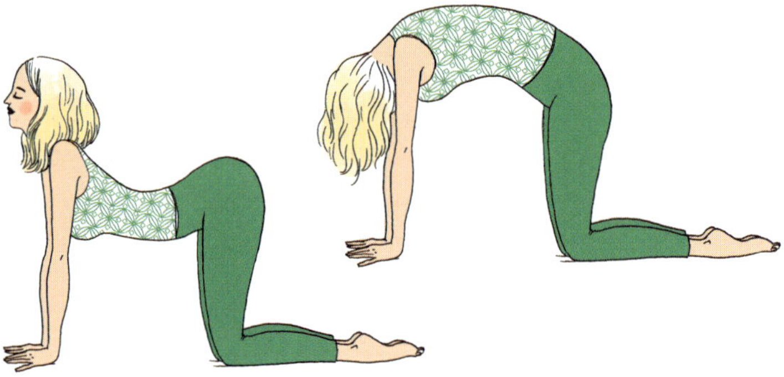

① LE CHAT

10 fois

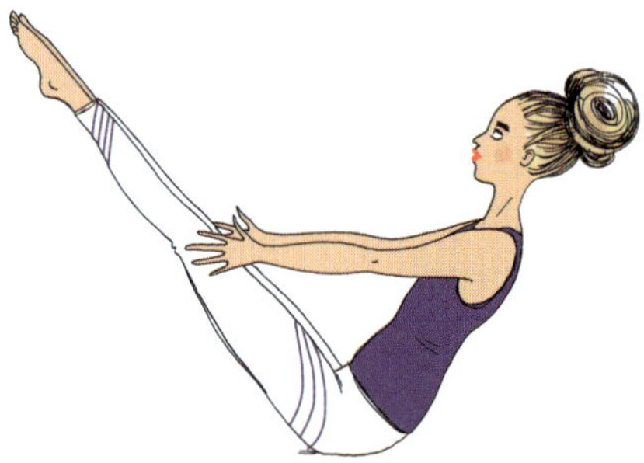

② LE BATEAU

2 x 5 respirations

③ La montagne

Debout, les pieds joints, les bras le long du corps. Sentez vos plantes de pieds bien à plat sur le sol, ramenez le sacrum légèrement vers le bas pour décambrer le bas du dos, relâchez bien les épaules et repoussez légèrement la tête vers l'arrière. Fermez les yeux et essayez de trouver l'immobilité. Tenez ainsi le temps de 10 respirations.

④ La pince assise

La posture de la pince invite à un « étirement intense ». Assise sur votre tapis, les jambes tendues. Redressez le dos et sentez votre bassin bien ancré dans le sol. Prenez une grande inspiration, puis, sur l'expiration, relâchez le buste vers les cuisses. Détendez bien la nuque, les épaules, laissez pendre les bras de chaque côté de vos jambes, paumes de mains vers le ciel. Si l'arrière de vos jambes tire trop, vous pouvez plier légèrement les genoux. Tenez une dizaine de respirations, puis revenez en position initiale sur une inspiration.

⑤ Savasana

Assise ou allongée de façon à garder l'abdomen bien dégagé. Amenez la main droite sur le nombril et concentrez votre souffle au niveau du ventre. Suivez le mouvement de votre main qui monte lorsque vous inspirez et descend à l'expiration. Faites un cycle de 20 respirations tranquilles.

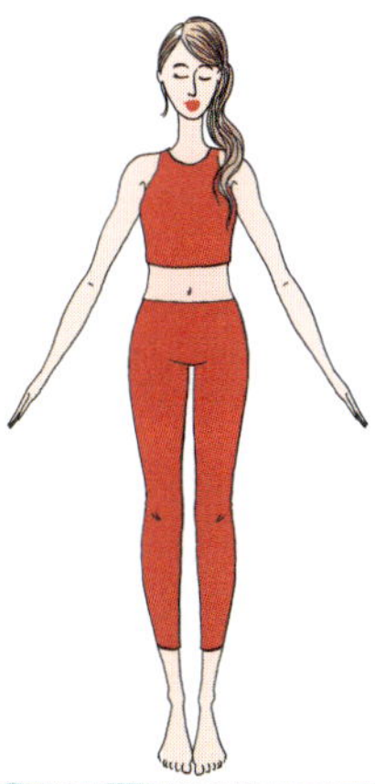

③ LA MONTAGNE

10 respirations

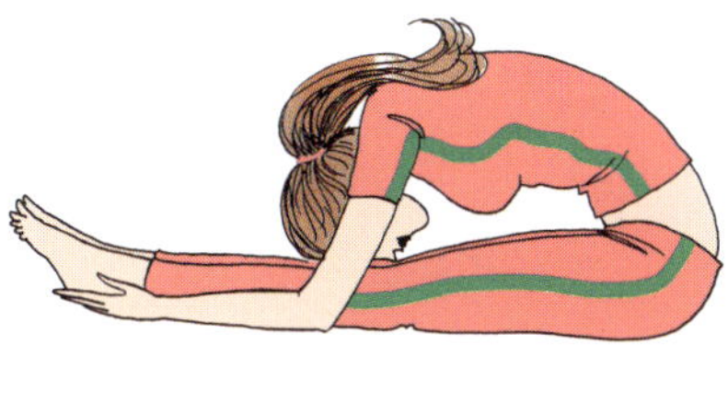

④ LA PINCE ASSISE

10 respirations

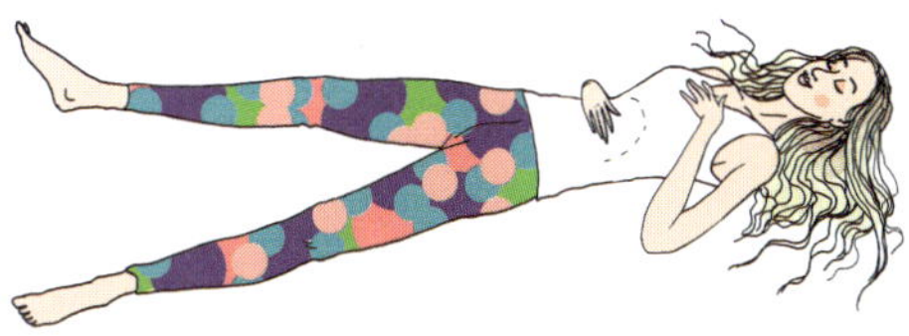

⑤ SAVASANA

20 respirations

SÉANCE 2

Yoga relaxation zone par zone

Ces postures sont les spécialistes pour dénouer les tensions habituelles qui se logent dans le corps. Il en existe pour chaque zone du corps; vous n'avez qu'à situer votre tension pour y appliquer la posture remède.

Durée : 1 min

Combien? 1 posture (ou plusieurs) selon votre besoin, ou bien toutes enchaînées pour une séance complète

① Le lion

Situation : vous avez les mâchoires serrées, le front toujours froncé.

Assise les fesses sur les talons, amenez les paumes de mains sur les genoux, les doigts écartés les uns des autres, comme des griffes. Vos bras sont tendus, vos épaules restent éloignées des oreilles. Inspirez. Sur l'expiration, ouvrez la bouche et tirez la langue le plus loin possible vers le menton en rugissant d'un grand «Haaaaaa». N'ayez pas peur du ridicule, allez-y franchement afin de relâcher toutes les tensions du visage et de la bouche. Prenez soin de garder la nuque droite, la tête ne doit pas partir vers l'arrière, ni aller vers l'avant afin d'éviter de créer des tensions dans la nuque.

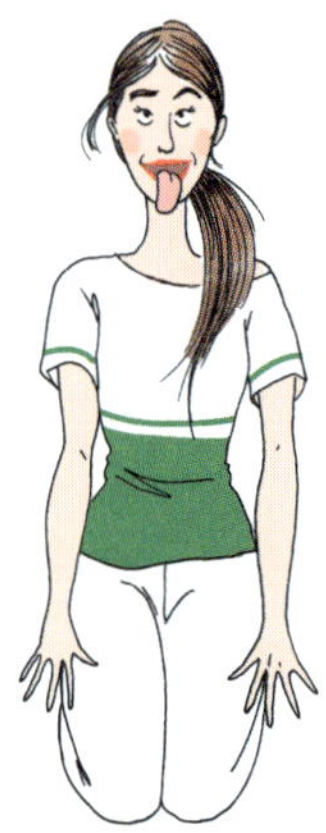

① LE LION

Le temps de vous détendre

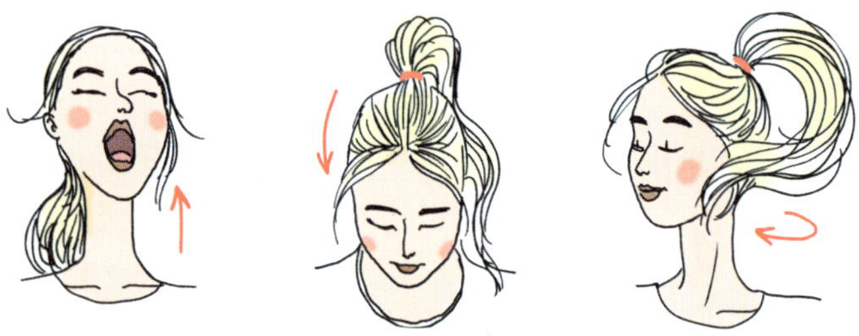

② LA DÉTENTE DE LA NUQUE ET DES CERVICALES

6 fois

② La détente de la nuque et des cervicales

Situation : vous avez fréquemment des douleurs aux cervicales… Et pour cause ! C'est là que vont venir se loger les petites tensions du quotidien, accentuées par la position assise adoptée au travail, ou encore le port d'un sac à main…
Assise ou debout, le dos bien droit et les épaules relâchées. Inspirez, puis, sur l'expiration, amenez l'oreille droite vers l'épaule droite. Inspirez, ramenez la tête au centre. Expirez, amenez la tête vers l'arrière. Inspirez, revenez. Expirez, amenez l'oreille gauche vers l'épaule gauche. Inspirez au centre, puis expirez en amenant le menton vers la poitrine. Inspirez, revenez au centre. Puis recommencez dans l'autre sens, à gauche, vers l'arrière, à droite, puis vers l'avant. Faites attention à bien garder les épaules détendues. Si vous êtes très tendue, vous risquez de les contracter légèrement pendant l'exercice et d'empêcher les effets bénéfiques. Pour parfaire la détente et le relâchement, faites de petits cercles avec la tête, 5 fois vers la droite, 5 fois vers la gauche.

③ La grenouille

Situation : vous avez plein de tensions dans le dos et vos épaules sont toutes contractées.
Assise en tailleur ou sur les genoux (l'important est que vous puissiez garder le dos droit, n'hésitez pas à vous asseoir sur un coussin ou zafu afin de surélever votre bassin). En inspirant, étirez les bras vers le ciel. Sur l'expiration, pliez les coudes et amenez les paumes de mains dans le haut du dos en essayant de rapprocher les coudes l'un de l'autre sans crisper les épaules. Prenez 3 à 5 respirations profondes, puis relâchez doucement sur une expiration.

④ L'enfant

Situation : vous avez mal aux lombaires, dans « le bas du dos ».
À quatre pattes, genoux écartés de la largeur des hanches, sur une expiration, ramenez les fesses vers les talons, le ventre sur les cuisses et le front au sol. Amenez vos bras vers l'arrière le long du corps pour bien relâcher les épaules. Restez ainsi sur 5 grandes respirations, puis ramenez les mains bien à plat sur le sol, sous les épaules, et déroulez le dos vertèbre par vertèbre sur une inspiration.

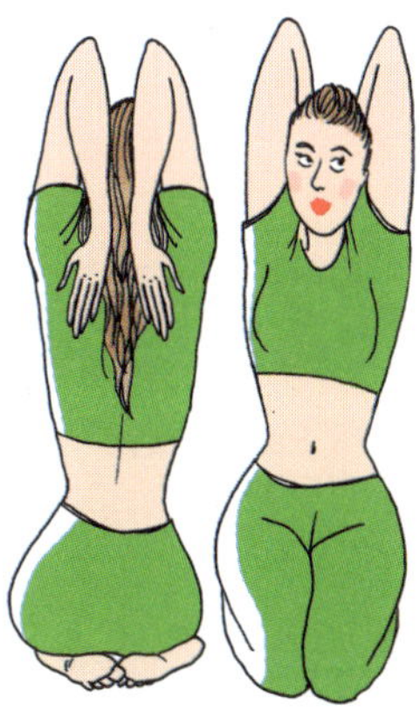

③ LA GRENOUILLE

3 à 5 respirations

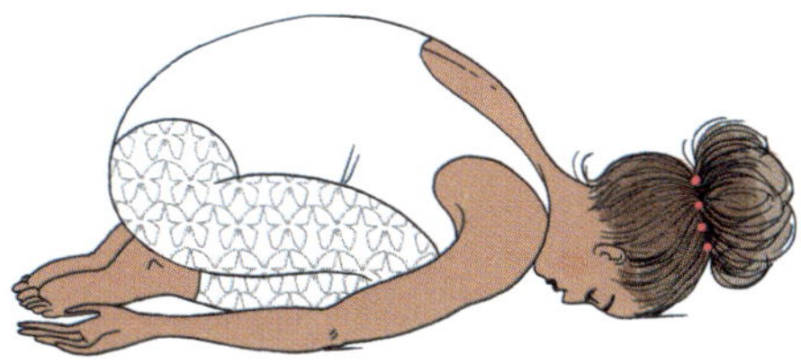

④ L'ENFANT

5 respirations

⑤ Le chien tête en bas

Situation : vous vous sentez « rouillée », vos articulations sont un peu raides.

À quatre pattes, genoux écartés de la largeur des hanches, mains bien à plat juste en dessous des épaules. Prenez une grande inspiration, puis, sur l'expiration, décollez les genoux et tendez les jambes. Allongez bien la colonne et poussez les paumes de mains sur le sol afin de bien amener le poids du corps vers l'arrière. Si vous sentez beaucoup de poids à l'avant du corps, gardez les genoux un peu pliés afin de vous aider à conserver l'allongement de la colonne vertébrale. Tenez la posture sur 5 grandes respirations, et revenez à quatre pattes, puis dans la posture de l'enfant. Recommencez au moins une fois.

⑥ La torsion assise

Situation : vous êtes tendue, vous avez mal au dos et vous ressentez parfois des « nœuds » dans le ventre.

Assise, le dos droit (n'hésitez pas à vous mettre sur un petit coussin ou un zafu si vous sentez qu'il vous est difficile de garder le dos droit), jambes croisées en tailleur ou en demi-lotus (un pied retourné sur la cuisse opposée). Inspirez, puis, sur l'expiration, tournez le buste vers la droite en amenant la main gauche sur le genou droit et la main droite derrière les fesses, regardez par-dessus votre épaule droite. Gardez les épaules bien relâchées, le ventre détendu. Prenez 5 respirations, puis revenez au centre sur une inspiration. Sur la prochaine expiration, faites l'autre côté, la main droite sur le genou gauche, la main gauche derrière les fesses. Détendez bien le ventre. Tenez sur 5 respirations, puis revenez sur une inspiration.

⑦ La tortue

Situation : vous avez l'impression d'avoir le bassin « bloqué ». Cette posture ouvre les hanches, détend le dos et les épaules.

Assise, le dos droit, amenez les deux plantes de pieds l'une contre l'autre en relâchant bien le poids des genoux vers le sol. Passez les avant-bras sous les mollets, les mains sur les pieds ou les chevilles. Relâchez le dos et amenez la tête vers les pieds. Laissez le dos s'arrondir et se relâcher et faites une belle carapace de tortue ! Tenez sur 10 respirations profondes, puis remontez sur une inspiration en déroulant le dos, vertèbre après vertèbre.

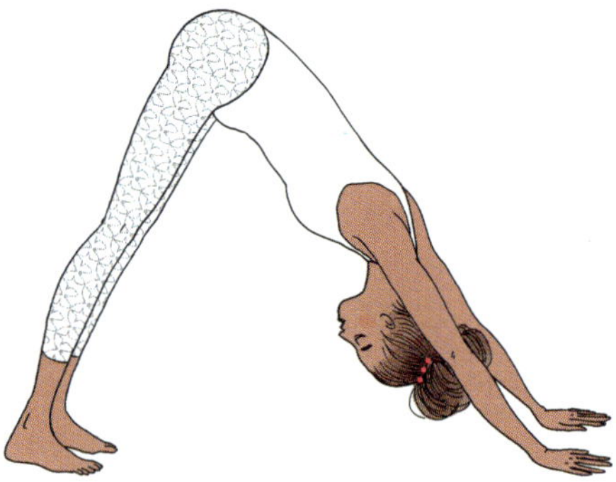

⑤ LE CHIEN TÊTE EN BAS

2 x 5 respirations

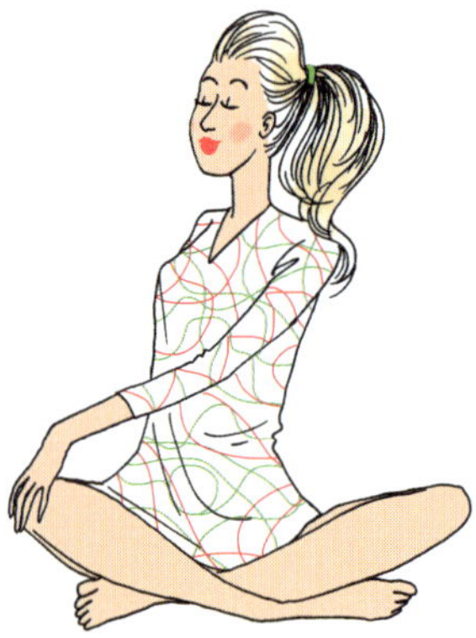

⑥ LA TORSION ASSISE

5 respirations/côté

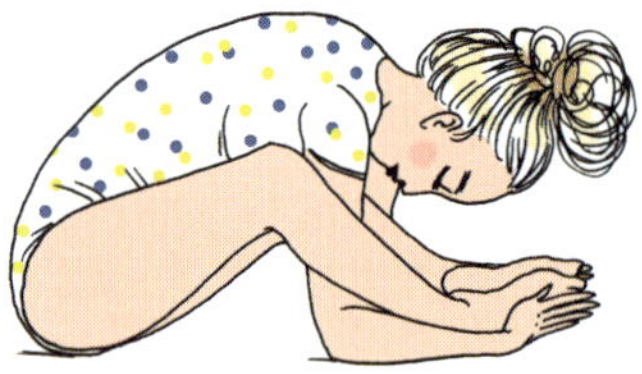

⑦ LA TORTUE

10 respirations

⑧ La pince dynamique

Situation : vous êtes plutôt anxieuse de nature. Cette posture étire en douceur le dos et les jambes pour relâcher toutes les tensions.
Assise au sol, les jambes tendues, pieds joints. Relâchez les bras le long du corps, paumes des mains vers le ciel. Inspirez, puis, sur l'expiration, relâchez le buste vers les jambes, relâchez bien aussi la tête et les épaules. Gardez les jambes tendues ou légèrement pliées si ça tire vraiment trop. Sur l'inspiration, remontez en déroulant le dos, puis expirez, redescendez en relâchant. Continuez 10 cycles en suivant bien le rythme de votre respiration. Vous pouvez, dans cet exercice, inspirer par le nez et expirer par la bouche pour vous aider à mieux relâcher. Sur la 10e expiration, gardez le buste relâché vers les jambes. Restez dans cette position sur 5 respirations, puis remontez en déroulant le dos sur une inspiration.

⑨ Le scan corporel

Situation : quand vous ressentez des émotions négatives, vous avez des douleurs physiques.
Posez-vous 2 minutes, assise ou allongée, et prenez conscience de votre état émotionnel. Faites cet exercice sur une semaine, car vos émotions peuvent varier d'un jour à l'autre et cela vous permettra de voir l'évolution de votre mental au fil du temps et de mettre le doigt sur les émotions récurrentes. Posez-vous la question sincèrement : comment je me sens aujourd'hui ? Que se passe-t-il dans ma tête ? Dans mon cœur ? Quelles sont les répercussions de mon état d'esprit sur mes actions ?

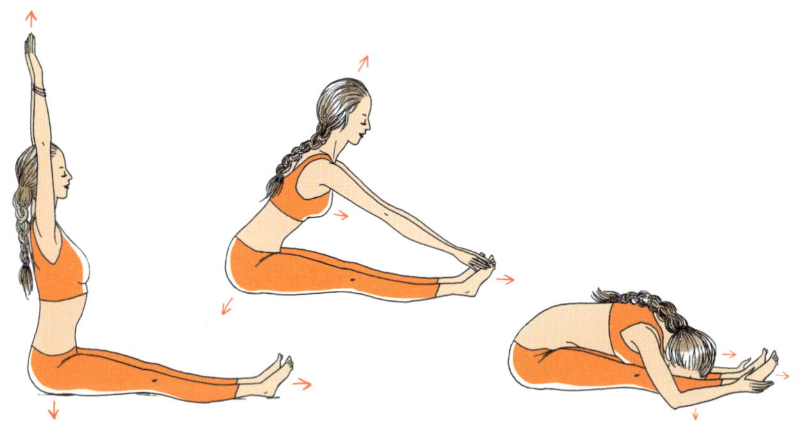

⑧ LA PINCE DYNAMIQUE

10 fois puis 5 respirations en statique

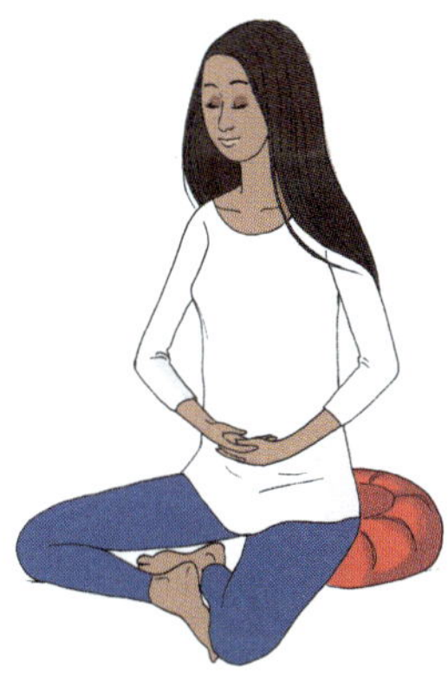

⑨ LE SCAN CORPOREL

10 respirations

SÉANCE 1

Abdos tonification

SÉANCE 2

Yoga détox

SÉANCE 3

Yoga digestion

SÉANCE 4

Yoga transit

SÉANCE 5

Ventre plat

- Chapitre 2 -

Bien dans son ventre

Nous savons qu'il se passe des choses essentielles derrière notre nombril... Et pour cause, notre ventre pilote notre bien-être corporel, émotionnel et psychique. Au-delà de votre digestion, la relation avec votre ventre est la clé de votre bien-être global ! Un ventre qui se sent bien est la preuve d'un healthy lifestyle !

Le ventre, un deuxième cerveau

L'intestin possède son propre système nerveux composé de 200 millions de neurones et une paroi cellulaire colonisée par 40 000 milliards de bactéries de 1 000 espèces différentes qui forment son précieux microbiote. Le microbiote intestinal est le plus important de notre organisme. On sait désormais qu'il joue un rôle dans les fonctions digestive, métabolique, immunitaire et neurologique. L'intestin s'apparente ainsi à un petit cerveau qui communique avec le grand. Son réseau de neurones est aussi abondant et complexe que celui de notre moelle épinière. Notre intestin conditionne bien plus notre bien-être qu'on pourrait l'imaginer ! Le microbiote intestinal influe d'ailleurs sur le niveau de sérotonine dans notre organisme, ce messager chimique qui module nos humeurs, nos comportements alimentaires, notre sommeil et régule notre sentiment de bonheur. Voilà pourquoi il est important de prendre soin de notre cerveau entérique, notre cerveau du ventre.

Bien digérer

Manger sain permet déjà grandement de fluidifier la digestion. Outre qu'elle évite les maux de ventre, les ballonnements, les désagréments d'un transit trop rapide ou trop lent, une bonne digestion assure une forme optimale. En effet, votre corps se nourrit de ce que vous mangez, certes, mais surtout de ce que vous digérez, c'est-à-dire de ce que votre corps est capable d'assimiler. C'est pourquoi une bonne digestion assure une forme optimale : non seulement elle vous donne de l'énergie, mais elle évite que votre corps n'en dépense trop pour la digestion d'aliments lourds. En complément d'une alimentation digeste, certaines postures de yoga notamment rééquilibrent le ventre, via des massages directs et indirects, des mouvements en torsion, en fermeture ou en ouverture, en appui ou inversé, qui effectuent de légères pressions sur le ventre et le massent. Ces postures mobilisent les intestins et aident à stimuler la zone pour accélérer le transit, booster notre immunité, retrouver une force intérieure et une énergie au top.

Renforcer son ventre

Le noyau (*core* en anglais) regroupe un ensemble de muscles du bassin, des abdominaux et du dos – sans oublier le diaphragme, muscle qui nous permet de respirer – qui forment les fondations de notre corps. S'il est important de construire une maison sur des fondations solides, il en est de même pour notre corps. De bonnes fondations limitent les risques de tensions, préservent notre mobilité et notre stabilité. En étant plus stable, on se sent aussi plus confiante. Des muscles du ventre forts donnent donc plus de force intérieure !

SÉANCE 1

Abdos tonification

Ce circuit feel good permet de se muscler en douceur, sans se faire mal et en respectant le périnée qui joue un rôle fondamental de soutien des organes internes. Cette séance est donc composée d'étirements et d'exercices de gainage.

Durée : 30 min maximum

Combien ? 3 à 6 fois selon votre niveau en récupérant 1 min 30 entre chaque circuit.

① Le bateau

Assise au sol, genoux fléchis, tendez les bras devant vous. Expirez en contractant vos abdominaux et décollez les pieds du sol, jambes fléchies à 90°. Tenez la posture sur 5 longues expirations. Pour aller plus loin : tendez vos jambes.

Mon conseil : gardez le dos droit, allongez le sommet de votre crâne vers le plafond et abaissez les omoplates. Respirez naturellement.

② Le dead bug

Allongée, jambes fléchies et pieds à plat au sol. Fléchissez vos jambes de façon à former un angle de 90° entre votre buste et vos cuisses. Tendez vos bras vers le plafond, paumes de mains face à face. Sur l'expiration, tendez une jambe et le bras opposé en les abaissant vers le sol sans creuser le dos. Inspirez et replacez votre jambe et votre bras en position initiale.

Mon conseil : gardez la cambrure naturelle de vos lombaires mais serrez les abdos et le périnée en permanence.

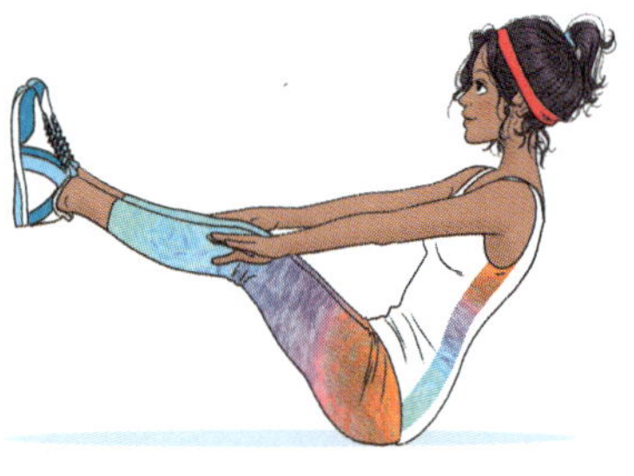

① LE BATEAU

5 longues respirations

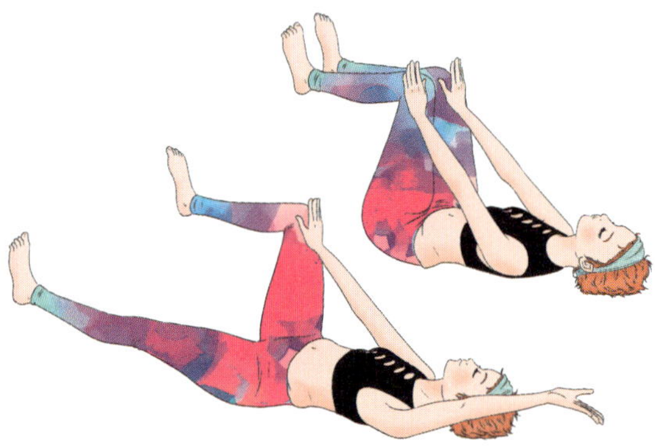

② LE DEAD BUG

4 à 6 allers-retours de chaque côté

③ Le twist allongée

Allongée, jambes fléchies et pieds à plat au sol. Fléchissez vos jambes de façon à former un angle de 90° entre votre buste et vos cuisses. Les bras restent le long du corps, légèrement écartés pour plus de stabilité. En contractant vos abdos et sur l'expiration, basculez vos jambes d'un côté de façon à les rapprocher du sol (10 cm). Inspirez et replacez vos jambes au centre. Reproduisez l'exercice de l'autre côté.
Mon conseil : ne cambrez pas le dos et ne basculez pas le bassin vers l'avant. Gardez les abdos contractés.

④ La planche inversée

Assise au sol jambes tendues, placez vos mains de chaque côté de vos fessiers, sous vos épaules et doigts en direction de vos pieds. Sur l'expiration, décollez le bassin du sol et gainez votre corps de façon à former une ligne droite de vos pieds à votre buste. Gardez vos pieds pointés vers le sol. Expirez en contractant vos abdominaux et tenez la posture sur 5 longues expirations. Pour aller plus loin : levez une jambe vers le ciel. Puis recommencez l'exercice avec l'autre jambe.
Mon conseil : allongez votre corps comme si un fil l'étirait de vos pieds au sommet de votre crâne.

⑤ La planche dynamique latérale

Assise sur le côté d'un fessier, une jambe fléchie pied au sol et l'autre fléchie au sol sous la cuisse. Placez une main au sol et l'autre tendue dans l'alignement de l'épaule. Sur l'expiration, poussez le bassin vers le ciel de façon à tendre les deux jambes. Tendez le bras en direction opposée et dans l'alignement du corps. Reproduisez l'exercice de l'autre côté. Effectuez 4 à 6 planches de chaque côté.
Mon conseil : à chaque expiration, serrez un peu plus les abdos.

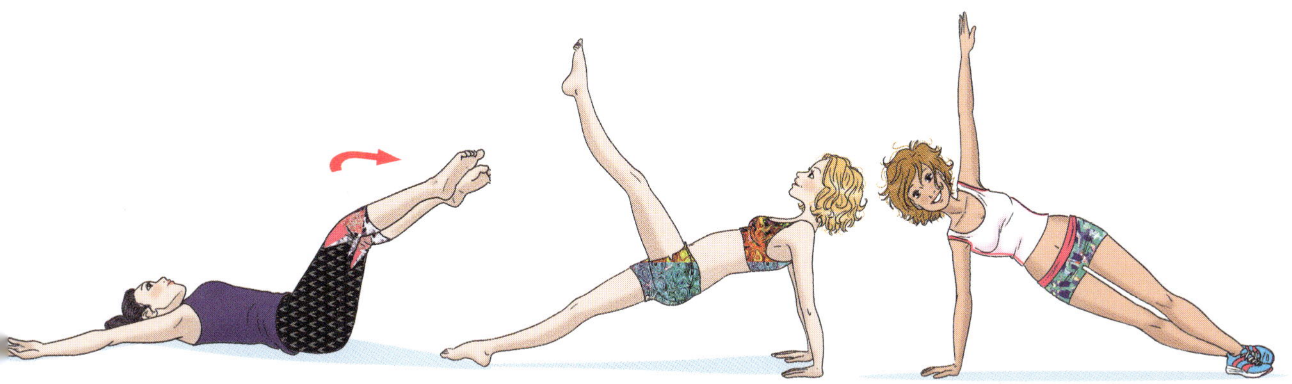

③ LE TWIST ALLONGÉE	④ LA PLANCHE INVERSÉE	⑤ LA PLANCHE DYNAMIQUE LATÉRALE
4 à 6 allers-retours de chaque côté	**5 longues respirations**	**4 à 6 fois de chaque côté**

SÉANCE 2

Yoga détox

Cette séquence de 6 postures enchaînées prend soin de votre ventre en accompagnement d'une détox. En massant en profondeur votre ventre dès le lever, cette séance aide le drainage des toxines dans votre ventre, relance votre système digestif, élimine les gaz et plus généralement nettoie tous les liquides de votre corps.

Durée : 15 min environ

Quand ? À pratiquer le matin à jeun (avant le petit déjeuner et le verre d'eau tiède citronnée).

En effectuant une posture, veillez surtout à la qualité de votre souffle, lent, long et profond. On respire de préférence par le nez et en conscience.

① La posture de l'élimination

Cette première posture porte bien son nom ! Certaines l'appellent aussi la posture de la libération des vents. Ici, elle vous aidera à préparer votre corps à la pratique des autres postures tout en massant en profondeur votre ventre.

Allongée sur le dos, genoux à la poitrine, plaquez les cervicales au sol et étirez bien les lombaires. Pliez les jambes, puis serrez vos genoux entre vos bras. Sur l'expiration, serrez plus fort encore vos genoux sur votre abdomen.

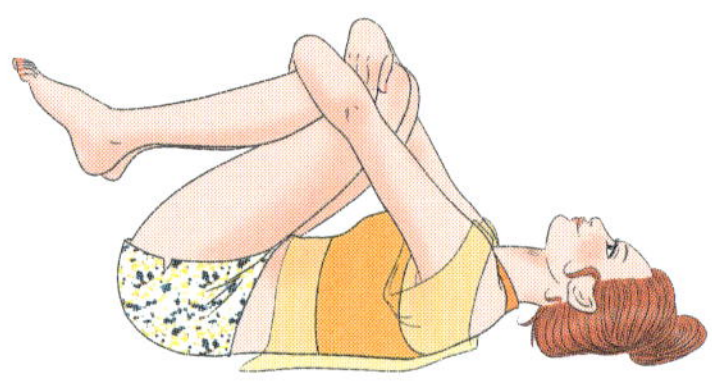

① LA POSTURE DE L'ÉLIMINATION

20 respirations

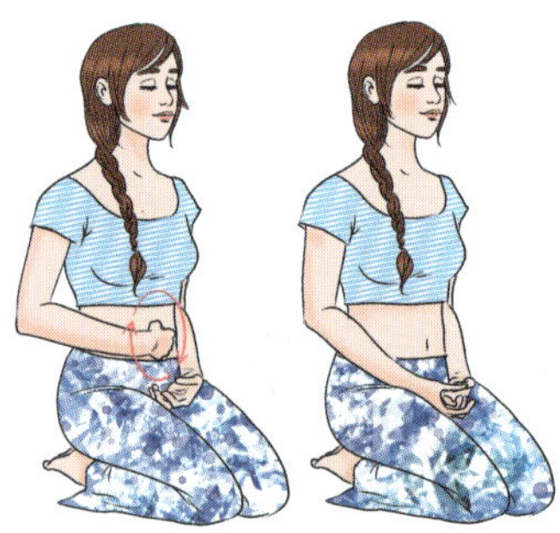

② LE DIAMANT

5 min

② Le diamant

Cet automassage du ventre dans la posture du diamant nous permet d'éliminer les déchets de notre organisme et de relancer l'énergie dans notre ventre. Indispensable à la détoxination du corps, il aide au drainage de l'eau stockée dans le ventre.

Assise sur les talons dans la posture du diamant, le dos bien droit, les genoux joints, les pieds sous les fesses et les épaules basses. Vous pouvez ajouter un zafu ou une couverture enroulée entre vos talons et vos fesses si la position est inconfortable. Le pouce plié au centre de la paume de votre main droite, enroulez vos doigts autour pour fermer le poing. Utilisez les tranches des phalanges pour vous masser le ventre. Commencez en formant de petits cercles dans le sens des aiguilles d'une montre autour de votre nombril, puis agrandissez le cercle jusqu'aux côtes. Insistez là où vous sentez des tensions. Puis réduisez le cercle en massant des côtes vers le nombril. Ensuite, faites la même chose avec l'autre poing, dans le sens inverse des aiguilles d'une montre. L'idée est ici d'activer l'énergie et de relancer le feu de la digestion, en pratiquant ce massage de façon équilibrante, des deux côtés.

③ La sauterelle

Ce deuxième massage via une posture de yoga permet d'intensifier le premier massage du ventre et les bienfaits de la détox grâce à une intense stimulation de la partie abdominale, la posture se faisant en appui sur le ventre.

Allongez-vous sur le ventre, les bras tendus devant vous, les jambes jointes, le front au sol. Durant toute cette posture, activez les muscles de vos fesses pour protéger le bas de votre dos. À l'inspiration, levez les bras et les jambes vers le haut sans les écarter, regardez droit devant vous. À l'expiration, relâchez doucement, en maîtrisant le mouvement, puis reposez le front au sol.

④ L'enfant

La posture de l'enfant est ici la contre-posture indispensable à la précédente, elle permet de continuer à masser délicatement le ventre.

Placez-vous à nouveau assise sur les genoux, inclinez votre buste en direction du sol, le front posé sur le tapis, les bras le long du corps. Petit à petit, détendez les épaules, la nuque, tout le dos, les bras, le visage, les mâchoires…

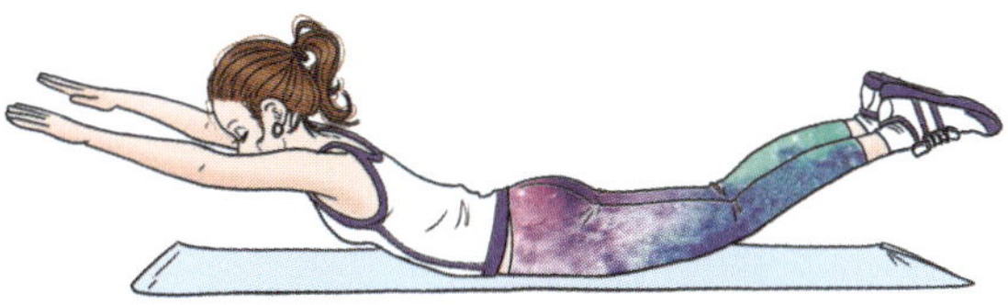

③ LA SAUTERELLE

20 fois

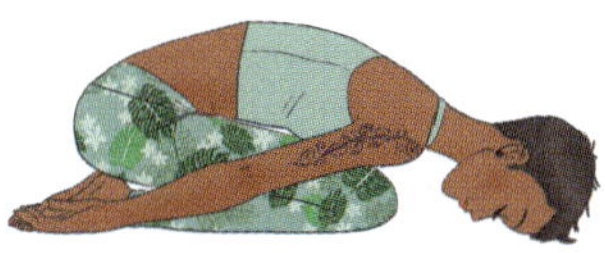

④ L'ENFANT

20 respirations

⑤ Le chien tête en bas

Cette posture permet de dynamiser le corps entier et d'améliorer digestion et détoxination.
À quatre pattes, placez vos genoux sous vos hanches et vos mains légèrement en avant de vos épaules. Les mains bien ouvertes, retroussez vos orteils. Expirez, levez les genoux et poussez les fesses vers le haut. Votre tête est entre vos bras, elle pend librement vers le sol. Rentrez votre menton. Poussez sur vos mains. Dans cette posture, concentrez-vous sur l'étirement du dos. Vous pouvez garder les genoux fléchis si la posture est douloureuse.

⑥ La demi-lune latérale

Cette posture très douce permet d'accueillir les effets des précédentes postures, de stimuler la vésicule biliaire (qui facilite la digestion des graisses) et de masser le côlon.
Allongez-vous sur le dos et tendez les bras derrière la tête. Sur une inspiration, étirez-vous. Croisez le pied gauche sur le pied droit. Attrapez le poignet gauche avec votre main droite et inclinez-vous vers la droite afin d'étirer tout votre côté gauche.

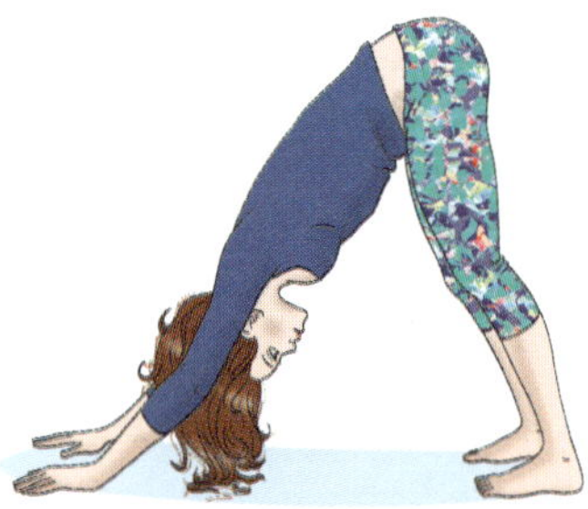

⑤ LE CHIEN TÊTE EN BAS

10 respirations

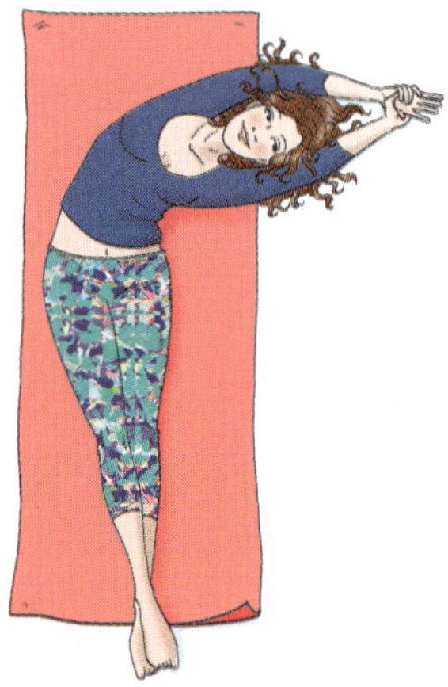

⑥ LA DEMI-LUNE LATÉRALE

1 min par côté

SÉANCE 3

Yoga digestion

La solution express dont nous avons besoin quand on a mal au ventre (ventre tendu, ballonné), trop mangé, trop de stress : la posture de l'élimination. Elle peut se pratiquer quand on veut, où on veut, même en mode SOS (lors d'un point de côté, après un repas trop vite avalé…). Cette séquence de yoga complète peut être pratiquée lorsqu'un mal de ventre ne passe pas avec la posture seule. C'est une séquence tout en douceur pour soulager votre ventre et votre dos, ouvrir votre diaphragme, mieux respirer et vous détendre profondément.

Durée : 15 min

Quand ? À pratiquer quand on veut, où on veut et aussi souvent que nécessaire.

En effectuant une posture, veillez surtout à la qualité de votre souffle, lent, long et profond. On respire de préférence par le nez et en conscience.

① La posture d'élimination

Cette première posture permet de masser son ventre et de lâcher prise.

Allongée sur le dos, genoux à la poitrine, allongez les cervicales sur le sol et étirez bien les lombaires. Serrez vos genoux entre vos bras. Sur l'expiration, serrez plus fort encore vos genoux sur votre abdomen.

② La libération des vents

En cas de ballonnements, ces postures enchaînées permettent de libérer l'air dans votre ventre et de relâcher vos tensions mentales et physiques.
Allongée sur le dos, les jambes pliées, les pieds derrière les fesses, les bras le long du corps. Sur l'inspiration, amenez les bras tendus derrière la tête.

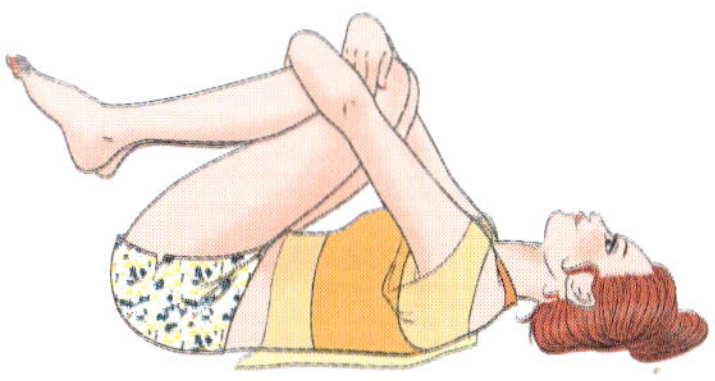

① LA POSTURE D'ÉLIMINATION

20 respirations

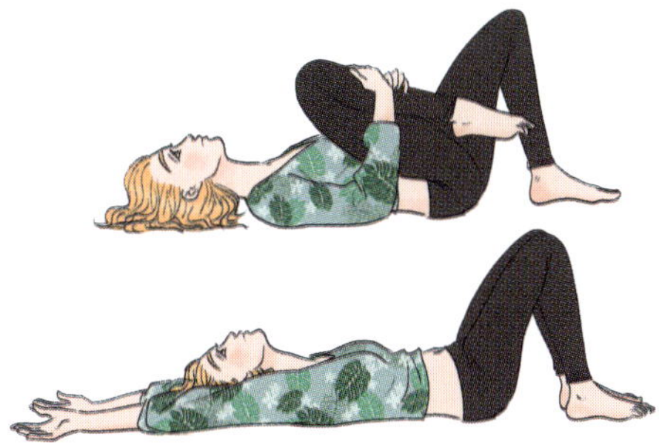

② LA LIBÉRATION DES VENTS

20 respirations/côté

Sur l'expiration, ramenez les bras en avant, puis serrez un genou sur la poitrine, l'autre pied reste au sol. Sur l'inspiration, amenez les bras tendus en arrière, le pied revient au sol derrière les fesses. Sur l'expiration, ramenez l'autre genou sur la poitrine. Et ainsi de suite, du côté gauche, puis droit.

③ La torsion en demi-cobra

Cette torsion permet de masser par pression la sphère viscérale et de stimuler l'immunité (en activant votre flore intestinale).

Mettez-vous à plat ventre, dans la posture du cobra, les mains à plat de chaque côté de la poitrine, les coudes au niveau des omoplates, bien serrés le long du buste, le front au sol. Activez les fessiers. Sur l'inspiration, levez la tête en regardant le sol devant vous. Sur l'expiration, tournez la tête à gauche, inspirez, ramenez la tête au centre, expirez, le front au sol. Refaites les mêmes mouvements la tête à droite. Recommencez une série, à gauche, puis à droite.

Comment mon ventre se sent-il ?

Vous l'avez compris, votre ventre est en étroite relation avec notre état émotionnel. Pour le soulager, il est donc important de prendre conscience des causes de vos troubles digestifs et de mieux gérer votre stress. En cas de stress digestif (ballonnements, transit irrégulier…) ou de nœuds au ventre, faites ce petit exercice 1 fois par jour, puis en routine 2 à 3 fois par semaine, le matin de préférence afin de vous ajuster pour le reste de la journée (ne pas forcer, ne pas trop manger…).

Assise confortablement en tailleur, les deux mains posées à plat sur votre ventre, inspirez lentement par le nez en gonflant le ventre, puis expirez doucement par le nez (respiration abdominale). Observez les sensations physiques dans votre ventre. Soyez bien à l'écoute, acceptez qu'elles existent et qu'elles sont là pour vous délivrer un message. Tous vos souvenirs et une partie de vos émotions peuvent être stockés dans votre ventre. L'objectif est de mieux comprendre ce que vous avez peut-être somatisé. Quel est votre niveau de sensations corporelles en haut du ventre, en bas près du pubis, sur le côté gauche, sur le côté droit ? Il peut s'agir d'une tension, d'un gonflement, d'un poids ou carrément d'une douleur. Notez vos sensations de 1 à 10, en fonction de chaque zone et selon leur intensité. Si le chiffre global de ressenti corporel est proche de 1, bonne nouvelle ! Tout va bien entre votre ventre et vous aujourd'hui. Continuez à le chouchouter et à l'écouter. Si le chiffre global de votre ressenti corporel dépasse 5, et plus encore s'il s'approche de 10, prenez soin d'écouter ce que votre ventre vous raconte, et pratiquez d'autant plus les séances de yoga.

Prenez ainsi 5 à 20 min pour observer vos ressentis physiques.

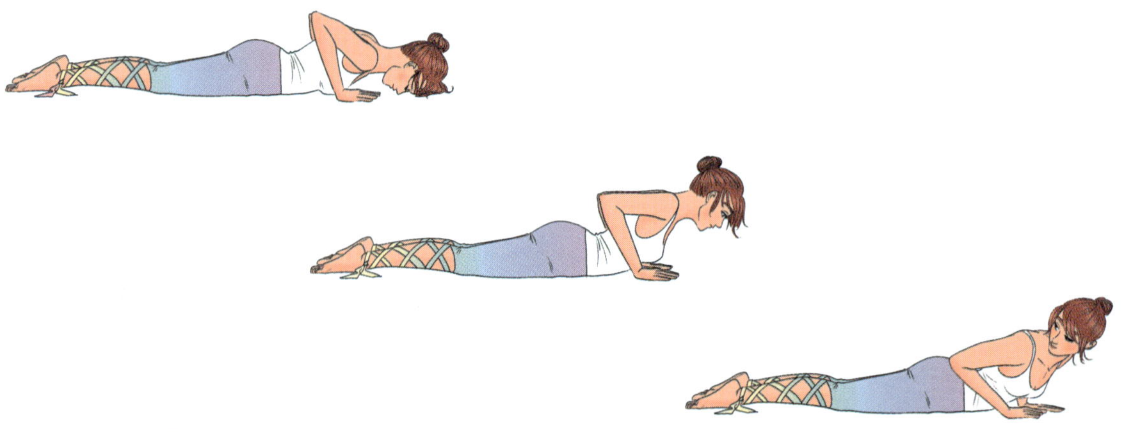

③ LA TORSION EN DEMI-COBRA

20 respirations

SÉANCE 4

Yoga transit

Si vous souffrez d'une légère constipation, passez à cette séquence de 6 postures dynamiques pour accélérer votre transit… Ces postures en ouverture et en torsion vont vous permettre de masser et de stimuler vos viscères et vos intestins. De quoi se sentir tout de suite mieux dans son ventre !

Durée : 15 min

Quand ? Quand, malgré vos précédents efforts, cela ne passe toujours pas, cette séquence est plus dynamique que la précédente et permet d'aller un peu plus loin. À pratiquer plusieurs heures après le repas, voire le lendemain et ce plusieurs jours, jusqu'à ce que les troubles et l'inconfort abdominal disparaissent.

① L'étirement latéral

L'étirement latéral permet de préparer le corps à la pratique.

Asseyez-vous confortablement en tailleur sur votre tapis. Sur l'inspiration, tendez les bras au-dessus la tête, les paumes de mains parallèles. Sur l'expiration, penchez-vous vers la gauche. Sur l'inspiration, revenez au centre, sur l'expiration, penchez vers la droite. À l'inspiration, étirez votre colonne vertébrale vers le haut. À l'expiration, étirez tout le côté.

② Le chameau

Cette posture ouvre le diaphragme et masse les viscères.

Placez-vous en position assise, sur les genoux. Levez les bras vers le haut et redressez-vous. Puis plaquez les mains bien à plat au bas de votre dos et le haut de vos fesses, les doigts pointés vers le bas. Appuyez fermement avec le plat de vos mains

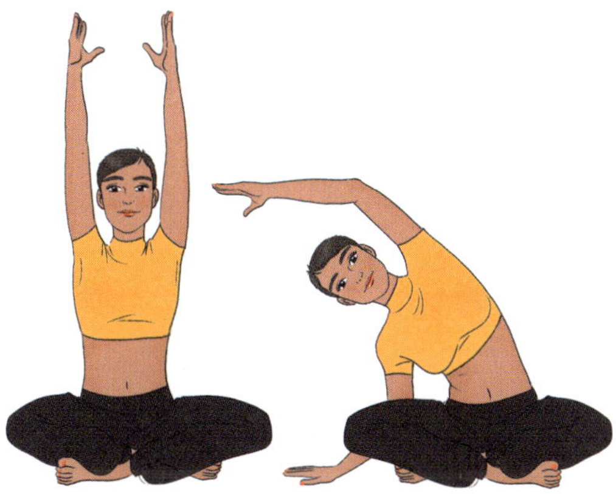

① L'ÉTIREMENT LATÉRAL

7 fois/côté

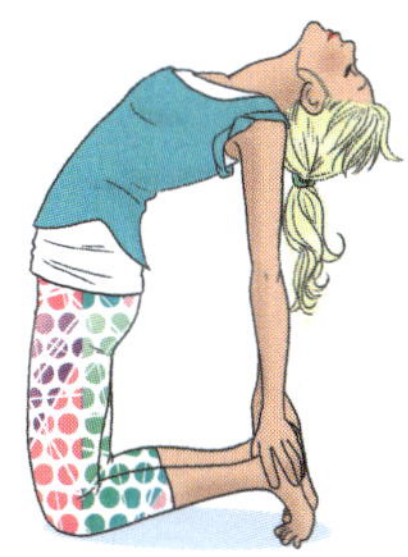

② LE CHAMEAU

20 respirations

et penchez-vous vers l'arrière, en ouvrant votre poitrine et vos épaules. Votre nuque reste dans le prolongement de la colonne vertébrale.

③ L'enfant

La posture de l'enfant permet de lâcher prise, se recentrer et se calmer tout en massant le ventre. Placez-vous à nouveau assise sur les genoux, laissez aller votre corps et votre buste en direction du sol, le front posé sur le tapis, les bras le long du corps. Petit à petit, détendez les épaules, la nuque, tout le dos, les bras, le visage, les mâchoires…

④ La chaise en torsion

Cette posture apporte de la vitalité tout en massant le ventre et les organes internes. Selon l'ayurveda, elle active notre « feu intérieur », indispensable à une bonne digestion !

Debout, les pieds ouverts de la largeur du bassin. Sur l'inspiration, levez les bras au-dessus de la tête, les paumes de mains parallèles. Sur l'expiration, placez les paumes de mains devant la poitrine (dans le geste de la prière ou Namasté). Pliez les genoux, et penchez-vous en avant le dos bien droit. Inspirez dans la posture et, sur l'expiration, tournez le torse vers la gauche, tout en gardant les mains au niveau de la poitrine. Sur l'inspiration, revenez au centre, et sur l'expiration, tournez le torse vers la droite.

⑤ Le demi-cobra en torsion

Cette torsion permet de masser par pression la sphère viscérale et de booster l'immunité en stimulant la flore intestinale.

Mettez-vous à plat ventre, dans la posture du cobra, les mains à plat de chaque côté de la poitrine, les coudes au niveau des omoplates, bien serrés le long du buste, le front au sol. Activez les fessiers. Sur l'inspiration, levez la tête en regardant le sol devant vous. Sur l'expiration, tournez la tête à gauche, inspirez, ramenez la tête au centre, expirez, le front au sol. Refaites les mêmes mouvements la tête à droite. Recommencez une série, à gauche, puis à droite.

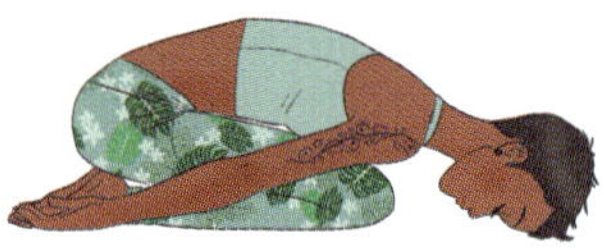

③ L'ENFANT

20 respirations

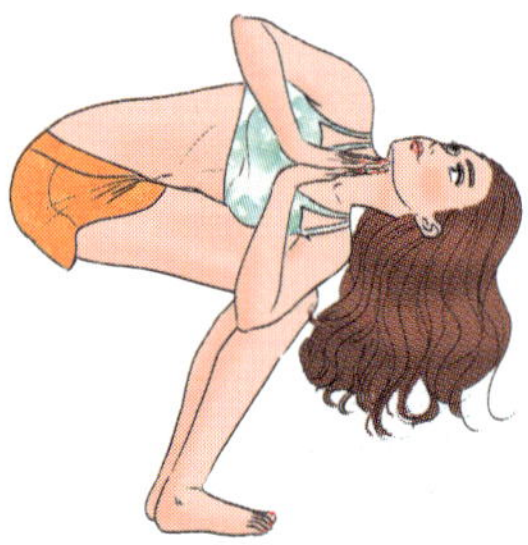

④ LA CHAISE EN TORSION

1 fois/côté

⑥ Le crocodile

Le crocodile permet d'activer la respiration abdominale. La posture couchée sur le ventre exerce une douce pression sur le ventre et la respiration, un doux massage. De façon plus globale, les respirations abdominales sont très relaxantes et invitent à un retour au calme en fin de séquence.

Couchée sur le ventre, les deux mains sous le front, coudes ouverts sur les côtés, relâchez tout le corps, les bras, le dos, le ventre, les épaules et le visage… Observez votre respiration en dessous de votre ventre. Sur l'inspiration, le ventre se gonfle, l'air dans le ventre soulève le dos, sur l'expiration, le ventre se vide, le dos redescend.

Misez sur les fibres !

Les fibres insolubles accélèrent le transit en augmentant le volume des selles. Vous en trouverez dans le son d'avoine, les légumineuses (les pois, les lentilles, par exemple), les carottes, les céréales complètes, les oléagineux avec leur peau comme les noisettes, les noix, les amandes et bien sûr les dattes, les figues et les pruneaux.

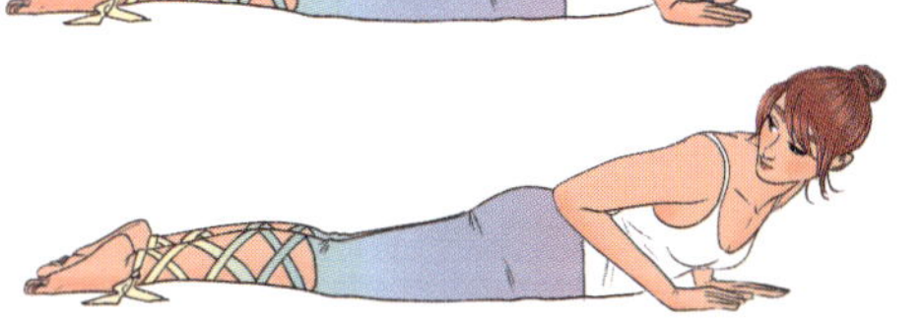

⑤ LE DEMI-COBRA EN TORSION

2 fois/côté

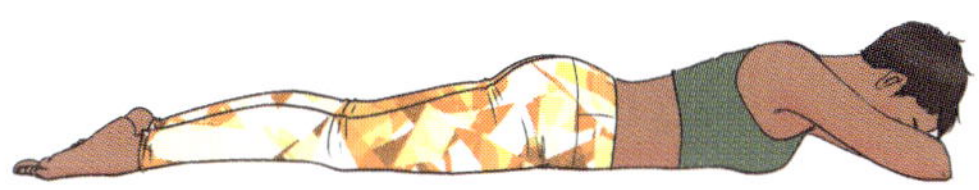

⑥ LE CROCODILE

20 lentes respirations

SÉANCE 5

Ventre plat

Cette séquence de 5 postures plus dynamiques permet d'activer la fonction « essorage » de notre ventre. Imaginez un tissu gorgé d'eau que l'on essore en pratiquant une torsion. Par ici la sortie ! Résultat : un joli ventre plat. En bonus, comme pour toutes les postures en torsion, on libère le ventre de ses tensions, on détend le diaphragme pour mieux respirer, et on booste son immunité !

Durée : 20 min

Quand ? À pratiquer plutôt à jeun, le matin. Cette séance est parfaite parallèlement à une cure détox, par exemple sur 10 jours.

En effectuant une posture, veillez surtout à la qualité de votre souffle, lent, long et profond. On respire de préférence par le nez et en conscience.

① La torsion assise

La torsion assise masse le côlon et dénoue les tensions dans le dos.

Assise en tailleur, le dos bien droit. Sur l'inspiration, allongez vos bras au-dessus de la tête et étirez votre dos. À l'expiration, tournez le bas du buste vers la gauche, puis les épaules, puis les bras, engagez une torsion du dos. Posez la main droite sur le côté du fessier gauche, et la main gauche sur le sol à l'arrière des fesses. Votre regard se porte à l'arrière de votre dos, sur la ligne d'horizon.

② Le sphinx

La posture du sphinx masse le ventre par pression et renforce l'immunité en stimulant l'activité de la flore intestinale.

Couchée sur le ventre, les pieds ouverts de la largeur de votre bassin, les fesses actives, les coudes

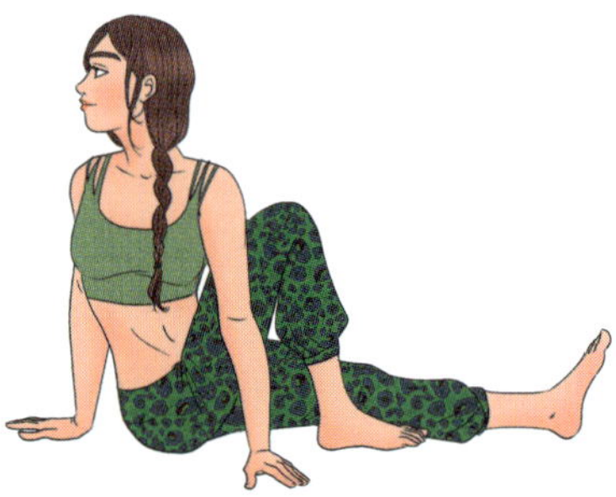

① LA TORSION ASSISE

7 torsions alternées à gauche et à droite

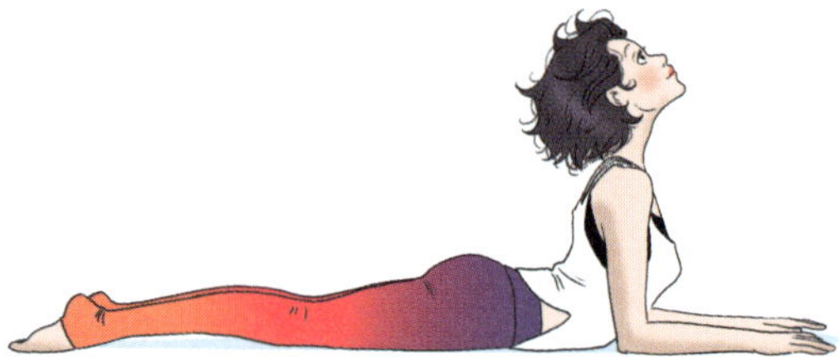

② LE SPHINX

7 respirations profondes

au sol de chaque côté de la poitrine, les mains bien à plat sur le tapis.
Sur l'inspiration, appuyez fermement les mains et les coudes dans le sol, ouvrez la poitrine, resserrez les omoplates, le regard porté devant vous. Sur l'expiration, relâchez les épaules, mais maintenez la posture.

③ L'arc

Cette posture libère le diaphragme et active le processus de digestion en brassant les intestins tout en stimulant le système immunitaire.
Toujours sur le ventre, le menton au sol, fléchissez les jambes, attrapez vos chevilles avec les mains (ou deux sangles) et rapprochez-les de vos fesses. Les pieds et les genoux sont ouverts de la largeur du bassin. Sur l'inspiration, levez la tête, tirez les épaules en arrière, remontez les genoux pour être en équilibre sur le ventre et les côtes. Sur l'expiration, restez dans la posture en vous balançant. Le souffle libère le ventre de toute tension.

④ La demi-torsion spinale

Cette posture agit comme un massage actif de la zone abdominale et améliore le transit.
Assise sur les fesses, les jambes tendues devant vous, le dos bien droit. Glissez le pied gauche sous la jambe droite afin de le positionner vers votre fesse droite. Puis fléchissez votre jambe droite, plante de pied au sol à l'extérieur du genou gauche. Sur l'inspiration, étirez-vous les bras tendus vers le haut, et sur l'expiration, entrez dans la torsion : posez la main droite au sol derrière le dos, tendez le bras gauche le long de la jambe droite, main sur la cheville et coude contre l'extérieur du genou. Redressez le dos et accentuez légèrement la torsion en poussant l'extérieur du genou avec le coude.

⑤ Le crocodile

Le crocodile permet d'activer la respiration abdominale, de soulager le ventre des tensions physiques et d'apaiser le mental.
Couchée sur le ventre, les deux mains sous le front, coudes ouverts sur les côtés. Relâchez tout votre corps, épaules, dos, ventre, jambes, visage… Observez votre respiration en dessous de votre ventre. Sur l'inspiration, gonflez votre ventre, soulevez votre dos, sur l'expiration, relâchez la cage thoracique qui s'abaisse naturellement avec le vide de l'air, le ventre se vide lui aussi…

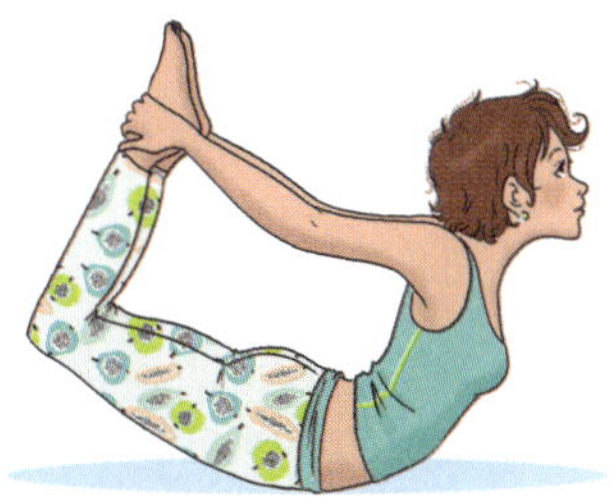

③ L'ARC

7 respirations profondes

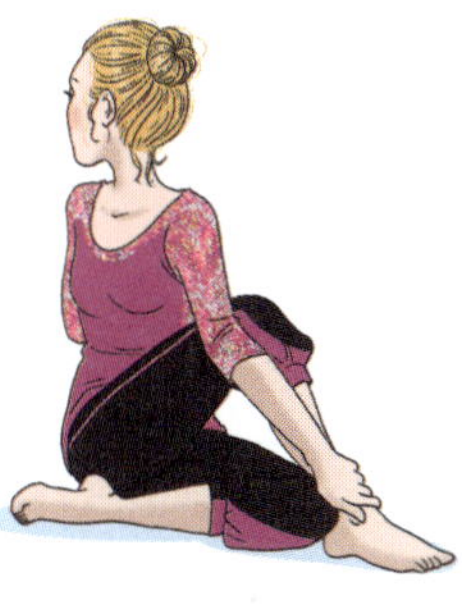

④ LA DEMI-TORSION SPINALE

7 respirations/côté

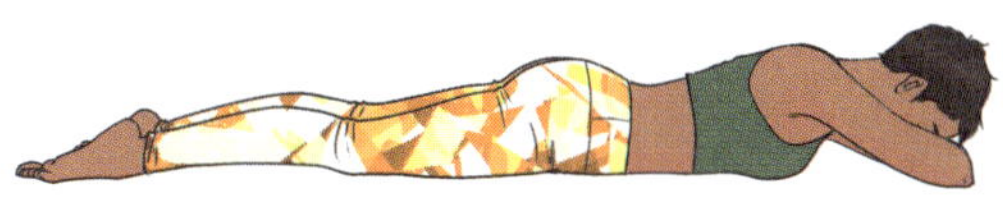

⑤ LE CROCODILE

20 profondes respirations

SÉANCE 1

Marmathérapie minceur

SÉANCE 2

Massage anticellulite

- Chapitre 3 -

Minceur & anticellulite

En complément d'une alimentation saine et équilibrée qui vous amène à votre poids de forme, les méthodes minceur et anticellulite subliment le travail. Des routines bien-être et belle peau : une occasion de prendre soin de vous, et des raisons de vous dissuader de revenir à vos anciennes habitudes!

Gommer la cellulite

La cellulite se crée lorsque les cellules sous-cutanées se multiplient et grossissent, ce qui crée cette texture irrégulière de peau d'orange. Il existe deux types de cellulite, la cellulite adipeuse et la cellulite aqueuse. Dans le premier cas, ce sont les graisses qui se stockent dans les cellules à cause d'une alimentation trop calorique, trop sucrée, trop grasse et trop salée. Dans le cas de la cellulite aqueuse, c'est de l'eau qui se stocke. Cela arrive quand les reins n'évacuent pas autant de déchets que n'en ingère le corps. C'est ce qu'on appelle la rétention d'eau. Là encore, les sucres et le sel jouent un rôle important, en plus des fluctuations hormonales, d'une mauvaise circulation sanguine et d'une trop grande sédentarité! Heureusement, grâce à la détox, vous avez pu engager un déstockage, drainer l'eau en excès dans le corps pour l'éliminer.

Le massage va drainer l'eau en excès dans le corps afin de l'éliminer et favoriser le nettoyage des déchets métaboliques. Chaque mouvement chasse les toxines et désengorge les tissus, stimule la circulation veineuse et lymphatique, relaxe... Le massage est lent et progressif – il faut une demi-heure de stimulation pour que le liquide lymphatique épais et mou se mette en mouvement – mais le soin reste très efficace! On compte une dizaine de séances à raison de deux par semaine. Dès le premier soin, on se sent plus léger, et avec un peu de patience, on perd même un peu de cellulite!

Déstocker les graisses

Les médecines asiatiques estiment que les kilos en trop et la cellulite se créent lorsque l'énergie est mal distribuée. Grâce à des méthodes de bien-être, l'ayurveda notamment permet d'influencer directement le flux d'énergie pour le redistribuer et restaurer à la fois la santé physique, la clarté mentale et émotionnelle et les petits kilos qui sont liés.

SÉANCE 1

Marmathérapie minceur

L'ayurveda estime que le corps est semblable à un immense réseau de lignes interconnectées (les méridiens en acupuncture) où circule le Prana, le souffle de vie. Les points marmas seraient alors des interrupteurs, par lesquels on peut supprimer des blocages, améliorer la circulation de l'énergie, faire ressurgir des sources d'énergie enfouies et même aider la fonte des graisses !

Durée : 5 min par point

Massez avec de l'huile de sésame réchauffée au bain-marie et une huile essentielle

Comment faire ?

Il suffit de masser les marmas avec de l'huile pendant 5 minutes chacun, dans un mouvement circulaire dans le sens des aiguilles d'une montre. Utilisez le pouce, l'index ou le majeur. Selon les points, vous devez masser plus ou moins en profondeur. Dans tous les cas, commencez doucement, puis augmentez peu à peu la pression. En général, quand l'énergie est bloquée dans un marma (trauma physique ou émotionnel, toxines, émotions négatives…), ces points deviennent sensibles dans le corps.

Personnalisez votre séance et amplifiez-en les effets en ajoutant quelques gouttes d'huiles essentielles suivant les marmas ! Choisissez-les en fonction de leurs actions, mais surtout de leur odeur ! L'ayurveda favorise toujours une reconnexion à votre intuition. Aussi, quand vous hésitez, fiez-vous à votre odorat !

① Basti marma

Ce point situé au-dessus du vagin et de l'utérus soutient la perte de poids en activant le système adipeux.

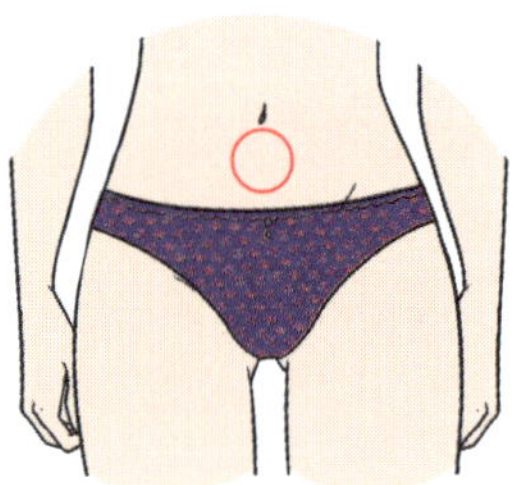

① BASTI MARMA

5 min

Massez-vous avec des mouvements circulaires larges et doux. Pour maximiser les effets, ajoutez 2 ou 3 gouttes d'huile essentielle de cardamome, cannelle ou basilic sacré, toutes trois chauffantes et très activatrices.

② Katikataruna marma

Ces deux points symétriques situés sur vos fesses, au niveau de la tête du fémur, font transpirer et donc mieux éliminer ! De plus, ces points calment les anxiétés qui peuvent pousser à trop manger.
Massez-vous avec des mouvements circulaires rapides et profonds. Pour maximiser les effets, ajoutez 2 ou 3 gouttes d'huile essentielle de camphre, sauge ou menthe poivrée, toutes trois très chauffantes, aux actions énergisantes et pénétrantes qui aident à bouger ce qui stagne.

③ Nitamba marma

Ces deux points symétriques situés sur vos fesses, un doigt au-dessus de l'épine iliaque postéro-supérieure, relancent le système lymphatique stagnant, activent le système adipeux pour l'aider à évacuer l'excès de graisses et soutenir l'élimination.
Massez-vous avec des mouvements circulaires rapides et profonds. Pour maximiser les effets, ajoutez 2 ou 3 gouttes d'huile essentielle de camphre, cardamome ou gaulthérie, aux actions chauffantes, énergisantes et activatrices pour la circulation.

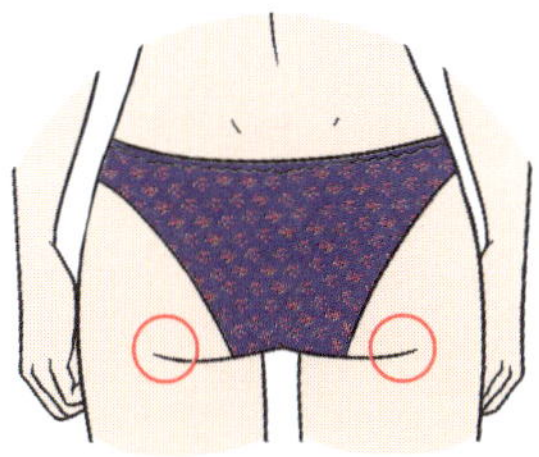

② KATIKATARUNA MARMA

5 min

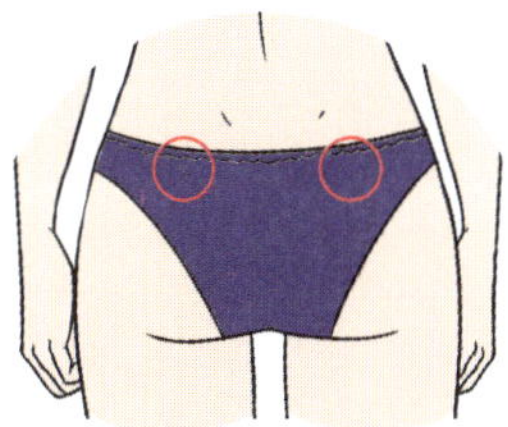

③ NITAMBA MARMA

5 min

SÉANCE 2

Massage anticellulite

Elle aime s'incruster sur cinq zones spécifiques : les cuisses, le ventre, les hanches, les fesses et les genoux. Un vaste territoire à drainer pour l'éliminer? Bonne nouvelle, vous avez trois techniques de massage parfaitement adaptées : la pression glissée, le palper-rouler et le pétrissage. N'hésitez pas à les associer en trio pour un max d'efficacité. Chacune contribue à déloger les capitons et agit en profondeur sur la peau. Soyez juste patiente! Au bout d'une semaine d'efforts quotidiens, vous allez déjà voir les transformations de votre peau, moins granuleuse, et votre silhouette s'affiner.

Durée : entre 15 et 30 min

Quand? À force d'être malaxées et pétries, les cellules adipeuses sont plus rapidement délogées. 3 séances de 30 min par semaine sont nécessaires pour obtenir des résultats rapides.

① La pression glissée

Grâce à un effleurage tonique, cette technique aide à éliminer les toxines et à raffermir l'épiderme. Le geste idéal pour les zones moins fermes, comme le ventre ou les cuisses.

La pression-glissée s'effectue avec la pulpe des doigts et la paume de la main, bien à plat. La pression est moyenne, soutenue (sans être trop appuyée), les mains enveloppent doucement la partie massée. Les pouces accompagnent le mouvement pour glisser plus facilement, toujours dans le sens de la circulation sanguine, de bas en haut. Le mouvement s'effectue de la cheville aux hanches, pour améliorer le retour veineux. Pensez à varier la vitesse d'exécution, pour éviter la monotonie et donner du rythme. Plus c'est rapide, plus c'est tonique! Alternez avec les deux autres mouvements.

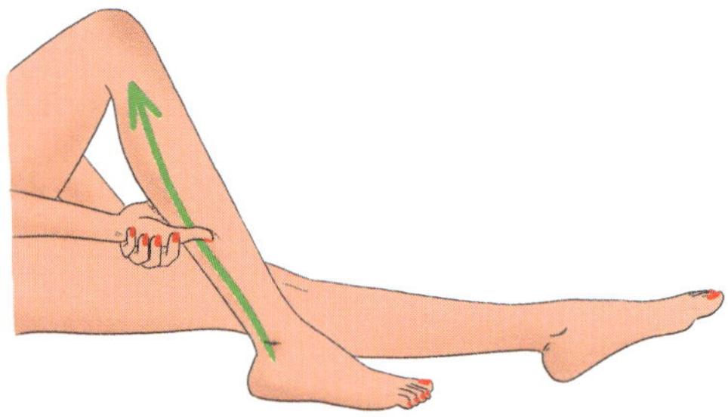

① LA PRESSION GLISSÉE

15 à 20 min

La bonne fréquence? 15 à 20 min par jour pendant 10 jours avant d'espacer à 2 à 3 fois par semaine en séance d'entretien.

② Le palper-rouler

Il favorise la microcirculation : et hop! les zones ciblées, cuisses et ventre en tête, retrouvent aussitôt de la fermeté.

Attrapez un pli de peau entre vos pouces d'un côté, l'index et le majeur de l'autre, comme une large pince, puis faites rouler délicatement la peau sous vos doigts. Le palper-rouler doit durer une bonne vingtaine de minutes au moins pour être efficace. Prenez votre temps pour bien faire rouler la peau et ne pas vous faire mal. On part de la cheville pour remonter progressivement vers les hanches, afin de stimuler la circulation sanguine. Alternez avec les deux autres mouvements.

La bonne fréquence? 15 à 20 min par jour pendant 10 jours en traitement de choc, avant de poursuivre ses efforts 3 fois par semaine.

③ Le pétrissage

Il améliore la circulation veineuse et sculpte la silhouette. Le mouvement permet de travailler en profondeur les zones corporelles où logent les graisses et de relaxer les muscles pour casser et faire fondre les cellules adipeuses.

Le pétrissage peut s'effectuer à une ou deux mains. Soulevez le muscle délicatement entre le pouce et les doigts, et une fois que vous avez une bonne prise, malaxez-le avant de le relâcher et de renouveler la manipulation, dans un rythme continu. Allez-y franchement, ne soyez pas timide dans vos mouvements. On part de la cheville pour remonter progressivement vers les hanches, afin de stimuler la circulation sanguine. Alternez avec les deux autres mouvements.

La bonne fréquence? 15 à 20 min par jour pendant 10 jours, puis 4 fois par semaine en entretien.

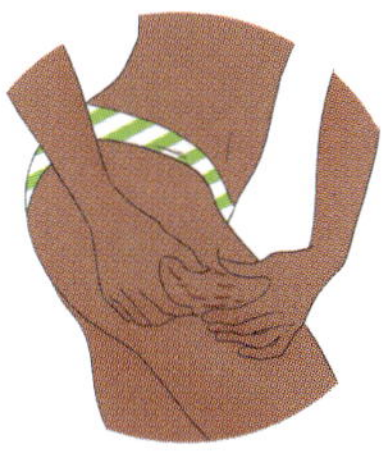

② LE PALPER-ROULER

15 à 20 min

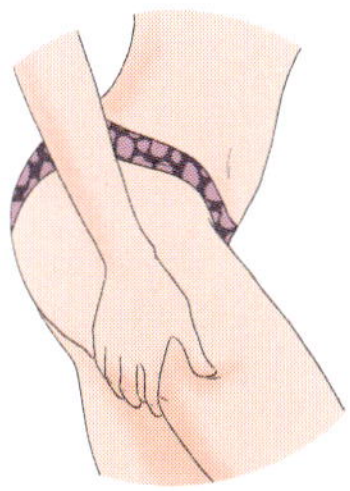

③ LE PÉTRISSAGE

15 à 20 min

SÉANCE 1

Acupression antistress

SÉANCE 2

Respiration relaxante

SÉANCE 3

Détox émotionnelle

SÉANCE 4

Yoga good vibes

- Chapitre 4 -

Healthy mindset

Le bien-être passe aussi par un état d'esprit sain, c'est-à-dire serein, positif et bienveillant. Car tout est lié : des émotions positives, des pensées positives, une nutrition positive. En effet, sans stress ni émotions négatives, pas d'envies de sucre pour se consoler !

Calmer le stress

Le stress chamboule les hormones et affecte ainsi de façon négative de nombreux systèmes dans le corps : le système digestif et le métabolisme, pouvant entraîner la prise de poids, le système cardio-vasculaire (la respiration devient superficielle), le système nerveux, la chaîne musculaire et osseuse (car les minéraux de l'alimentation ne sont plus assimilés), l'immunité, mais aussi et surtout le mental !

Déstresser grâce à des routines de bien-être

Toute situation inconnue et inhabituelle crée de l'inconfort et du stress. Une routine nous évite un stress permanent et, surtout, elle redonne au corps et au mental des repères sûrs et concrets. Concoctez-vous une routine feel good personnelle en y incluant les rituels de ces pages…

Déstresser grâce à du cocooning et à du slow time

Le soin envers soi-même est fondamental dans la gestion du stress. Réservez du temps pour vous chaque jour. C'est seulement de cette manière que vous pourrez régénérer votre énergie et continuer à avancer. Tout ce qui vous procure un sentiment de détente, de stabilité, de chaleur, de bonheur fonctionne.

L'importance de la respiration et de la connexion au corps

Reconnectez-vous à votre corps ! Si le stress agite le système nerveux, la respiration, le yoga, la méditation notamment, le réinitialisent et amènent une réponse plus saine face aux situations de stress. Elles débloquent toutes vos tensions accumulées, toxines mentales, émotionnelles et physiques stagnantes dans le système nerveux.

Digérer ses émotions

Les émotions sont naturellement de l'énergie en mouvement. Parfait : elles rentrent et sortent sans laisser de trace. Le problème ? Parfois elles restent bloquées, parce que nous refusons de les ressentir. Selon l'ayurveda, le corps émotionnel peut être nettoyé de la même manière que nous purifions le corps physique. Comment ? Seulement en les laissant couler en nous. Le meilleur moyen est donc juste de ressentir vos émotions ! L'autocritique, l'indécision, le sentiment de vide, l'insatisfaction constante, la réticence au changement, le brouillard mental et l'incapacité à donner un sens à la situation sont des symptômes de mauvaise digestion émotionnelle. Ces symptômes doivent être décodés : quelles émotions bloquées les ont créés ? Donnez volontairement de l'espace et de la présence à vos émotions enfouies. Laissez-les exister et circuler en vous, elles trouveront naturellement la sortie !

SÉANCE 1

Acupression antistress

Le cœur qui bat la chamade, mains moites, insomnies, et manque d'appétit... Le stress peut rapidement vous gâcher la vie ! Il est important de ne pas se laisser submerger pas ce flot d'émotions. La pratique de l'acupression permet de stimuler certains points précis du corps et d'apaiser le système nerveux.

Durée : 10 min environ

Quand ? Ces points d'acupression peuvent être stimulés en urgence (dans une période de stress intense), comme un réflexe pour vous soulager et faire tomber les tensions rapidement ou en traitement de fond de l'anxiété chronique, 2 à 3 fois par jour, à différents moments de la journée, idéalement pendant les pauses.

Vous pouvez choisir de vous limiter à un point ou d'en enchaîner deux ou trois, en fonction de votre niveau de stress.

① Le point n° 1 : au creux du poignet droit

Il se situe dans le prolongement de l'auriculaire. Un creux palpable entre l'os et le tendon, immanquable !

Avec votre pouce, appuyez doucement en effectuant de petits mouvements circulaires quasi imperceptibles pendant quelques secondes. Relâchez, puis recommencez jusqu'à sentir un soulagement. Ce point est le plus facile d'accès en cas de crise, et permet de diminuer les tensions rapidement.

② Le point n° 2 : sur l'avant-bras gauche

Tournez votre avant-bras paume vers le ciel. À 10 cm du poignet (3 doigts environ), au centre, vous pourrez le sentir pour le solliciter. Il complète efficacement le précédent point en période de stress aigu. N'hésitez pas à répéter 2 à 3 fois la stimulation des deux points en alternance.

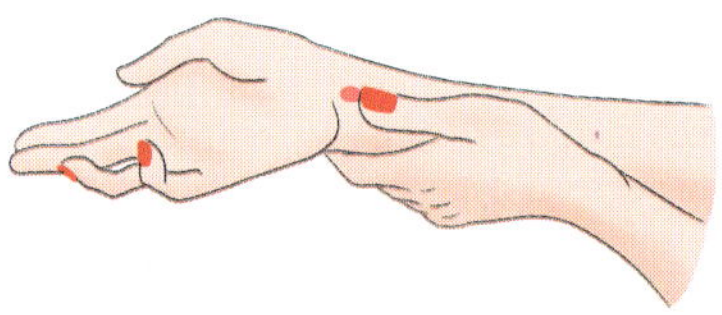

① LE POINT N° 1 : AU CREUX DU POIGNET DROIT

Jusqu'à soulagement

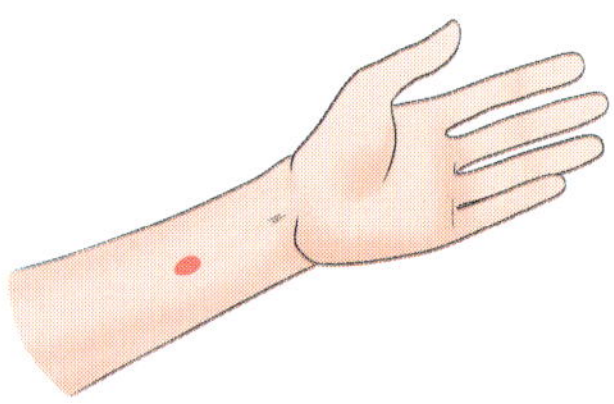

② LE POINT N° 2 : SUR L'AVANT-BRAS GAUCHE

Jusqu'à soulagement

③ Le point n° 3 : entre le pouce et l'index, au niveau du creux

Vous pouvez le stimuler en appliquant le pouce et l'index de la main opposée, pour former une pince. Restez 3 min à cet endroit en maintenant bien le contact.
Vous vous sentez un peu nerveuse ? La stimulation de ce point est un bon réflexe pour agir en prévention d'une crise de stress plus intense (le premier point est davantage à activer en cas d'urgence).

④ Le point n° 4 : au milieu de la paume de main

En médecine chinoise, il représente notre cœur. Massez-le 1 min avec le pouce en vous servant des autres doigts pour soutenir la paume massée. Un point qui favorise également le sommeil. Idéal pour le traitement de fond de l'anxiété, le soir avant d'aller dormir.

⑤ Les points n°s 5 et 6 : au niveau des cervicales

Là où les contractures et le stress s'accumulent ! Ces deux points vont vous aider à apaiser des sensations de blocage.
Pour éviter de créer des tensions supplémentaires, asseyez-vous et accoudez-vous à une table. Enserrez votre cou avec vos deux paumes de mains l'une contre l'autre et stabilisez-les de sorte à placer vos doigts au niveau de l'occiput, la partie inférieure du crâne. Sentez ces deux points et appuyez en massant légèrement avec l'aide de vos majeurs. Parfaits dans un moment de pause, en traitement de fond, ils peuvent être un préambule à une séance de massage ou au contraire la terminer en complément.

Chacune possède ses propres points sensibles

… en fonction de ses zones de tension. On peut trouver d'autres au niveau du crâne, du visage, du cou. Ils se nichent souvent dans les creux et à la jointure des os et des tendons. De la même manière que les 6 points antistress, ils sont à stimuler pour se relaxer entièrement.

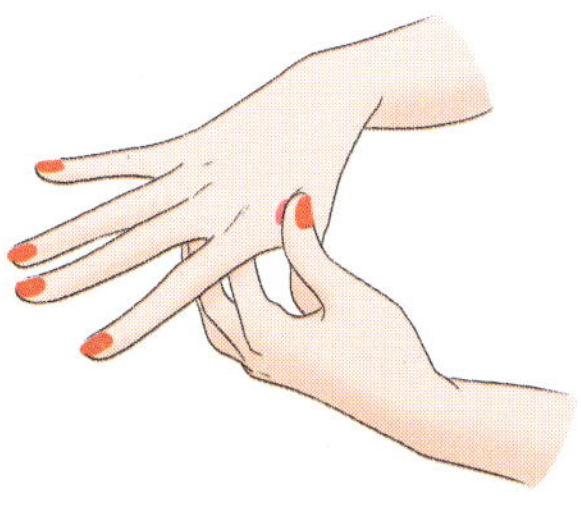

③ LE POINT N° 3 : ENTRE LE POUCE ET L'INDEX, AU NIVEAU DU CREUX

3 min

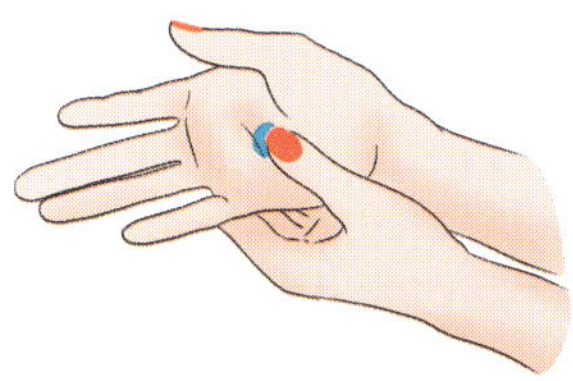

④ LE POINT N° 4 : AU MILIEU DE LA PAUME DE MAIN

1 min

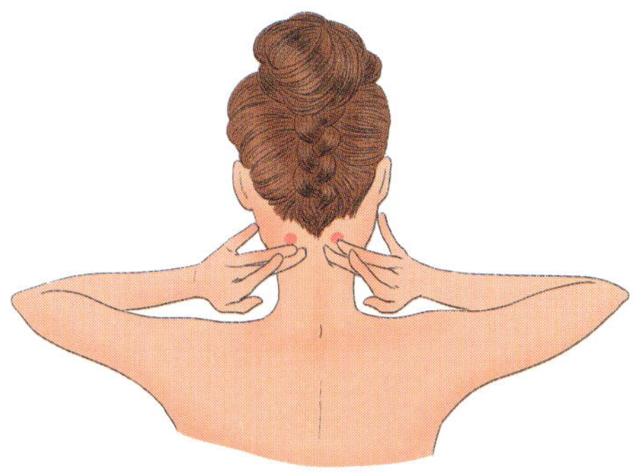

⑤ LES POINTS N°s 5 ET 6 : AU NIVEAU DES CERVICALES

Jusqu'à soulagement

SÉANCE 2

Respiration relaxante

Maîtriser sa respiration est une des clés pour se détendre en profondeur, se sentir sereine et positive. Abandonnez vos idées reçues : non seulement bien respirer ne va pas de soi, mais en plus la respiration ne s'arrête pas aux poumons! Elle a un impact sur le corps entier, en passant notamment par le diaphragme, qui est le muscle de la respiration et aussi l'un des plus puissants.

Durée : 2 min ou plus

Quand? Dès que le stress pointe son nez

① Respiration ventrale

Le stress bloque la respiration au niveau de la cage thoracique. Et moins vous parvenez à reprendre votre souffle, plus vous entretenez votre stress. Les longues inspirations et expirations de la respiration ventrale évacuent les tensions.

Allongez-vous sur le dos pour maintenir votre corps détendu.

Prenez une inspiration, en respirant par le nez et en imaginant que cet air se dirige vers votre ventre. Vous sentez votre ventre se gonfler et, dans un dernier effort, vos poumons se soulever.

Bloquez votre respiration 5 s.

Expirez doucement par la bouche comme un ballon qui se dégonfle progressivement. Votre ventre se dégonfle en premier, jusqu'à ce qu'il n'y ait plus d'air. Vous avez la sensation de coller votre colonne vertébrale au sol.

Recommencez l'exercice 3 à 5 fois en trouvant une cadence lente.

Vous pouvez poser une main sur votre ventre pour sentir le déplacement de l'air.

Une fois que vous maîtrisez l'exercice, essayez de le réaliser en position debout, bien droite, pour pouvoir l'utiliser en toutes occasions.

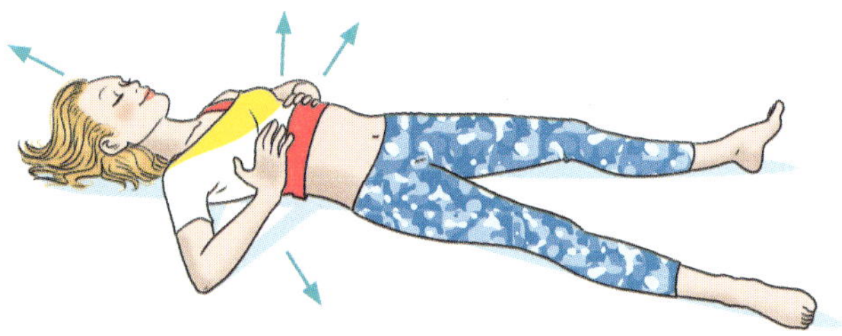

① RESPIRATION VENTRALE RELAXANTE

2 min ou plus

SÉANCE 3

Détox émotionnelle

Les postures de yoga suivantes vont littéralement libérer les émotions là où elles sont «stockées», c'est-à-dire dans le bassin, et plus précisément dans l'aine. Les postures visant à ouvrir le bassin permettent d'évacuer l'énergie stagnante liée à nos émotions, positives ou négatives. C'est ce qu'on appelle une «détox émotionnelle». Ne soyez pas surprise si, dans la journée qui suit, vous vous sentez émotive et à fleur de peau, c'est signe que vous avez bien réalisé vos postures et que votre détox fonctionne.

Durée : 20 min

Combien? 3 cycles (1 cycle = l'enchaînement d'un côté puis l'autre)

Commencez par les postures qui vous semblent les plus faciles et terminez par celles qui vous demandent le plus de lâcher-prise…

① Le guerrier II

La position des bras très largement ouverts à 180°, cou bien droit, ouvre votre cage thoracique et vous aide à mieux respirer. Cette posture est un exercice d'étirement et d'équilibre qui sollicite tout votre corps. Debout, les mains le long du corps, les yeux fixant un point loin devant vous, tendez les bras de chaque côté de votre corps. Pliez les genoux de façon à ne pas dépasser un angle à 90°. Les paumes sont tournées vers le bas (cela permet un meilleur ancrage). Les pieds sont perpendiculaires l'un à l'autre et les talons alignés sur une même ligne. Les bras forment une ligne continue horizontale. Relâchez et tendez les jambes.

② La déesse

Ouvrez les orteils à 90°, pliez les genoux, en les maintenant orientés vers l'extérieur jusqu'à former un angle droit entre vos cuisses et vos mollets.

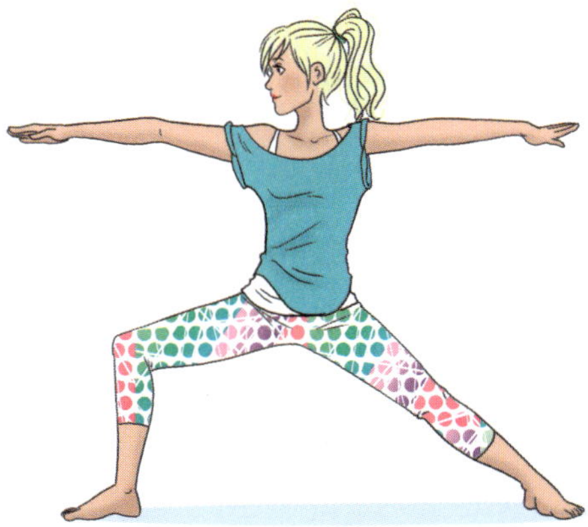

① LE GUERRIER II

5 respirations

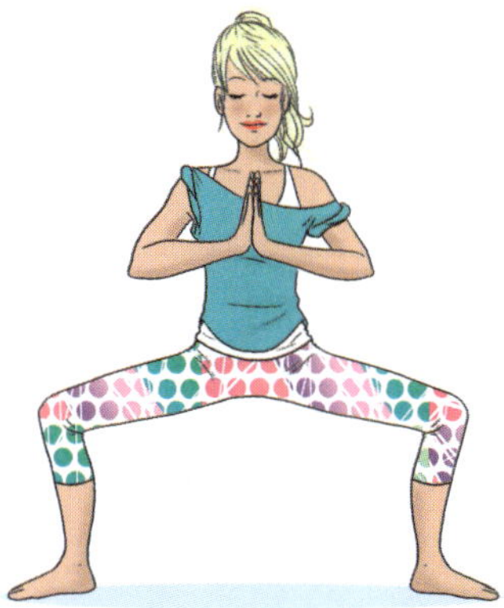

② LA DÉESSE

5 respirations

Les talons sont orientés vers l'intérieur, les orteils écartés et tournés vers l'extérieur. Enracinez-vous physiquement et énergétiquement. Les épaules sont bien relâchées, les bras à 90 °, en prière devant la poitrine. Le poids du corps se situe au milieu, ni trop en avant ni trop en arrière. Allongez bien le cou. Vous pouvez fermer les yeux ou regarder droit devant vous. Si vous avez mal aux genoux, arrêtez, puis reprenez en douceur.

③ Le triangle

Tendez de nouveau les jambes pour remonter les bras le long du corps. Écartez un pied vers l'extérieur en restant en équilibre et confortable; les hanches ne doivent pas bouger et rester bien de face. Étendez vos bras à l'horizontale en inspirant. En expirant, regardez votre main gauche ou le ciel et penchez doucement vers le côté droit, la main droite se pose sur le pied droit ou légèrement derrière le pied droit. Ne forcez pas, penchez-vous selon vos capacités. Jambes tendues, votre buste ne doit pas pencher vers l'avant ou l'arrière. Maintenez la posture, puis revenez en position initiale. Recommencez du côté gauche. Enchaînez ensuite avec la posture suivante.

④ Le chameau

Debout, mettez-vous à genoux, le buste bien droit, les bras le long du corps. Entrez dans la posture en vous arquant en arrière. Les mains sont placées sur les talons, les pieds posés à plat ou fléchis à 90 °, les bras restent tendus. Les épaules sont sans tension, la tête est relâchée en arrière. Les deux cuisses sont parallèles et verticales. Pour sortir de la posture, posez une main après l'autre sur le cœur et relevez-vous en ramenant les coudes en avant.

⑤ Le chien tête en bas

Sur votre tapis, mettez-vous dans la posture de la table, c'est-à-dire à quatre pattes, les mains posées sous les épaules, les bras tendus et les genoux pliés sous les hanches. Montez le bassin vers le haut en étirant les jambes jusqu'à ce qu'elles soient droites, les bras restent tendus. Levez les fessiers le plus haut possible, allongez la colonne vertébrale. Si vous n'arrivez pas à tendre les jambes, ne forcez pas et gardez-les fléchies.

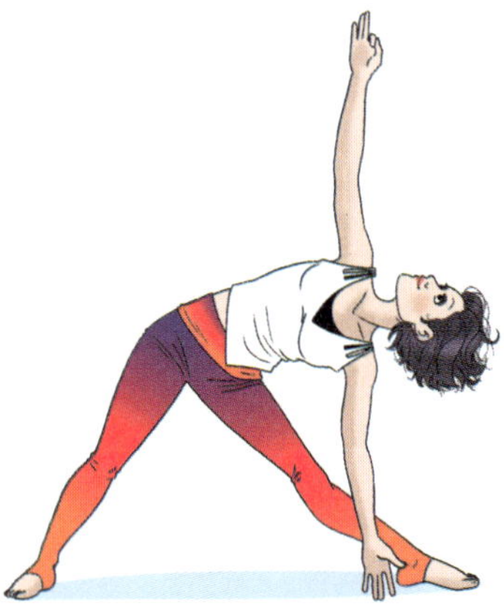

③ LE TRIANGLE

5 respirations

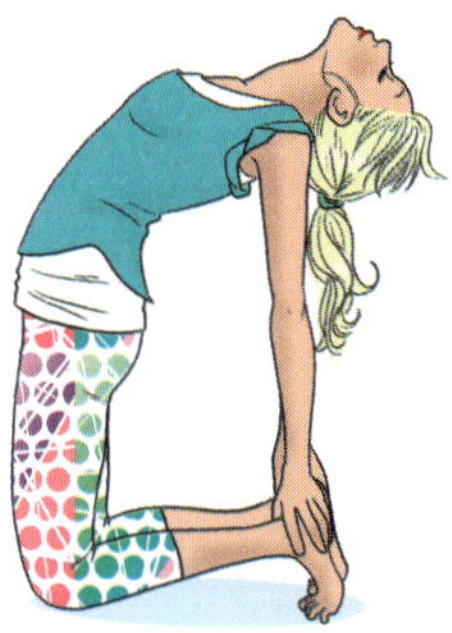

④ LE CHAMEAU

5 respirations

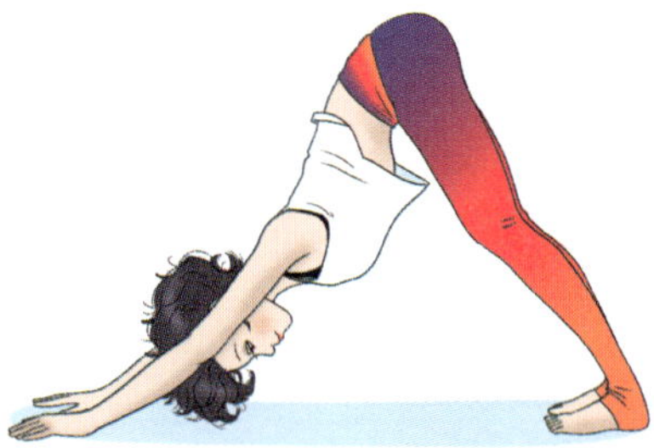

⑤ LE CHIEN TÊTE EN BAS

5 respirations

⑥ Le pigeon

Entrez dans la posture depuis la posture précédente, le chien tête en bas, puis, en vous aidant de vos bras afin de ramener le bassin vers le sol, pliez la jambe droite et faites-la glisser vers l'avant de votre buste. Le bassin est tourné de face. Le talon arrière pointe vers le haut. Le pied devant est plus ou moins ressorti en fonction de votre flexibilité. La poitrine est ouverte, les épaules basses. Appuyez-vous sur le bout des doigts pour vous tenir la plus droite possible. Pour changer de côté ou passer à la posture suivante, déposez votre fesse au sol et amenez votre jambe arrière à l'avant en la passant par le côté. Vous vous retrouvez en tailleur.

⑦ L'angle assis

Assise sur votre tapis, le buste bien droit, les épaules détendues, étendez les jambes devant vous, puis écartez-les largement, les pieds à 90°, les jambes actives et tendues. Abaissez l'abdomen devant vous en vous aidant de la poitrine et non des épaules. Prenez une grande inspiration avant d'allonger votre buste vers l'avant. Expirez pendant le mouvement. Vous pouvez aussi vous appuyer sur les coudes.

⑧ La déesse du sommeil

Allongée sur le dos, les épaules bien relâchées et le sacrum bien collé au sol, placez les pieds joints, plante de pied contre plante de pied, au plus près du périnée. Si le fait d'approcher les talons vers le périnée fait relever vos genoux, ne les approchez pas trop. Une sangle peut être fixée pour joindre plus facilement les plantes des pieds et tenir la position. Ouvrez l'aine à chaque expiration. Sortez de la posture doucement en rapprochant tout d'abord les genoux, puis relevez votre buste pour revenir en position assise, en tailleur.

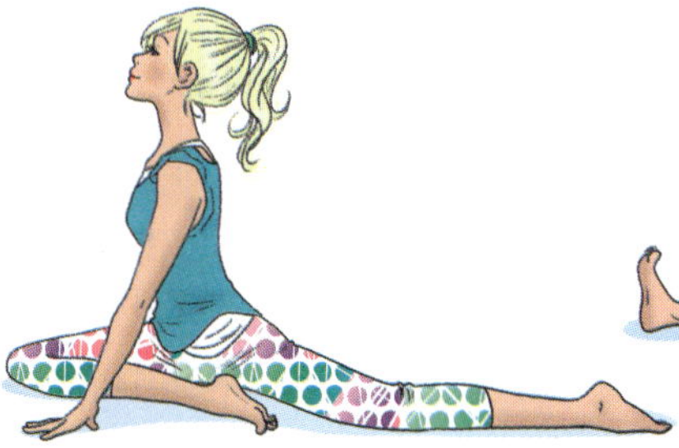

⑥ LE PIGEON

5 respirations/côté

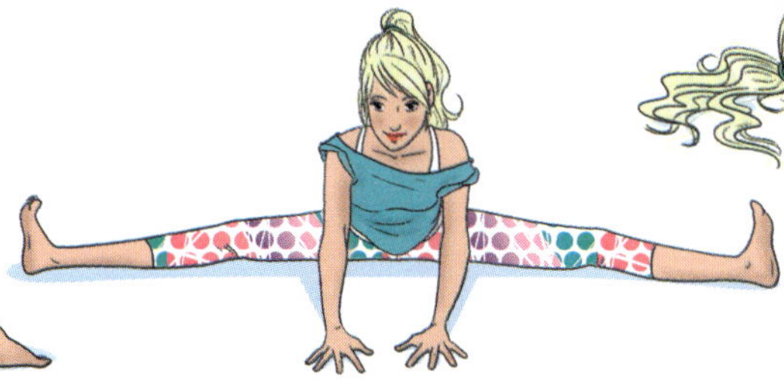

⑦ L'ANGLE ASSIS

5 respirations

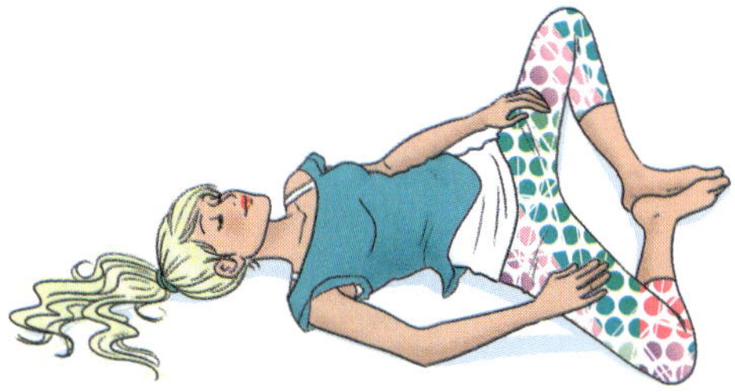

⑧ LA DÉESSE DU SOMMEIL

5 respirations

SÉANCE 4

Yoga good vibes

Nous savons depuis longtemps, à travers les douleurs «psychosomatiques», que notre corps est influencé par nos émotions et nos pensées. Eh bien, l'inverse est vrai aussi! Nous sommes capables d'influencer nos pensées et nos émotions en pratiquant différentes respirations ou postures, en conscience, et en y mettant une intention particulière. Par exemple, lorsque vous vous tenez droite et fière, vous vous sentez plus forte, alors qu'une position en lotus vous apporte de la sérénité. Les postures de yoga suivantes sont utilisées pour influencer vos énergies, vous rendre forte et confiante, joyeuse et positive.

Durée : 20 min

Réalisez ces postures individuellement, selon vos besoins, ou ensemble, enchaînées

Pour s'engager et s'affirmer

① Le bateau

Dans cette posture, votre corps imite la forme d'un petit bateau avec une voile et des rames. Elle structure et renforce les muscles du dos et les abdominaux. Elle vous permet de vous engager pleinement et renforce vos convictions. Elle vous aide à vous affirmer, à maintenir vos positions et vos valeurs sans culpabiliser, à transmettre vos pensées et émotions avec fermeté, sans colère, ou encore à vous sentir apte à exprimer vos besoins à votre entourage.

Assise, les mains posées sur le sol, penchez-vous un peu vers l'arrière et soutenez-vous avec vos mains. En expirant, soulevez les jambes du sol. Trouvez votre point d'équilibre entre les os du bassin et le coccyx afin de maintenir la position. Les abdominaux sont contractés. Redressez vos jambes ainsi que votre buste. Formez un angle de 45 ° avec tout votre corps. Vos bras sont parallèles au sol et vos orteils sont tendus.

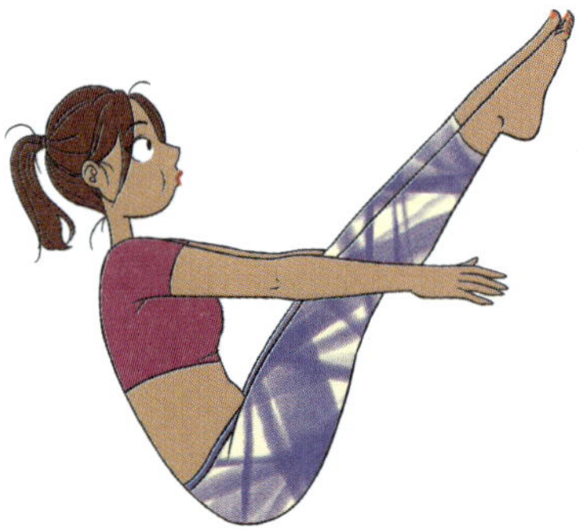

① LE BATEAU

Jusqu'à 7 respirations

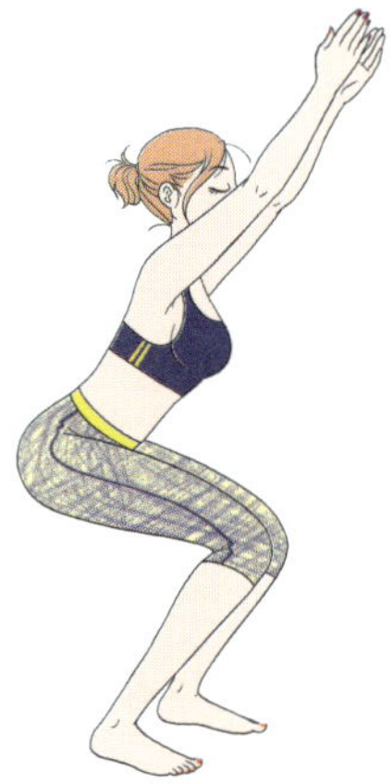

② LA CHAISE

Jusqu'à 1 min

Pour développer la confiance dans sa vie

② La chaise

La posture de la chaise est une posture de force et de confiance. En la pratiquant, vous vous sentez enracinée et forte. Elle développe votre assurance et votre aptitude à prendre soin de vous, à avancer quelles que soient les expériences que vous traversez et à comprendre que votre corps a la capacité de se régénérer malgré les épreuves. Grâce à elle, vous intégrez la patience face aux petits désagréments du quotidien en développant votre mental et votre confiance en la vie.
Placez-vous dans la posture de la montagne en tendant les bras vers le ciel, paumes des mains jointes. Les pieds parallèles légèrement écartés, pliez les genoux mais sans dépasser vos pieds. Votre dos est droit, bien étiré vers le ciel. Relâchez les épaules et regardez loin devant vous.

③ Le lion

La symbolique et le positionnement physique de la pose du lion renforcent le pouvoir qui est en vous. Quels que soient les obstacles, vous pouvez trouver dans cette posture la force de les surmonter grâce à une puissance sage et canalisée. Cela développe votre capacité à faire face aux nombreux challenges et épreuves. La confiance est en vous ! À genoux, détendue, le dos droit, les épaules relâchées, les mains posées à plat devant vous, étirez votre buste en avant en ouvrant la poitrine. Tendez les bras et allongez vos doigts. Poussez votre poitrine en avant et inspirez profondément par le nez. À la fin de l'inspiration, ouvrez grande votre bouche, laissez tomber votre mâchoire et tirez votre langue vers votre menton. Roulez les yeux vers le haut et regardez vers le milieu de vos sourcils. Expirez en laissant échapper le son « Ahhhh », qui vient du fond de votre gorge.

④ Le chameau

La pose du chameau corrige la posture dos courbé que nous adoptons souvent au bureau, mais aussi instinctivement pour nous protéger. C'est une position d'ouverture du corps et du plexus, en même temps que la colonne vertébrale s'allonge. Cette posture donne confiance en vous. Une sorte de lâcher-prise pour vous ouvrir à la joie et à la légèreté !
À genoux, le buste bien droit, les bras le long du corps, arquez-vous en arrière. Les mains sont placées sur les talons, les pieds posés à plat ou fléchis à 90 °, les bras tendus. Les épaules sont sans tension, la tête est relâchée en arrière. Les deux cuisses sont parallèles et verticales. Pour sortir

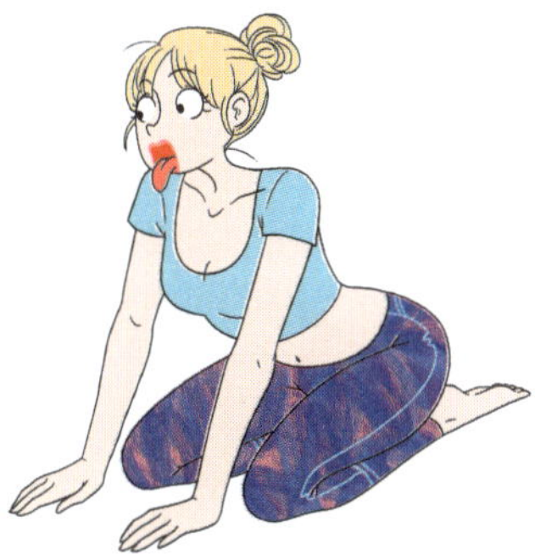

③ LE LION

1 expiration

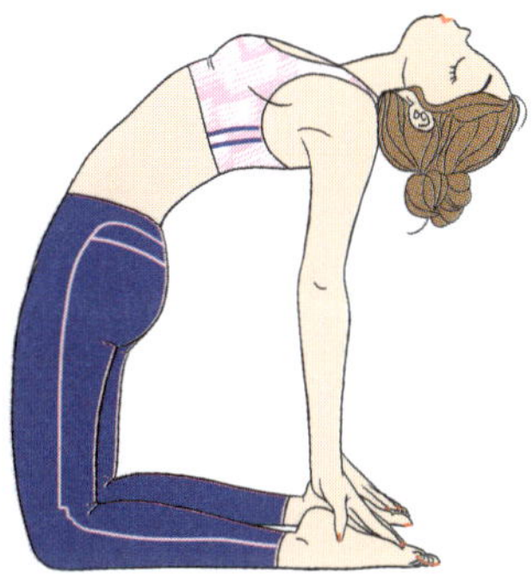

④ LE CHAMEAU

Jusqu'à 10 respirations

de la posture, posez une main après l'autre sur le cœur et relevez-vous en ramenant les coudes en avant.

⑤ La torsion au sol

Cette posture augmente la souplesse de la colonne vertébrale, fait circuler l'énergie dans tout le corps et corrige les éventuelles déviations. Grâce à un réalignement naturel, elle développe votre stabilité, votre confiance en vous, votre persévérance, la sérénité et la sécurité.

Allongée sur votre tapis, jambes pliées et pieds au sol. Allongez votre colonne vertébrale, lombaires collés au tapis. Amenez les genoux joints vers votre poitrine puis, en douceur, basculez vos genoux joints sur le côté gauche jusqu'à les déposer au sol. Tournez la tête dans le sens opposé et ouvrez les bras de chaque côté. Les genoux doivent être sur la même ligne que le nombril.

Pour s'ouvrir aux autres

⑥ Le demi-pont

Dans de nombreuses traditions spirituelles, le pont symbolise une connexion ou un lien entre deux mondes, l'humain et le divin. Cette posture traduit une forme d'équilibre entre la pensée et les émotions, le cœur et le corps, le tangible et l'intangible. Elle vise à installer l'harmonie et la confiance en vous. Elle vous permet d'ouvrir votre cœur dans vos échanges et relations. Elle invite à la joie et à l'acceptation dans tout ce que vous traversez auprès de vos proches.

Allongée dos bien à plat, bras le long du corps, pieds écartés à la largeur du bassin, rapprochez-les le plus possible de vos fesses en pliant les genoux. Décollez les fesses, le bassin et le bas du dos jusqu'aux épaules, bien alignés ; vous pouvez vous aider de vos mains en les posant sous vos hanches. Votre appui repose sur les pieds et les épaules. Étirez votre colonne vertébrale en respirant profondément.

⑦ L'arc

L'arc a une place particulière dans la religion hindouiste, de par sa symbolique et sa pose. Dans la philosophie indienne, le dieu de l'amour (Kama) vise les cœurs avec son arc afin d'inspirer l'amour. Cette pose où vous ouvrez la cage thoracique vous invite à ouvrir votre cœur afin de vous connecter plus facilement à votre partenaire et votre entourage. Vous vous sentez prête à baisser la garde vis-à-vis d'autrui. Elle développe la douceur et l'amour en vous !

À plat ventre sur votre tapis, le front ou le menton posé sur le sol et les bras le long du corps, inspirez profondément. En expirant, pliez vos genoux

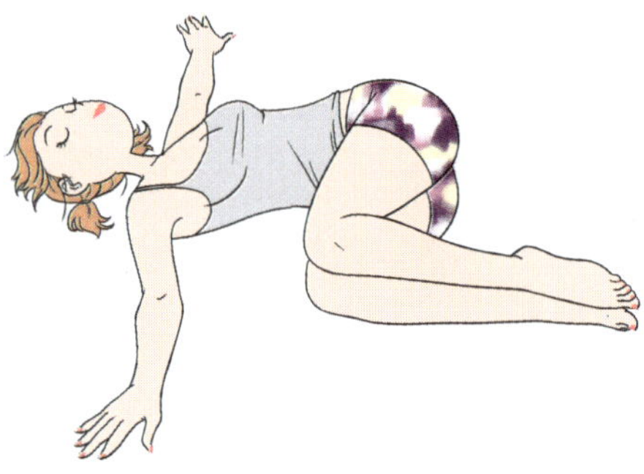

⑤ LA TORSION AU SOL

Jusqu'à 1 min/côté

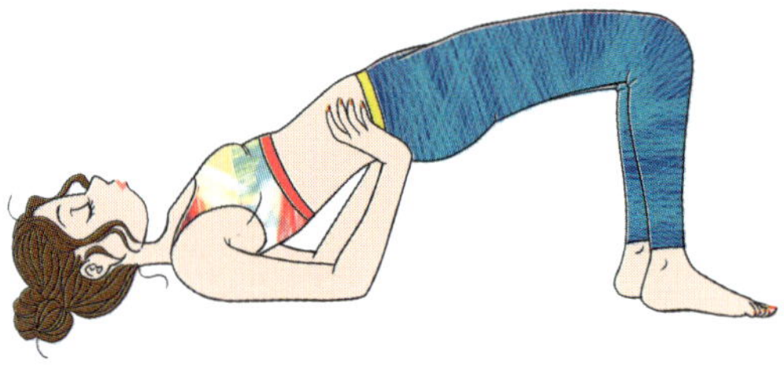

⑥ LE DEMI-PONT

Jusqu'à 10 min

jusqu'à ce que vos pieds touchent vos fesses. En inspirant, saisissez vos pieds ou vos chevilles en vous cambrant en arrière. En expirant, levez votre tête, votre buste et vos jambes le plus haut possible. Regardez loin devant vous.

Pour dépasser ses limites

⑧ Le guerrier I

Cette posture symbolise le « guerrier spirituel », qui combat courageusement l'ignorance de soi, source ultime de toutes nos souffrances. C'est une posture fermement ancrée au sol et élancée vers le ciel. Elle vous permet de canaliser la force de la terre à travers vos jambes, de la faire circuler dans tout votre axe et ainsi d'y puiser la puissance nécessaire pour atteindre vos plus hauts objectifs, représentés par vos bras levés vers le ciel. Sa symbolique vous invite également à la découverte des zones inexplorées de vous-même, afin de suivre les élans de votre cœur.

Debout, faites un grand pas vers l'arrière avec votre jambe droite (la distance entre vos jambes est équivalente à la longueur de vos jambes). Tendez vos bras vers le ciel, les mains l'une contre l'autre, le regard loin devant. Vos hanches sont droites et alignées. Inspirez, expirez bien. Étirez votre dos vers le ciel sans monter ni crisper les épaules. Votre jambe droite doit s'ancrer dans le tapis : repoussez le sol avec votre talon droit.

⑨ Le guerrier II

Cette position soutient votre confiance en vous, l'énergie de dynamisme. Les bras parallèles au sol et le regard vers l'avant insufflent l'action pour affirmer votre personnalité ainsi que vos qualités.

Debout, faites un grand pas avec votre jambe droite vers l'arrière. Écartez les jambes au maximum sans perdre l'équilibre ; l'idéal est de créer un écart d'environ 1 mètre. Le pied droit est placé vers l'avant, le pied arrière à la perpendiculaire. Soulevez les bras le long du corps, bien droits, jusqu'à ce qu'ils soient parallèles au sol. Ne haussez pas les épaules, elles doivent être détendues. Tendez les mains jusqu'au bout des doigts, paumes dirigées vers le sol. Inspirez, puis, en expirant, pliez le genou gauche jusqu'à ce que la cuisse et le tibia forment un angle de 90°. La cuisse gauche doit demeurer alignée avec le genou : poussez-la vers l'extérieur. Ancrez-vous dans le sol en poussant le coccyx vers le sol et maintenez votre équilibre avec vos bras bien droits.

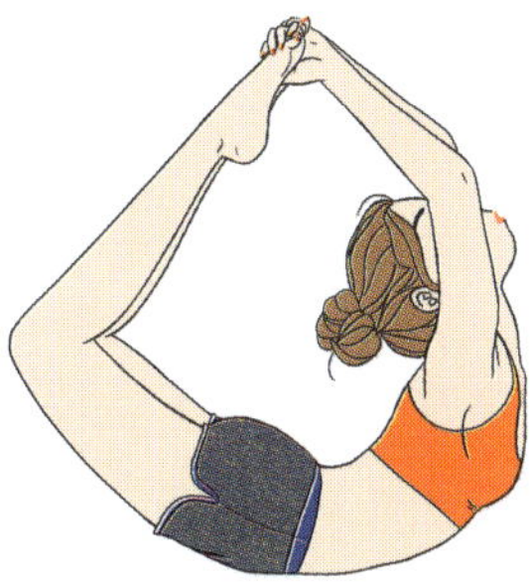

⑦ L'ARC

Jusqu'à 10 respirations

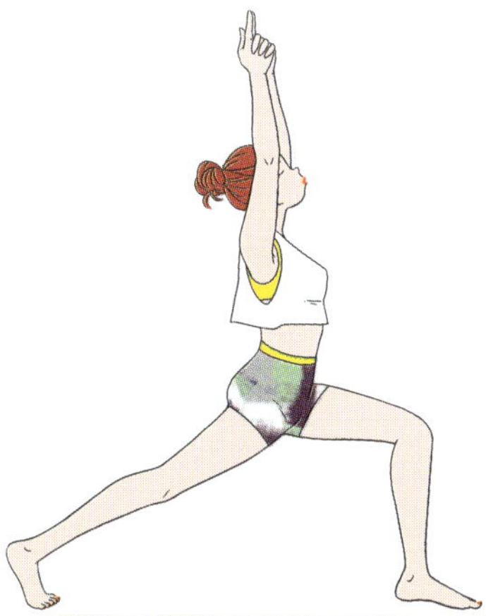

⑧ LE GUERRIER I

Jusqu'à 1 min/jambe

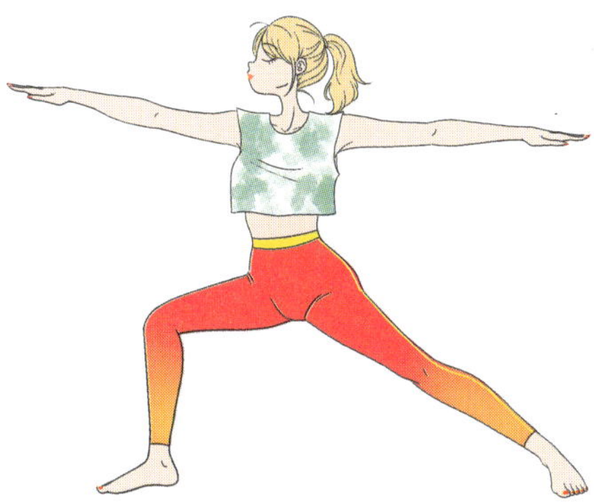

⑨ LE GUERRIER II

Jusqu'à 1 min/jambe

SÉANCE 1

Rituels de beauté

- Chapitre 5 -

Cocooning

Une relation saine à soi et à son corps, c'est aussi prendre soin de soi. Les moments de cocooning permettent non seulement de soigner le corps, mais aussi de se recentrer sur soi et d'établir une relation plus positive avec un corps que l'on a parfois tendance à rejeter. Objectif : se sentir pleinement en phase avec soi, dans une relation saine, épanouissante et bénéfique avec soi-même !

Donner de l'amour à son corps

La peau est le plus grand organe du corps. Or on la délaisse trop souvent. On ne la touche que 3 minutes chaque jour maximum. On la juge la plupart du temps, sur sa qualité, sur son grain ou ses petits bourrelets… Les moments de cocooning permettent au contraire de reprendre contact avec elle et avec nous-même en conscience. Lorsque vous prenez du temps pour faire un soin ou un massage, votre attention est focalisée à 100 % sur ce geste. Non seulement cela apaise l'esprit (se concentrer sur son corps et ses sensations est une façon de méditer) mais cela améliore votre relation avec votre corps. Vous lui accordez de l'attention, vous mettez dans ce moment une attention bienveillante. Bref, vous lui envoyez des good vibes. Par là, vous créez une relation positive avec lui, et donc avec vous-même.

Zéro complexe

C'est à cause d'eux que nous méprisons notre corps et le maltraitons en pensée. Si nous nous focalisons sur ce que nous n'aimons pas chez nous, nous renforçons un sentiment d'imperfection et c'est à ce moment-là que l'on développe une dépréciation de soi : « Je me sens nulle ou moche. » Focalisez-vous sur les qualités profondes que vous appréciez chez vous : « Je n'aime pas ma silhouette mais je sais que mon corps ne me définit pas. Je ne suis pas une personne mal dans sa peau. Je possède beaucoup de qualités : je suis drôle, à l'écoute des autres, serviable, généreuse. » Focalisez-vous sur vos atouts, en offrant de l'amour à votre corps dans sa globalité, sans vous arrêter sur les petits accidents.

Être compatissante envers soi-même

Être compatissant envers soi ne signifie pas s'apitoyer sur son sort mais bien reconnaître qu'on éprouve de la difficulté dans une situation donnée. « Je n'arrive pas à adopter une alimentation équilibrée car je ne me sens pas soutenue à la maison. En plus, je me sens fatiguée et je n'ai pas la force de cuisiner. J'ai conscience de cela. Je vais en parler autour de moi pour obtenir du soutien. » Vous avez quelques petits kilos en trop ? Ils se sont installés à cause du stress, parce que vous travaillez beaucoup, cela démontre juste que vous êtes courageuse et que vous méritez du soutien. Vous pouvez trouver des solutions pour lutter contre le stress, et en attendant… être douce avec vous-même en vous cocoonant !

SÉANCE 1

Rituels de beauté

Ces gestes de soin sont des rituels dans lesquels il faut mettre l'intention de se reconnecter à soi-même, de s'accepter, de s'aimer et de se chérir. La force des rituels vient de l'intention qu'on leur donne : la vôtre ici est de prendre soin de vous pour établir une relation healthy avec votre corps, fondée sur l'attention, l'écoute, la gratitude, la bienveillance, l'acceptation et la positivité. Ces recettes DIY naturelles sont issues de l'ayurvéda, qui considère que les routines (notamment de beauté) concourent à un équilibre global.

Rituel self-love

Prenez le temps de vous regarder dans le miroir, nue ou en sous-vêtements, sans jugement, sans critique, juste en vous envoyant de l'amour. Vous êtes ce que vous projetez autour de vous. Vous sentir bien dans votre corps commence par le mental : vous devez vous accepter, vous sentir belle, et cela se percevra à l'extérieur ! Pour vous trouver belle après des années à vous dénigrer, aidez-vous avec un mantra à répéter pendant vos rituels. Répétez-vous « Je me sens belle et je m'accepte », ou un autre mantra qui vous plaît.

Massage self love

L'abhyanga est un massage aux huiles chaudes très connu, un enveloppement soyeux que l'on s'offre en douceur et en conscience. Il s'agit de s'enduire d'amour et de se reconnecter à soi-même par le toucher. Le massage se fait le matin ou le soir, mais surtout au calme et à jeun pour permettre à la peau de bien absorber l'huile.

1. Je choisis une huile

L'élément majeur de ce massage est l'huile, qui pénètre la peau et la nourrit en profondeur. Elle atteint les différents tissus et organes et calme le système nerveux. Et il suffit d'une quinzaine de minutes pour le réaliser, vous pouvez le faire tous les jours !

Si vous êtes créative, enthousiaste et parfois dispersée, avec la peau sèche : choisissez une huile de sésame ou d'amande, à laquelle vous pouvez ajouter des huiles essentielles de cannelle, de gingembre, de marjolaine à coquilles, de vétiver, de camomille. Toutes activent la circulation et calment l'esprit.

Si vous êtes une compétitrice, intelligente et flamboyante, avec la peau claire qui craint le soleil, inflammée : choisissez une huile de tournesol ou de coco, à laquelle vous pouvez ajouter des huiles essentielles de rose, de jasmin, de bois de santal, de mandarine. Celles-là nettoient le sang et calment le mental agité.

Si vous êtes calme, tranquille et réaliste, flegmatique, avec de beaux cheveux volumineux et forts : choisissez une huile de sésame ou de moutarde, à laquelle vous pouvez ajouter des huiles essentielles de cannelle, de camphre, de cèdre, de gaulthérie, de pamplemousse. Ces dernières sont très énergisantes, nettoyantes pour les voies respiratoires et activatrices pour la circulation.

2. Je fais chauffer l'huile

Mettez à chauffer environ 10 cl d'huile au bain-marie. L'huile doit être bien chaude, sans vous brûler.

3. Je prépare ma salle de bains en mode cocooning

Chauffage monté, serviettes étalées partout sur le sol pour éviter le froid, allumez des bougies et de l'encens pour l'ambiance et, pourquoi pas, mettez un peu de musique douce.

4. Je me masse

Entrez dans la douche. Pendant le massage, prenez vraiment conscience du toucher, concentrez-vous sur vos sensations, connectez-vous à votre corps. Commencez par la tête, le visage et le cuir chevelu, avec de petits mouvements doux et circulaires. Utilisez l'intégralité de votre main : votre paume, vos doigts, vos poignets, ce sont tous des outils à découvrir pour vous raccorder à vos sensations. Sur cette zone, n'appuyez pas trop. Et n'oubliez pas les oreilles et le cou!
Continuez avec les pieds. Avec la paume des mains, effectuez des mouvements de va-et-vient le long de la voûte plantaire.
Massez ensuite les chevilles en mouvements circulaires avec toute la surface de vos mains, puis les jambes en longs mouvements de haut en bas. Faites toujours des mouvements circulaires au niveau des articulations. Massez bien les fesses aussi.
Passez au bas du dos en insistant sur les reins, en continuant les mouvements circulaires. Selon les zones et vos sensations, allez plus en profondeur ou restez en surface. Au cours de ce massage, vous allez peu à peu vous sentir engloutie dans un océan de sensations car vous serez à l'écoute de vous-même.
Poursuivez avec les bras de la même façon : cercles aux articulations et longs mouvements de va-et-vient sur les longueurs.
Terminez avec le ventre en massage circulaire suivant le sens des aiguilles d'une montre, puis avec le torse en massant bien la poitrine et en revenant vers le cœur.

5. Je me douche

Une fois le massage terminé, profitez d'une bonne douche bien chaude ou d'un bain en veillant à ne pas tomber avec vos pieds huilés!

Masque visage radieux

Ce masque est bourré de super ingrédients pour la peau! Des antioxydants qui ralentissent le vieillissement cellulaire, du curcuma qui exfolie et traite les maladies inflammatoires de la peau (acné, sécheresse cutanée, psoriasis, eczéma), réduit la pigmentation et tonifie la peau. Le neem (margousier) tue les bactéries et décongestionne la peau sans l'assécher grâce à sa richesse en vitamine E et en acides gras. Le brahmi (hysope d'eau) traite les problèmes de peau mais calme également le système nerveux. Le miel et l'argile aident à éliminer les impuretés, guérir les imperfections, éclaircir et lisser la surface de la peau.

De quoi j'ai besoin?

- 1 c. à s. d'argile rose
- 1 c. à s. de brahmi
- 1 c. à s. de neem
- 1 c. à c. de curcuma (facultatif)
- 1 à 2 c. à s. d'eau de source
- 1 c. à s. d'huile d'amande
- 1 c. à c. de miel ou de jus de citron

Comment je fais?

Mélangez l'argile avec les herbes séchées (brahmi, neem et curcuma) et stockez-les dans un petit récipient en verre. Ainsi, la préparation sera plus rapide lorsque vous aurez besoin de l'utiliser. Nettoyez-vous le visage avec un savon ayurvédique sans savon. Prenez environ 1 c. à s. du mélange d'argile et ajoutez les liquides pour former une pâte. En évitant les yeux et les lèvres, appliquez le masque sur le visage, en massant doucement pendant 1 à 2 min. Laissez poser le masque pendant 20 min, jusqu'à ce qu'il sèche. Puis rincez à l'eau tiède, séchez votre visage et hydratez avec votre crème classique ou de l'huile d'amande douce.

Gommage corps pour peau rayonnante

Ce gommage pour le corps à base de sel marin est riche en minéraux qui aident à garder la peau jeune et saine. Le sel et le bicarbonate exfolient en douceur. Les mouvements de friction augmentent la circulation sanguine, soutenant ainsi l'élimination de toxines, affinant le grain de peau et réduisant les cicatrices. Les cellules mortes de l'épiderme sont ainsi éliminées, ce qui participe à la régénérescence des cellules tout en purifiant la peau. Grâce à l'huile d'olive, la peau est aussi nourrie. Ce gommage au sel et au bicarbonate est donc idéal pour régénérer la peau et la purifier en profondeur !

De quoi j'ai besoin ?

- 1 tasse de sel de mer
- ½ tasse d'huile d'olive
- ½ tasse de bicarbonate de soude
- 5 à 15 gouttes d'une huile essentielle de votre choix (lavande aspic, ylang-ylang, tea tree : 3 huiles traitant les problèmes de peau)

Comment je fais ?

Mélangez tous les ingrédients jusqu'à obtenir une pâte grossière. Sans nettoyer votre peau, appliquez-la à sec. Avec les doigts, massez lentement et doucement, en petits mouvements circulaires. Prenez 5 à 10 min pour exfolier tout votre corps, en passant 1 à 2 min sur chaque partie. Rincez à l'eau tiède et hydratez-vous bien ensuite avec un lait.

Masque crinière de déesse

Non seulement il booste la pousse des cheveux, mais il nourrit et fait briller ! En effet, le romarin dilate les vaisseaux sanguins et stimule la division cellulaire, ce qui favorise la pousse de nouveaux cheveux. De plus, il freine la chute des cheveux, lutte contre les pellicules et empêche les pointes fourchues. L'huile de menthe poivrée booste la pousse des cheveux en stimulant la circulation sanguine du cuir chevelu pour nourrir les follicules à la racine. Enfin, l'huile essentielle d'ylang-ylang parfume, mais en plus elle redonne un vrai éclat aux cheveux ternes. Avec elle, vos longueurs vont briller !

De quoi j'ai besoin ?

- 25 cl d'huile d'olive
- 1 tasse de 25 cl de romarin frais
- 1 bocal de 75 cl en verre, à large ouverture, avec un couvercle en liège
- 20 gouttes d'huile essentielle d'ylang-ylang
- 20 gouttes d'huile essentielle de menthe poivrée

Comment je fais ?

Placez les feuilles de romarin légèrement écrasées au préalable (à l'aide d'un pilon de bois ou d'un rouleau à pâtisserie) dans un sac plastique et fermez-le (cela permet à l'huile de s'extraire des parties aériennes de la plante). Placez le romarin dans le bocal avec l'huile d'olive.

Réservez le bocal dans un lieu tiède à l'abri du soleil direct pendant 48 h. Peu à peu, les plantes vont libérer leurs arômes Filtrez le macérat de romarin à l'aide d'une gaze de coton, et transférez dans une bouteille de verre teinté. Ajoutez les huiles essentielles d'ylang-ylang et de menthe poivrée.

Appliquez le macérat huileux dans les cheveux en massant bien les racines. Enroulez vos cheveux en un joli bun, et laissez agir le masque pendant 30 min. Vous pouvez même dormir avec pour nourrir plus en profondeur ! Rincez-vous bien à l'eau tiède et lavez-vous les cheveux avec un shampoing naturel.

Beauty food

Élasticité de la peau, hydratation et résistance des tissus : le collagène est votre ami. Cette protéine est essentielle. Elle travaille de concert avec une autre protéine, l'élastine, pour apporter une belle souplesse au visage. Mais au fil des années, son stock diminue à cause d'une alimentation trop acide ou trop raffinée et de carences en micronutriments nécessaires à sa fabrication. Et ça se voit, avec l'apparition de rides et une perte de souplesse…

Les vitamines et minéraux stars pour booster la production de collagène et aider la peau ?

La vitamine E

Elle contribue à entretenir la bonne élasticité de la peau. On la trouve dans l'huile de germe de blé, les amandes, le beurre, l'avocat…

La vitamine C

Elle est essentielle pour la synthèse des fibres de collagène. Elle se trouve en bonne dose dans les fruits et légumes frais, comme le citron, le kiwi ou l'ananas.

La vitamine B5

Connue sous le nom d'acide pantothénique, elle favorise la pousse des cheveux et des ongles, mais elle protège aussi la peau. Sa source ? Les céréales entières germées, les champignons shiitakés, les graines de courge…

Le zinc

La peau ne peut pas se passer de cet oligoélément qui favorise la cicatrisation et régule la sécrétion de sébum. Intégrez régulièrement dans vos menus des germes de blé, des légumineuses, comme les lentilles, du pain de seigle et des fruits de mer.

La silice

Elle participe à la régénération de l'épiderme et maintient son élasticité, tout en stimulant la production de collagène. À côté des céréales complètes, vous pourrez faire une cure de silicium grâce aux plantes comme l'ortie ou la prêle des champs.

Le cuivre

Anti-inflammatoire, cet oligoélément protège l'épiderme de l'impact des radicaux libres et contribue à la synthèse du collagène. Faites-vous plaisir avec une poignée de noix, des pommes de terre vapeur, quelques grains de raisin frais et un ou deux carrés de chocolat noir par jour !

5 astuces pour booster votre collagène

1. **Mangez malin :** vous avez ci-dessus votre liste d'ingrédients à mettre dans votre panier.
2. **Protégez votre peau des UV :** les UVA détruisent sans pitié le collagène. Adoptez une BB crème !
3. **Restez zen !** Le stress produit du cortisol, une hormone qui casse la production de collagène.
4. **Exfoliez !** Un gommage, 1 à 2 fois par mois, favorise le renouvellement cellulaire.
5. **Massez-vous tous les jours !** Un massage un peu tonique pour stimuler le flux sanguin va activer la fabrication de collagène.

— ANNEXES —

Table des matières

PARTIE 3 - HEALTHY FOOD BIEN-ÊTRE

PARTIE 4 - HEALTHY LIFESTYLE

Index des recettes

Salade

Plat

Finger food

Sauce

Dessert & douceur

Smoothie, jus & laits

Tisane, thé & boisson

Tableaux des IG et CG

Voici les teneurs en glucides, l'IG et la CG des principaux aliments consommés. Ne cherchez pas les viandes, poissons et œufs dans ces tableaux : ceux-ci ne contiennent pas de glucides, leurs IG/CG sont donc de zéro ! Attention : regardez bien pour quelle portion sont données les quantités de glucides et la CG !

Produits laitiers et « laits » végétaux

	Portion consommée	Glucides (grammes)	Index glycémique	Charge glycémique
Crème glacée	2 boules	16,6	60	10
Fromages (moyenne)	30 g	0	0	0
Fromage blanc/faisselle	100 g	3,3	30	1
Lait d'amande sans sucre	10 cl	2	30	< 1
Lait d'avoine sans sucre	10 cl	8,6	30	2,6
Lait de coco	10 cl	2	40	< 1
Lait de riz	10 cl	11	85	9,3
Lait de soja sans sucre	10 cl	2	25	< 1
Lait de vache nature	10 cl	5	30	1,5
Petit-suisse nature	2 pièces de 60 g	5	30	1,5
Yaourt au soja nature	1 pièce	1	20	< 1
Yaourt nature	1 pièce	5	35	1,7

Pain, biscottes, viennoiseries et céréales du petit déjeuner

	Portion consommée	Glucides (grammes)	Index glycémique	Charge glycémique
Biscottes complètes sans sucre ajouté	4 pièces (34 g)	21	50	10,5
Biscottes ordinaires	4 pièces (35 g)	23	70	16
Céréales du petit déjeuner sucrées (moyenne)	30 g	26	70	18,2
Céréales ligne (type Spécial K®)	30 g	22,6	60	13,6
Céréales fibres (type All-Bran®)	30 g	20	50	10
Croissant	1 pièce (50 g)	21	60	12,6
Flocons d'avoine crus	40 g	22,5	40	9
Flocons d'avoine cuits	40 g	22,5	60	13,5
Flocons d'épeautre	40 g	24	45	10,8
Flocons de sarrasin	40 g	26	50	13
Flocons d'orge	40 g	29	30	8,7
Galette de riz	4 pièces (30 g)	23,3	60	14
Müesli sans sucre	40 g	24,6	50	12,3
Müesli sucré	40 g	30	65	19,6
Pain au chocolat	1 pièce (45 g)	21,2	65	13,8
Pain au lait nature	1 pièce (35 g)	18,8	60	11,3
Pain azyme blanc	4 tranches (40 g)	34,2	70	23,9
Pain azyme complet	4 tranches (40 g)	31,3	40	12,5
Pain blanc	50 g	27,5	70	19,2
Pain blanc sans gluten	50 g	25	90	22,5
Pain complet	50 g	25	65	16,2
Pain de seigle complet (type Pumpernickel)	1 grande tranche (70 g)	27,3	45	12,3
Pain Essène	50 g	23,4	35	8,2
Pain intégral classique	50 g	25	45	11,2
Pain intégral Montignac	1 tranche (40 g)	19,2	34	6,5
Pain de mie blanc	40 g	20,6	75	15,5
Pain pour hamburger	1 unité (55 g)	27,5	75	20,6
Tartine craquante au sarrasin	4 pièces	11,4	65	7,4
Wasa® fibres	4 pièces	19,7	35	6,9
Wasa® léger	4 pièces	19,6	50	9,8

Céréales, farines et féculents

	Portion consommée	Glucides (grammes)	Index glycémique	Charge glycémique
Arrow-root	100 g	80	85	68
Avoine	100 g	66	40	26,4
Blé (type Ebly®)	150 g cuit	35,1	45	15,8
Boulgour complet	150 g cuit	36,4	45	16,4
Chips	100 g	50	60	30
Épeautre en grains	150 g cuit	36	45	16,2
Farine de blé blanche (T55)	100 g	72	85	61,2
Farine de blé complète (T110)	100 g	71,5	60	43
Farine de blé intégrale (T150)	100 g	70	45	31,5
Farine de blé bise ou semi-complète (T80)	100 g	72	65	46,8
Farine de châtaignes	100 g	78,5	65	51
Farine de coco	100 g	21,1	35	7,4
Farine de maïs	100 g	77	70	53,9
Farine d'épeautre blanche	100 g	60	65	39
Farine d'épeautre intégrale (petit et grand)	100 g	60	45	27
Farine de kamut	100 g	60	40	24
Farine de lupin	100 g	10	15	1,5
Farine de pois chiches	100 g	58	35	20,3
Farine de quinoa	100 g	67,5	40	27
Farine de seigle intégrale	100 g	66	50	33
Farine de riz blanc	100 g	80	95	76
Farine de riz complète	100 g	80	75	60
Farine de sarrasin (blé noir)	100 g	65	50	32,5
Farine de soja	100 g	20	25	5
Fécule de pomme de terre	100 g	81	95	77
Farine d'orge mondé	100 g	63	25	15,8
Frites	100 g	30	95	29,1
Gnocchis de pomme de terre	100 g	34	70	23,8
Maïs doux en conserve	100 g	12,4	55	6,8
Manioc	100 g	38	55	20,9
Nouilles de riz	150 g cuit	38	60	22,8
Orge mondé	150 g cuit	16	25	4

	Portion consommée	Glucides (grammes)	Index glycémique	Charge glycémique
Orge perlé	150 g cuit	16	30	4,8
Patate douce	150 g cuit	34	50	17
Pâtes blanches (moyenne)	150 g cuit	36	55	19,8
Pâtes complètes (moyenne)	150 g cuit	36	50	18
Pizza	100 g	25 à 30	55	13,8 à 16,5
Polenta (au maïs)	150 g cuit	22	70	15,4
Pommes de terre cuites à l'eau, au four, vapeur (moyenne)	150 g	25	80	20
Purée au lait	250 g	28	85	24
Quinoa	150 g cuit	31,5	35	11
Riz basmati blanc	150 g cuit	37	50	18,5
Riz basmati complet	150 g cuit	36	45	16,2
Riz blanc classique	150 g cuit	37	70	26
Riz complet	150 g cuit	35	50	17,5
Sarrasin en grains	150 g cuit	26	50	13
Semoule de couscous blanche	150 g cuit	35	60	21
Semoule de couscous complète	150 g cuit	35	50	17,5
Son d'avoine	10 g	5,6	15	0,8
Son de blé	10 g	1,8	15	0,3
Spaghettis cuits *al dente*	150 g	36	45	16,2
Tacos (tortilla chips)	100 g	62	70	43,4
Tapioca	100 g cuit (30 g cru)	26,7	85	22,7
Vermicelles de blé dur	100 g cuit (30 g cru)	24,5	35	8,6
Vermicelles de soja	100 g cuit (30 g cru)	25	30	7,5

Légumes frais, secs et protéines végétales

	Portion consommée	Glucides (grammes)	Index glycémique	Charge glycémique
Artichaut	100 g	12	20	2,4
Avocat	½ pièce	2	10	< 1
Betteraves crues	100 g	9	30	2,7
Betteraves cuites	100 g	9	65	6
Carottes crues	100 g	6,5	20	1,3
Carottes cuites	100 g	6,5	40	2,6
Céleri-rave cru	100 g	3	35	1
Céleri cuit	200 g	6	85	5
Chayotte	100 g	5	50	2,5
Cœur de palmier	100 g	5	20	1
Courge / potiron	100 g	4	75	3
Fèves crues	100 g	7,5	40	3
Fèves cuites	100 g	7,5	65	4,9
Flageolets	150 g cuit	18,4	25	4,6
Germes de haricot mungo	100 g	3	25	0,8
Haricots secs (rouges, blancs…)	150 g cuit	20	30 à 35	6,5
Haricots verts	200 g	6	30	1,8
Légumes verts : courgette, poireau, chou…	200 g	1 à 10	15 à 20	1 à 2
Lentilles (toutes sortes)	150 g cuit	25	30	7,5
Navet	200 g cuit	10	30	3
Panais	100 g	12	85	10,3
Petits pois en conserve	150 g	14	45	6,6
Petits pois frais	150 g	14	35	5,2
Pois cassés	150 g cuit	21	25	5,2
Pois chiches	150 g cuit	28	30	8,4
Rutabaga	100 g	8,5	70	6
Salsifis	100 g	6,3	30	1,9
Tempeh	100 g	9	15	1,4
Tofu	100 g	2	15	0,3
Tomate	100 g	5	30	1,5
Topinambour	100 g	15	50	7,5

Fruits frais, fruits secs et oléagineux

	Portion consommée	Glucides (grammes)	Index glycémique	Charge glycémique
Abricot frais	3 pièces (150 g)	18	30	5,5
Abricot sec	3 pièces (30 g)	18	35	6,5
Amandes	10 pièces (10 g)	2	15	< 1
Ananas	¼ de pièce	17,5	50	8,8
Baies de goji séchées	1 c. à s.	6	25	1,5
Banane jaune	1 pièce	21	45	10
Banane mûre	1 pièce	21	55	12,7
Banane plantain cuite	100 g	21	70	19,6
Banane encore verte	1 pièce	21	35	8
Cacahuètes	25 g	4	15	1
Cerises	100 g	16	25	4
Châtaignes	100 g	60	60	23,9
Citron	1 pièce	3	20	<1
Compote sans sucre ajouté	100 g	14	35	5
Dattes	2 à 3 pièces (25 g)	17,8	55	9,8
Figue fraîche	2 pièces (100 g)	18	35	6,3
Figue sèche	2 pièces (25 g)	15	50	7,5
Fruits rouges (fraises, framboises, mûres…)	150 g	8	25	2
Graines de courge, lin, sésame, tournesol, chia…	1 c. à s.	< 1	20 à 35	< 1
Grenade	100 g	14,8	35	5,2
Kiwi	2 pièces (100 g)	13	50	6,5
Litchis	100 g	17,8	50	8,9
Mandarine	2 pièces	13,3	30	4
Mangue	100 g	14,4	50	7,2
Noix (tous types), noisettes, pistaches	10 pièces	< 1	15 à 25	< 1
Noix de coco râpée	100 g	16	35	5,6
Olives	5 pièces (15 à 20 g)	< 1	15	<1
Orange	1 pièce	17,8	35	6,2
Pamplemousse	½ pièce	10	25	2,5

	Portion consommée	Glucides (grammes)	Index glycémique	Charge glycémique
Papaye	100 g	7,3	60	4,4
Pastèque	1 tranche (150 g)	9	75	6,8
Pêche/nectarine	1 pièce	17,8	35	6,2
Poire	1 pièce	20	30	6
Pomme	1 pièce	24	35	8,5
Pruneaux	4 pièces	20	40	8
Prunes	150 g	17,1	35	6
Raisin	150 g	25	45	11,2
Raisins secs	1 poignée (30 g)	20	65	13
Rhubarbe	100 g	2	15	< 1

Matières grasses, sauces et condiments

	Portion consommée	Glucides (grammes)	Index glycémique	Charge glycémique
Beurre	1 noix (10 g)	0	0	0
Beurre de cacahuètes (sans sucre)	1 c. à s. (30 g)	4	40	1,6
Coulis de tomates	100 g	6	35	2,1
Crème de soja	1 c. à s.	< 1	20	< 1
Crème fraîche	1 c. à s.	0	0	0
Huiles végétales	1 c. à s.	0	0	0
Jus de citron	1 c. à s.	< 1	20	< 1
Ketchup	1 c. à s.	3	55	1,6
Levure de bière	1 c. à s.	1,2	35	< 1
Mayonnaise	1 c. à s.	0	0	0
Moutarde	1 c. à s.	< 1	35	< 1
Purée d'amandes ou de noisettes	1 c. à s.	< 1	25 à 35	4
Sauce soja	1 c. à s.	< 1	0	0
Tahin (purée de sésame)	1 c. à s.	< 1	40	< 1
Vinaigre (tous types)	1 c. à s.	< 1	5	< 1

Sucre, produits sucrés

	Portion consommée	Glucides (grammes)	Index glycémique	Charge glycémique
Barre chocolatée	1 pièce (18 g)	15,7	70	11
Barre de céréales	1 pièce	20	70	14
Biscuit sec (moyenne)	2 pièces (15 g)	10	70	7
Biscuit sablé	2 pièces (20 g)	14,5	55	8
Cacao sans sucre	1 c. à s.	0,5	20	0,1
Chocolat au lait	10 g	6	40	2,4
Chocolat noir 70 % de cacao	10 g	3,2	25	0,8
Chocolat noir 86 % de cacao	10 g	3	20	0,6
Confiture classique	30 g (1 c. à s. bombée)	16	50	8
Confiture au fructose	30 g	9	20 à 35	2 à 3
Édulcorant (aspartame, sucralose…)	1 dose (< 1 g)	0	0	0
Fructose cristallisé	10 g	10	20	2
Glucose	10 g	10	100	10
Miel d'acacia	10 g	8,3	30	2,5
Miel (sauf acacia)	10 g	8,3	60	5
Pâte à tartiner au chocolat	30 g	18	55	10
Sirop d'agave	10 g	10	15	1,5
Sirop d'érable	10 g	9	55	5
Sirop de riz	10 g	9,5	95	9
Sorbet	2 boules	20	60	12
Stévia naturelle (voir encadré)	1 dose (< 1 g)	0	0	0
Sucre blanc ou roux	10 g	10	70	7
Sucre complet	10 g	10	70	7
Sucre de bouleau (xylitol*)	10 g	10	8	< 1
Sucre de coco	10 g	9,2	35	3,2

* Le xylitol est un polyol (glucide) peu absorbé par l'organisme.

Boissons

	Portion consommée	Glucides (grammes)	Index glycémique	Charge glycémique
Bière	25 cl	8,5	70	6
Café, thé et tisane sans sucre	1 tasse	0	0	0
Cidre brut	15 cl	3,8	40	1,5
Eau plate ou gazeuse	15 cl	0	0	0
Jus d'ananas	15 cl	16	50	8
Jus de carotte	15 cl	12	40	4,8
Jus de pamplemousse	15 cl	13,5	45	6
Jus de pomme	15 cl	17,5	40	7
Jus de raisin	15 cl	22,6	45	10,2
Jus d'orange	15 cl	15	45	6,8
Jus de tomate	15 cl	8,5	35	3
Limonade	15 cl	15	70	10,5
Soda au cola	15 cl	16,1	60	9,7
Soda light	15 cl	0	0	0
Vin rouge, rosé ou blanc (sec)	1 verre	0	0	0

TABLEAUX DES TENEURS EN GRAISSES

Retrouvez ci-dessous les teneurs moyennes en graisses des aliments (liste non-exhaustive). Plus la teneur des aliments est haute, plus ces aliments poseront problème si vous les consommez sans savoir les répartir de façon équilibrée dans votre alimentation.

Produits laitiers et alternatives végétales

Aliments	Teneur moyenne en graisses
Camembert	22 à 25 %
Cancoillotte	4 à 6 %
Crème dessert	3 à 5 %
Faisselle	0 à 7 %
Feta	18 %
Fromage à tartiner (moyenne)	20 %
Fromage affiné à pâte dure	28 %
Fromage blanc	0 à 7 %
Gorgonzola	30 %
Gruyère, emmental	28 %
Lait de chèvre	4 %
Lait de soja	2 %
Lait de vache écrémé	0,2 %
Lait de vache demi-écrémé	1,5 %
Lait de vache entier	3,5 %
Lait végétal (amande, avoine…)	2 %
Mascarpone	80 %
Mozzarella	20 %
Petit-suisse	0 à 10 %
Ricotta	13 %

Aliments	Teneur moyenne en graisses
Roquefort	32 %
Yaourt au lait de coco	3 à 10 %
Yaourt au soja	2 %
Yaourt nature au lait de brebis	3 à 7 %
Yaourt nature au lait de vache	0 à 3,5 %
Yaourt enrichi en crème (grec)	10 %

Viandes, charcuteries, poissons et œufs

Aliments	Teneur moyenne en graisses
Agneau (gigot dégraissé)	8 %
Agneau (côtelette)	16 %
Anchois	6 %
Bacon (filet maigre)	2,5 %
Bœuf (bavette)	5 %
Bœuf (entrecôte)	11 %
Bœuf (rosbif)	3 %
Boulettes de viande	10 à 20 %
Bresaola	4 %
Canard (aiguillettes)	4 %
Chipolatas	20 %
Dinde	3 %
Foie gras	50 %
Harengs	12 %
Jambon blanc	3 %
Jambon cru sec	12 %
Lardons	22 %
Maquereau	13 %
Merguez	28 %
Mortadelle	27 %
Mousse de canard	36 %
Mouton (moyenne)	14 %
Œufs	12 %
Pâtés	26 %
Poisson blanc (cabillaud, lieu…)	1 à 3 %
Porc (rôti dans le filet, escalope dégraissée)	3 à 4 %

Aliments	Teneur moyenne en graisses
Porc (échine)	14 %
Porc (travers)	18 %
Poulet (blanc)	2 à 3 %
Poulet (cuisse avec peau grillée)	10 %
Rillettes	40 %
Sardines	10 %
Saumon	14 %
Saucisses de Strasbourg	26 %
Saucisses de Toulouse	24 %
Saucisson sec	34 %
Steak haché de bœuf	5 à 15 %
Terrine de canard	27 %
Terrine de poisson	14 %
Terrine ou mousse de légumes	10 %
Thon	3 à 5 %
Veau (escalope)	3 %
Veau (épaule)	10 %
Veau (foie)	3,5 %
Viande des Grisons	5 %

Fruits et légumes frais et secs

Aliments	Teneur moyenne en graisses
Amandes	54 %
Avocat	15 %
Cacahouètes	50 %
Fruits frais	0
Graines de chia	30 %
Graines de lin	36 %
Graines de courge	45 %
Graines de tournesol	55 %
Graines de sésame	50 %
Légumes frais et surgelés nature	< 1 %
Légumes secs (pois chiches, lentilles, haricots rouges…)	< 1 %
Olives	15 à 17 %
Noisettes	60 %

Aliments	Teneur moyenne en graisses
Noix de coco séchée	70 %
Noix (de Grenoble, cajou, pécan)	50 à 70 %
Pistaches	48 %
Pignons de pin	65 %

Pain, biscottes, céréales et féculents

Aliments	Teneur moyenne en graisses
Biscottes	5 à 7 %
Biscuits petit déjeuner	15 à 23 %
Boulgour	< 2 %
Céréales au blé ou au maïs type corn flakes ou flocons de blé	1 %
Céréales fourrées au chocolat	15 %
Crackers ordinaires	13 %
Crackers aux graines	17 à 25 %
Flocons d'avoine, de seigle, d'épeautre	3 à 7 %
Muesli croustillant (granola)	12 à 25 %
Muesli floconneux	4 %
Pain aux noix	5 à 13 %
Pain ordinaire	< 2 %
Pâtes	< 2 %
Pommes de terre et patates douces	< 1 %
Quinoa	6 %
Riz	< 2 %
Semoule	< 2 %
Tartines croustillantes	7 %

Produits sucrés, gâteaux et biscuits

Aliments	Teneur moyenne en graisses
Barre chocolatée de type Mars®	30 %
Barre de céréales	7 à 16 %
Beignet fourré à la pomme	16 %
Biscuits nappés de chocolat	23 %
Biscuits secs (moyenne)	20 %
Biscuits « Petit beurre »	13 %

Aliments	Teneur moyenne en graisses
Brioche	18 %
Chocolat au lait	35 %
Chocolat noir	40 %
Cookies	26 %
Crème glacée	10 %
Croissant	20 à 25 %
Gâteau au chocolat	25 %
Gaufre	25 %
Madeleines	26 %
Macarons	18 %
Nougat	25 %
Pain au chocolat	23 %
Pâte à tartiner chocolatée	32 %
Quatre quart ou cake sucré	22 %
Sorbet	0
Sucre	0
Tarte aux fruits	20 %

Plats cuisinés, industriels et veggies

Aliments	Teneur moyenne en graisses
Beignets de calamars	12 %
Beignets de crevettes	10 %
Biscuits salés	25 %
Cassoulet complet	5 à 10 %
Caviar d'aubergines	10 à 25 %
Céleri rémoulade	6 à 13 %
Coleslaw	5 à 12 %
Chips	30 %
Cordon bleu	12 à 15 %
Crackers salés	10 à 20 %
Croque-monsieur	7 à 14 %
Épinards à la crème	2 à 5 %
Falafels	7 %
Frites cuites au four	6 %
Frites classiques	12 %
Guacamole	5 à 20 %

Aliments	Teneur moyenne en graisses
Gratin Dauphinois	6 %
Gratin de chou-fleur	6 %
Houmous	7 à 30 %
Hachis Parmentier	5 %
Lasagnes à la viande	4 à 9 %
Lasagnes végétariennes	2 à 5 %
Légumes farcis	3 à 9 %
Macédoine de légumes à la mayonnaise	10 %
Mini-feuilletés apéritifs	20 %
Moussaka	8 à 13 %
Nems	13 %
Nuggets de poulet	12 %
Paëlla complète	3 %
Palets de légumes	3 à 6 %
Pâte brisée	20 %
Pâte feuilletée	30 %
Pizza	7 à 20 %
Poêlée de légumes cuisinée	0,5 à 5 %
Poisson en sauce	2 à 6 %
Poisson pané	10 %
Pommes dauphine	17 %
Pommes noisette cuites au four	7 %
Purée de légumes à la crème	1 à 3 %
Quiche salée	18 %
Ratatouille cuisinée	2 à 5 %
Rouleaux de printemps	1 %
Samossa	14 %
Soupe en brique	1 %
Steak de soja	5 à 12 %
Surimi	2 %
Sushis au saumon	4 %
Taboulé	1 à 8 %
Tarama	55 %
Tartinade de légumes	18 %

Attention : certaines teneurs en graisses peuvent paraître faibles. Vérifiez toujours quelle portion vous consommez (une portion de lasagnes = environ 350 g, une portion de taboulé = 150 g…).

Matières grasses et sauces

Aliments	Teneur moyenne en graisses
Amande cuisine	5 à 10 %
Avoine cuisine	5 à 10 %
Beurre allégé	25 à 41 %
Beurre ordinaire	82 %
Crème de coco	25 %
Crème de soja	15 à 18 %
Crème fraîche entière	32 %
Crème fraîche allégée	15 %
Ghee	99 %
Huiles végétales (tous types)	100 %
Ketchup	1 %
Lait de coco	18 %
Margarine ordinaire	80 %
Mayonnaise	75 à 80 %
Moutarde	2 à 12 %
Purée d'oléagineux (amandes, noisettes, tahin…)	50 à 60 %
Sauce soja	0
Sauce tartare, béarnaise, hollandaise…	20 à 50 %
Sauce tomate	< 3 %
Sauce vinaigrette légère	25 à 50 %
Vinaigrette classique	70 %

Tableau des féculents sans/avec gluten

Sans gluten	Avec gluten
Amarante	Avoine
Arrow-root	Biscottes
Châtaignes et leurs farines	Blé
Fécule de pommes de terre	Blé soufflé
Fonio	Cannelloni
Fruits à pain	Chapelure
Igname	Couscous
Légumes secs	Épeautre, kamut©, triticale
Lentilles corail	Farine
Maïs	Fécule de blé
Manioc	Galettes à base de blé
Millet	Gâteaux salés
Patate douce	Gâteaux secs sucrés
Pommes de terre	Gnocchis
Quinoa	Muesli
Riz	Orge
Sarrasin	Pain azyme
Soja et farine de soja	Pain, pain de mie, pain complet, pain grillé, croûtons
Sorgho	Pâtes
Teff	Pâtes pour tartes
Topinambour	Pâtisseries et préparation pour pâtisserie
	Ravioli
	Seigle
	Semoule
	Tous les produits de boulangerie

Calendrier des fruits et légumes de saison

Tous les fruits et légumes de saison présentés ici peuvent pousser en France métropolitaine. Certains ne sont produits qu'en petites quantités et vendus régionalement : une raison de plus de rencontrer vos producteurs locaux ! Venez piocher ici de nouvelles idées de fruits et légumes locaux à cuisiner chaque mois, pour réduire votre empreinte tout en mangeant des repas sains et délicieux.

Janvier		Février		Mars	
Légumes	Fruits	Légumes	Fruits	Légumes	Fruits
Ail Betterave Carotte Céleri branche Céleri rave Chou blanc Chou de Bruxelles Chou-fleur Chou frisé Chou kale Chou rouge Chou vert Courge Crosne Échalote Endive Épinard Frisée Mâche Navet Oignon Panais Patate douce Poireau Pomme de terre Salsifi Topinambour	Citron Clémentine Kaki Kiwi Mandarine Noisette Noix Orange Pamplemousse Poire Pomme	Ail Betterave Carotte Céleri branche Céleri rave Chou blanc Chou de Bruxelles Chou-fleur Chou frisé Chou kale Chou rouge Chou vert Courge Crosne Échalote Endive Épinard Frisée Mâche Navet Oignon Panais Patate douce Poireau Pomme de terre Radis Salsifi Topinambour	Citron Clémentine Kiwi Mandarine Orange Pamplemousse Poire Pomme	Ail Asperge Betterave Blette Carotte Céleri rave Chou blanc Chou de Bruxelles Chou-fleur Chou frisé Chou kale Chou rave Chou rouge Chou vert Crosne Endive Épinard Frisée Navet Oignon Panais Patate douce Poireau Pomme de terre Radis Salsifi Topinambour	Citron Kiwi Orange Pamplemousse Poire Pomme

Avril		Mai		Juin	
Légumes	Fruits	Légumes	Fruits	Légumes	Fruits
Ail	Citron	Ail	Citron	Ail	Abricot
Artichaut	Kiwi	Artichaut	Cerise	Artichaut	Brugnon
Asperge	Pamplemousse	Asperge	Fraise	Asperge	Cassis
Betterave	Poire	Aubergine	Pamplemousse	Aubergine	Cerise
Blette	Pomme	Betterave	Rhubarbe	Betterave	Citron
Carotte	Rhubarbe	Blette		Blette	Fraise
Chou blanc		Carotte		Brocoli	Framboise
Chou de Bruxelles		Chou-fleur		Carotte	Groseille
Chou-fleur		Chou rave		Chou rave	Melon
Chou frisé		Concombre		Chou romanesco	Pamplemousse
Chou kale		Courgette		Concombre	Pastèque
Chou rave		Épinard		Courgette	Pêche
Chou rouge		Fève		Épinard	Pomme
Chou vert		Fenouil		Fenouil	Prune
Concombre		Laitue		Fève	Rhubarbe
Endive		Navet		Haricot vert	
Épinard		Oignon		Laitue	
Fève		Patate douce		Navet	
Frisée		Petit pois		Oignon	
Laitue		Pomme de terre primeur		Patate douce	
Navet		Radis		Petit pois	
Oignon		Tomate		Pois	
Patate douce				Poivron	
Petit pois				Pomme de terre primeur	
Poireau				Radis	
Pomme de terre primeur				Tomate	
Radis					

Juillet		Août		Septembre	
Légumes	Fruits	Légumes	Fruits	Légumes	Fruits
Ail	Abricot	Ail	Abricot	Ail	Baie de goji
Artichaut	Amande fraîche	Artichaut	Amande fraîche	Artichaut	Cassis
Asperge	Brugnon	Aubergine	Baie de goji	Aubergine	Coing
Aubergine	Cassis	Betterave	Brugnon	Betterave	Figue
Betterave	Cerise	Blette	Cassis	Blette	Framboise
Blette	Figue	Brocoli	Figue	Brocoli	Melon
Brocoli	Fraise	Carotte	Fraise	Carotte	Mirabelle
Carotte	Framboise	Céleri branche	Framboise	Céleri branche	Mûre
Céleri branche	Groseille	Céleri rave	Groseille	Céleri rave	Myrtille
Chou rave	Melon	Chou blanc	Melon	Chou blanc	Noisette
Chou romanesco	Myrtille	Chou rave	Mirabelle	Chou de Bruxelles	Noix
Concombre	Nectarine	Chou romanesco	Mûre	Chou-fleur	Pastèque
Cornichon	Pastèque	Chou rouge	Myrtille	Chou frisé	Pêche
Courgette	Pêche	Concombre	Nectarine	Chou rave	Poire
Épinard	Poire	Cornichon	Noisette	Chou romanesco	Pomme
Fenouil	Prune	Courge	Pastèque	Chou rouge	Prune
Fève	Rhubarbe	Courgette	Pêche	Chou vert	Pruneau
Haricot blanc		Épinard	Poire	Concombre	Raisin
Haricot vert		Fenouil	Pomme	Cornichon	
Laitue		Fève	Prune	Courge	
Maïs		Frisée	Pruneau	Courgette	
Navet		Haricot blanc	Raisin	Épinard	
Oignon		Haricot vert		Fenouil	
Patate douce		Laitue		Frisée	
Petit pois		Maïs		Haricot blanc	
Pois		Navet		Haricot vert	
Poivron		Oignon		Laitue	
Poireau		Patate douce		Maïs	
Pomme de terre primeur		Pois		Navet	
Radis		Poivron		Oignon	
Tomate		Pomme de terre primeur		Panais	
		Radis		Patate douce	
		Tomate		Poireau	
				Poivron	
				Pomme de terre	
				Potiron	
				Radis	
				Tomate	

Octobre		Novembre		Décembre	
Légumes	Fruits	Légumes	Fruits	Légumes	Fruits
Ail	Baie de goji	Ail	Châtaigne	Ail	Châtaigne
Aubergine	Châtaigne	Betterave	Citron	Betterave	Citron
Betterave	Citron	Blette	Clémentine	Cardon	Clémentine
Blette	Coing	Brocoli	Coing	Carotte	Kaki
Brocoli	Figue	Cardon	Kaki	Céleri branche	Kiwi
Carotte	Framboise	Carotte	Kiwi	Céleri rave	Mandarine
Céleri branche	Kaki	Céleri branche	Mandarine	Chou blanc	Noisette
Céleri rave	Myrtille	Céleri rave	Noisette	Chou de Bruxelles	Noix
Chou blanc	Noisette	Chou blanc	Noix	Chou frisé	Orange
Chou de Bruxelles	Noix	Chou de Bruxelles	Orange	Chou rouge	Poire
Chou-fleur	Poire	Chou-fleur	Poire	Chou vert	Pomme
Chou frisé	Pomme	Chou frisé	Pomme	Courge	
Chou rave	Raisin	Chou rave		Crosne	
Chou rouge		Chou rouge		Échalote	
Chou vert		Chou vert		Endive	
Concombre		Citrouille		Épinard	
Cornichon		Courge		Fenouil	
Courge		Crosne		Fève	
Courgette		Échalote		Frisée	
Échalote		Endive		Mâche	
Endive		Épinard		Navet	
Épinard		Fenouil		Oignon	
Fenouil		Frisée		Panais	
Frisée		Mâche		Patate douce	
Haricot blanc		Maïs		Poireau	
Haricot vert		Navet		Pois	
Laitue		Oignon		Pomme de terre	
Maïs		Panais		Potiron	
Navet		Patate douce		Radis	
Oignon		Poireau		Rutabaga	
Panais		Pomme de terre		Salsifi	
Patate douce		Potiron		Topinambour	
Poireau		Radis			
Pomme de terre		Rutabaga			
Potiron		Salsifi			
Radis		Topinambour			
Rutabaga					
Salsifi					
Topinambour					

Crédits textes

Introduction

© Marie-Laure André, © Noémie Delva, © Élodie Sillaro

Partie 1 Healthy food minceur

Chapitre 1 © Marie-Laure André
Chapitre 2 Ouverture : © Marie-Laure André / Menus 1, 2 et 3 : © Marie-Laure André / Menu 4 : © Hélène Defretin
Chapitre 3 © Marie-Laure André
Chapitre 4 © Marie-Laure André
Chapitre 5 Ouverture : © Marie-Laure André / Menu 1 : © Pauline Valdairon

Partie 2 Healthy green food

Chapitre 1 © Hélène Defretin
Chapitre 2 Ouverture : © Odile Chabrillac / Menus 1, 2 et 3 : © Odile Chabrillac / Menu 4 : © Eloïse Figgé
Chapitre 3 © Dany Culaud
Chapitre 4 © Odile Chabrillac

Partie 3 Healthy food bien-être

Chapitre 1 © Véronique Liégeois
Chapitre 2 © Florence Dardaine
Chapitre 3 Ouverture : © Eloïse Figgé / Menus 1, 2 et 3 : © Eloïse Figgé / Menu 4 : © Françoise Couic-Marinier / Les plantes star de la digestion : © Andréa Budillon et Charlotte Blondel

Partie 4 Healthy lifestyle

Chapitre 1 Ouverture : © Élodie Sillaro et édito / Séances 1 et 2 : © Agathe Thine
Chapitre 2 Ouverture : © Elodie Sillaro, © Elodie Sillaro et Charlotte Fromenteau, © Andréa Budillon et Charlotte Blondel / Séance 1 : © Élodie Sillaro / Séances 2, 3, 4 et 5 : © Andréa Budillon et Charlotte Blondel
Chapitre 3 Ouverture : édito, © Élisa Laffite, © Eloïse Figgé / Séance 1 : © Eloïse Figgé / Séance 2 : © Élisa Laffite
Chapitre 4 Ouverture : © Eloïse Figgé / Séances 1 et 2 : © Élisa Laffite / Séance 3 : © Hélène Duval / Séance 4 : © Aurore Widmer, © Hélène Duval
Chapitre 5 Ouverture : © Eloïse Figgé, © Élodie Sillaro / Séance 1 : © Eloïse Figgé

Annexes

Tableaux IG et CG : © Marie-Laure André
Tableaux des teneurs en graisses : © Marie-Laure André
Tableaux des fruits et légumes de saison : © Noémie Delva

Crédits illustrations

Introduction

© Mademoiselle Ève

Partie 1 Healthy food minceur

Chapitre 1 © Mademoiselle Ève, © Sophie Ruffieux
Chapitre 2 Menu 1, 2 et 3 : © Mademoiselle Ève / Menu 4 : © Isabelle Maroger, © Mademoiselle Ève
Chapitre 3 et 4 © Mademoiselle Ève
Chapitre 5 © Sophie Ruffieux

Partie 2 Healthy green food

Chapitre 1 © Isabelle Maroger, © Mademoiselle Ève, © Sophie Ruffieux
Chapitre 2 © Mademoiselle Ève, © Sophie Ruffieux, © Isabelle Maroger
Chapitre 3 et 4 © Mademoiselle Ève

Partie 3 Healthy food bien-être

Chapitre 1 © Mademoiselle Ève
Chapitre 2 et 3 © Djoïna Amrani, sauf menu 4 du chapitre 3 : © Mademoiselle Ève

Partie 4 Healthy lifestyle

Chapitre 1 © Mademoiselle Ève
Chapitre 2 © Sophie Ruffieux
Chapitre 3 Séance 1 : © Djoïna Amrani ; séance 2 : © Sophie Ruffieux
Chapitre 4 Séance 1, 2 et 3 : © Sophie Ruffieux ; Séance 4 : © Djoïna Amrani

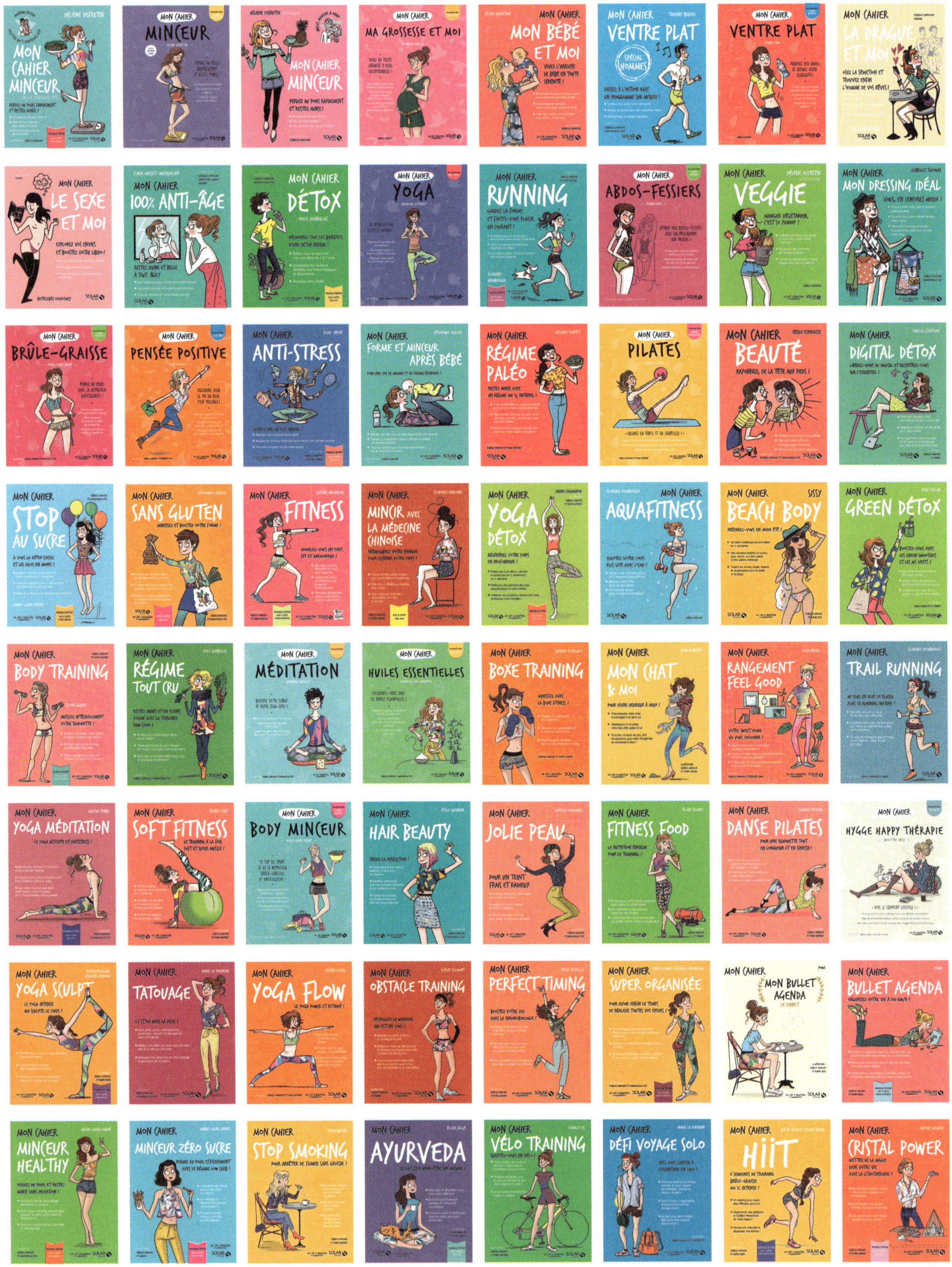

MON CAHIER MINCEUR
MON CAHIER MINCEUR
MON CAHIER MINCEUR
MON CAHIER MA GROSSESSE ET MOI
MON CAHIER MON BÉBÉ ET MOI
MON CAHIER VENTRE PLAT SPÉCIAL HOMMES
MON CAHIER VENTRE PLAT
MON CAHIER LA DRAGUE ET MOI
MON CAHIER LE SEXE ET MOI
MON CAHIER 100% ANTI-ÂGE
MON CAHIER DÉTOX
MON CAHIER YOGA
MON CAHIER RUNNING
MON CAHIER ABDOS-FESSIERS
MON CAHIER VEGGIE
MON CAHIER MON DRESSING IDÉAL
MON CAHIER BRÛLE-GRAISSE
MON CAHIER PENSÉE POSITIVE
MON CAHIER ANTI-STRESS
MON CAHIER FORME ET MINCEUR APRÈS BÉBÉ
MON CAHIER RÉGIME PALÉO
MON CAHIER PILATES
MON CAHIER BEAUTÉ
MON CAHIER DIGITAL DÉTOX
MON CAHIER STOP AU SUCRE
MON CAHIER SANS GLUTEN
MON CAHIER FITNESS
MON CAHIER MINCIR AVEC LA MÉDECINE CHINOISE
MON CAHIER YOGA DÉTOX
MON CAHIER AQUAFITNESS
MON CAHIER BEACH BODY
MON CAHIER GREEN DÉTOX
MON CAHIER BODY TRAINING
MON CAHIER RÉGIME TOUT CRU
MON CAHIER MÉDITATION
MON CAHIER HUILES ESSENTIELLES
MON CAHIER BOXE TRAINING
MON CAHIER MON CHAT & MOI
MON CAHIER RANGEMENT FEEL GOOD
MON CAHIER TRAIL RUNNING
MON CAHIER YOGA MÉDITATION
MON CAHIER SOFT FITNESS
MON CAHIER BODY MINCEUR
MON CAHIER HAIR BEAUTY
MON CAHIER JOLIE PEAU
MON CAHIER FITNESS FOOD
MON CAHIER DANSE PILATES
MON CAHIER HYGGE HAPPY THÉRAPIE
MON CAHIER YOGA SCULPT
MON CAHIER TATOUAGE
MON CAHIER YOGA FLOW
MON CAHIER OBSTACLE TRAINING
MON CAHIER PERFECT TIMING
MON CAHIER SUPER ORGANISÉE
MON CAHIER MON BULLET AGENDA
MON CAHIER BULLET AGENDA
MON CAHIER MINCEUR HEALTHY
MON CAHIER MINCEUR ZÉRO SUCRE
MON CAHIER STOP SMOKING
MON CAHIER AYURVEDA
MON CAHIER VÉLO TRAINING
MON CAHIER DÉFI VOYAGE SOLO
MON CAHIER HIIT
MON CAHIER CRISTAL POWER

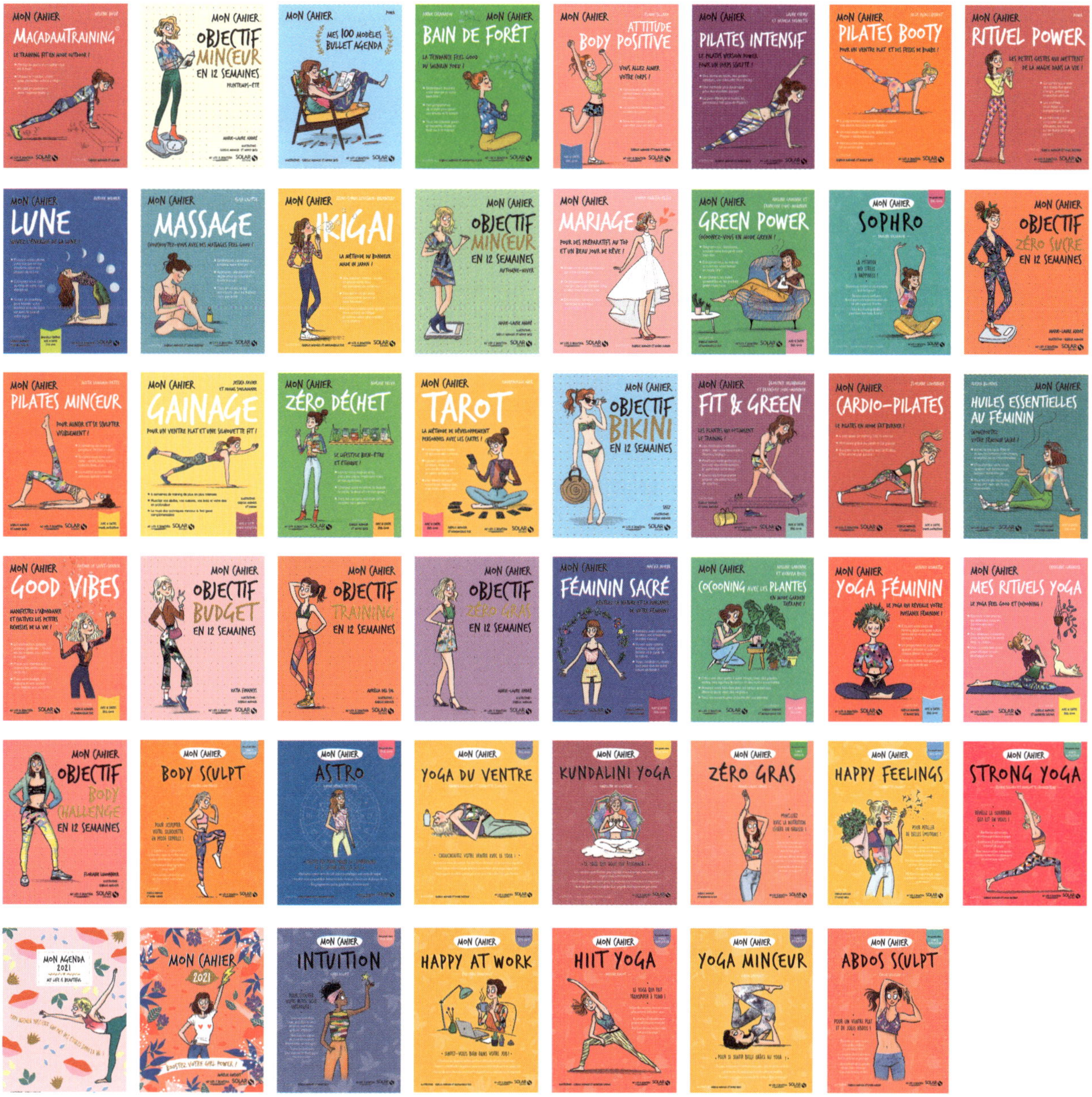

Mon cahier Macadamtraining
Mon cahier Objectif minceur en 12 semaines
Mon cahier Mes 100 modèles bullet agenda
Mon cahier Bain de forêt
Mon cahier Attitude body positive
Mon cahier Pilates intensif
Mon cahier Pilates booty
Mon cahier Rituel power
Mon cahier Lune
Mon cahier Massage
Mon cahier Ikigai
Mon cahier Objectif minceur en 12 semaines
Mon cahier Mariage
Mon cahier Green power
Mon cahier Sophro
Mon cahier Objectif zéro sucre en 12 semaines
Mon cahier Pilates minceur
Mon cahier Gainage
Mon cahier Zéro déchet
Mon cahier Tarot
Mon cahier Objectif bikini en 12 semaines
Mon cahier Fit & green
Mon cahier Cardio-pilates
Mon cahier Huiles essentielles au féminin
Mon cahier Good vibes
Mon cahier Objectif budget en 12 semaines
Mon cahier Objectif training en 12 semaines
Mon cahier Objectif zéro gras en 12 semaines
Mon cahier Féminin sacré
Mon cahier Cocooning avec les plantes
Mon cahier Yoga féminin
Mon cahier Mes rituels yoga
Mon cahier Objectif body challenge en 12 semaines
Mon cahier Body sculpt
Mon cahier Astro
Mon cahier Yoga du ventre
Mon cahier Kundalini yoga
Mon cahier Zéro gras
Mon cahier Happy feelings
Mon cahier Strong yoga
Mon agenda 2021
Mon cahier 2021
Mon cahier Intuition
Mon cahier Happy at work
Mon cahier HIIT yoga
Mon cahier Yoga minceur
Mon cahier Abdos sculpt

LES BEAUTIFUL GIRLS,
C'EST TOUTE UNE COMMUNAUTÉ !
Retrouvez plein de bonus, de conseils feel good,
des recettes, des trainings,
et des actus tendance MADE BY MON CAHIER !

Un lieu rien que pour vous :
http://mylifeisbeautiful.fr/

Une communauté de filles stylées :
VOUS DÉCHIREZ
mylifeisbeautiful.fr mylifeisbeautiful.fr

Direction : Jean-Louis Hocq
Direction éditoriale : Marion Guillemet-Bigeard
Édition : Gwladys Greusard
Conception et mise en couleur de la couverture : Stéphanie Brepson
Correction : Christine Cameau
Maquette et mise en pages : Nord Compo
Fabrication : Laurence Duboscq

ISBN : 978-2-263-17280-9
Code éditeur : L17280
Dépôt légal : mars 2021

Imprimé en France par Clerc
94, rue de la Brasserie, 18200 Saint-Amand-Montrond

SolarEditions
solar_editions

mylifeisbeautiful.fr
mylifeisbeautiful.fr

http://www.mylifeisbeautiful.fr/

Solar, un département d'Édi8
92, avenue de France, 75013 Paris